Advances in Treatment and Management in
Surgical Endocrinology

内分泌外科学

原著 [美] Alexander L. Shifrin   主译 吴高松 周文波 李金朋 袁芊芊

诊治进展

中国科学技术出版社
·北 京·

图书在版编目（CIP）数据

内分泌外科学诊治进展 /（美）亚历山大·L. 希夫林 (Alexander L. Shifrin) 原著；吴高松等主译 . — 北京：中国科学技术出版社，2023.1

书名原文：Advances in Treatment and Management in Surgical Endocrinology

ISBN 978-7-5046-9561-1

Ⅰ . ①内… Ⅱ . ①亚… ②吴… Ⅲ . ①内分泌腺—外科学 Ⅳ . ① R659

中国版本图书馆 CIP 数据核字 (2020) 第 070428 号

著作权合同登记号：01-2022-1862

策划编辑	王久红　焦健姿
责任编辑	孙　超
文字编辑	卜　雯　王　超　汪　琼
装帧设计	佳木水轩
责任印制	徐　飞

出　　版	中国科学技术出版社
发　　行	中国科学技术出版社有限公司发行部
地　　址	北京市海淀区中关村南大街 16 号
邮　　编	100081
发行电话	010-62173865
传　　真	010-62179148
网　　址	http://www.cspbooks.com.cn

开　　本	889mm×1194mm　1/16
字　　数	400 千字
印　　张	14
版　　次	2023 年 1 月第 1 版
印　　次	2023 年 1 月第 1 次印刷
印　　刷	运河（唐山）印务有限公司
书　　号	ISBN 978-7-5046-9561-1 / R·2889
定　　价	198.00 元

Elsevier (Singapore) Pte Ltd.

3 Killiney Road, #08-01 Winsland House I, Singapore 239519

Tel: (65) 6349-0200; Fax: (65) 6733-1817

This Translation of *Advances in Treatment and Management in Surgical Endocrinology* by Alexander L. Shifrin was undertaken by China Science and Technology Press and is published by arrangement with Elsevier (Singapore) Pte Ltd.

Advances in Treatment and Management in Surgical Endocrinology by Alexander L. Shifrin 由中国科学技术出版社进行翻译，并根据中国科学技术出版社与爱思唯尔（新加坡）私人有限公司的协议约定出版。

内分泌外科学诊治进展（吴高松　周文波　李金朋　袁芊芊，译）

ISBN: 978-7-5046-9561-1

译者名单

主　译　吴高松　周文波　李金朋　袁芊芊
译　者（以姓氏汉语拼音为序）

曹家兴　董醒醒　冯秦玉　龚　静

何玉琨　侯晋轩　兰柳逸　李承欣

刘景平　刘九洋　宁雨湘　沈　丰

宋　瑞　王　敏　吴冬冬　夏　敏

徐高姗　徐浪宇　杨　倩　张　旺

郑乐葳　周安悦　周　瑞

内容提要

　　本书引进自 ELSEVIER 出版集团，是一部全面介绍当代外科内分泌学进展的经典指导用书。全书共 25 章，包含了甲状腺肿瘤及甲状腺其他相关疾病、胰岛素瘤、胃泌素瘤等内分泌系统疾病的前沿进展，分别从病理学、诊断要点、治疗及预后等多角度进行了详细阐述。书中所述均基于真实病例及术者经验，并配有多张高清照片及手绘插图，同时阐明重要概念及技巧，使得术中内容阐释浅显易懂。术中所述是著者大量实践与创新基础上的理论总结，对国内从事外科内分泌工作的医生很有帮助。本书内容实用、阐释简明、图片丰富，既可作为住院医生和刚入门的外科医生的指导书，又可作为中、高级外科医生了解新技术的参考书。

补充说明：本书参考文献已更新至网络，读者可通过扫描右侧二维码，关注出版社"焦点医学"官方微信，后台回复"内分泌外科学诊治进展"，即可获得。

原书编著者名单

原　著　Alexander L. Shifrin, MD, FACS, FACE, ECNU, FEBS (ENDOCRINE), FISS

Director of Endocrine Oncology at
Hackensack Meridian Health of Monmouth and Ocean Counties
Neptune, NJ, United States

Surgical Director
Center for Thyroid, Parathyroid and Adrenal Diseases
Jersey Shore University Medical Center
Neptune, NJ, United States

Clinical Associate Professor of Surgery
Rutgers RWJ Medical School
New Brunswick, NJ, United States

Associate Professor of Surgery
Hackensack Meridian School of Medicine at Seton Hall University
Nutley, NJ, United States

参编者

Elliot A. Asare, MD, MS
Department of Surgical Oncology
The University of Texas MD Anderson Cancer
 Center
Houston, TX, United States

Harrison X. Bai, MD
Interventional Radiology Fellow
Interventional Radiology
Perelman School of Medicine at the University
 of Pennsylvania
Philadelphia, PA, United States

Irina Bancos, MD
Assistant Professor
Endocrinology
Mayo Clinic
Rochester, MN, United States

Andrew J. Bauer, MD
Director
The Thyroid Center
Division of Endocrinology and Diabetes
Children's Hospital of Philadelphia
Philadelphia, PA, United States

Associate Professor of Pediatrics
Department of Pediatrics
The Perelman School of Medicine
The University of Pennsylvania
Philadelphia, PA, United States

De Crea Carmela
Associate Professor of Surgery
Centro Dipartimentale di Chirurgia Endocrina e
 dell'Obesità
Fondazione Policlinico Universitario Agostino
 Gemelli IRCCS
Istituto di Semeiotica Chirurgica
Università Cattolica del Sacro Cuore
Rome, Italy

Yufei Chen, MD
Staff Physician
Endocrine Surgery
Department of Surgery
Cedars-Sinai Medical Center
Los Angeles, CA, United States

Danae Delivanis, MD, PHD
Mayo Clinic
Rochester, MN, United States

Henning Dralle, MD, PhD
University Hospital Essen
Head of the Section of Endocrine Surgery
Department of General, Visceral and
 Transplantation Surgery
Essen, Nordrhein-Westfalen, Germany

Quan-Yang Duh, MD
Professor
Chief

Section of Endocrine Surgery
Surgery
University of California
San Francisco, CA, United States

Attending Surgery
Surgery
VA Medical Center
San Francisco, CA, United States

Thomas J. Fahey, Ⅲ MD
Johnson and Johnson Professor and Vice-Chair
Department of Surgery
Chief, Endocrine Surgery
Director, Endocrine Oncology Program
New York Presbyterian Hospital
Weill Cornell Medicine
New York, NY, United States

Gustavo G. Fernandez Ranvier, MD, PhD
Division of Metabolic
Endocrine and Minimally Invasive Surgery
Department of Surgery
Mount Sinai Hospital
Icahn School of Medicine at Mount Sinai
New York, NY, Unites States

Brendan M. Finnerty, MD
Assistant Professor of Surgery
Division of Endocrine Surgery
New York Presbyterian Hospital
Weill Cornell Medicine

New York, NY, United States

Sarah B. Fisher, MD, MS
Department of Surgical Oncology
The University of Texas MD Anderson Cancer
  Center
Houston, TX, United States

Pennestrì Francesco
Centro Dipartimentale di Chirurgia Endocrina e
  dell'Obesità
Fondazione Policlinico Universitario Agostino
  Gemelli IRCCS
Istituto di Semeiotica Chirurgica
Università Cattolica del Sacro Cuore
Rome, Italy

Mouhammed Amir Habra, MD
Department of Endocrine Neoplasia and Hormonal
  Disorders
The University of Texas MD Anderson Cancer
  Center
Houston, TX, United States

Joan Hallman, BSN, RN, OCN
Oncology Nurse Navigator
Hackensack Meridian Health Cancer Care
Jersey Shore University Medical Center
Neptune, NJ, United States

Jordan N. Halsey, MD
Rutgers-New Jersey Medical School Division of
  Plastic Surgery
Newark, NJ, United States

Oksana Hamidi, DO
UT Southwestern Medical Center
Dallas, TX, United States

William B. Inabnet, III MD
Eugene W Friedman Professor of Surgery
Icahn School of Medicine at Mount Sinai
System Chief
Endocrine Surgery
New York, NY, United States

Yasuhiro Ito, MD, PhD
Department of Surgery
Kuma Hospital
Chuo-ku, Kobe
Japan

Electron Kebebew, MD, FACS
Professor and Chief
Surgery
Stanford University
Stanford, CA, United States

Svetlana L. Krasnova, BSN, RN, CNOR
Monmouth University
West Long Branch, NJ, United States
Hackensack Meridian Health Jersey Shore
  University Medical Center
Neptune, NJ, United States

Schelto Kruijff, MD, PhD
Endocrine and Oncological Surgeon
Department of Surgery
University Medical Center Groningen
University of Groningen
Groningen, the Netherlands

Amanda M. Laird, MD, FACS
Chief

Section of Endocrine Surgery
Surgical Oncology
Rutgers Cancer Institute of New Jersey
Associate Professor of Surgery
Surgery
Rutgers Robert Wood Johnson Medical School
New Brunswick, NJ, United States

James A. Lee, MD
Chief of Endocrine Surgery
Columbia University Medical Center
New York, NY, United States

Steven K. Libutti, MD, FACS
Director
Rutgers Cancer Institute of New Jersey
Professor of Surgery
Rutgers Robert Wood Johnson Medical School
New Brunswick, NJ, United States

Irene Lou, MD
Endocrine Surgery Fellow
Surgery
The Mount Sinai Hospital
New York, NY, United States

Andreas Machens, MD
Associate Professor
Department of Visceral
Vascular and Endocrine Surgery
Martin Luther University Halle-Wittenberg
Halle (Saale), Germany

William W. Maggio, MD, FACS, FAANS
Neurosurgeon
Hackensack Meridian Health Medical Group
Jersey Shore University Medical Center
Neurosurgery
Neptune, NJ, United States
Vice Chairman
Assistant Professor
Department of Neurosurgery
Hackensack Meridian School of Medicine at Seton
  Hall University
Nutley, NJ, United States

Andrea R. Marcadis, MD
Department of Surgery
Head and Neck Service
Memorial Sloan Kettering Cancer Center
New York, NY, United States

Marco Raffaelli, MD
Associate Professor of Surgery
Centro Dipartimentale di Chirurgia Endocrina e
  dell'Obesità
Fondazione Policlinico Universitario Agostino
  Gemelli IRCCS
Professor
Istituto di Semeiotica Chirurgica
Università Cattolica del Sacro Cuore
Rome, Italy

Haggi Mazeh, MD, FACS, FISA
Chief-of-Surgery
Endocrine and General Surgery
Hadassah-Hebrew University Medical Center
Jerusalem, Israel

**Maureen McCartney-Anderson, DNP, CRNA/
  APN-Anesthesia**
Assistant Professor
Rutgers School of Nursing Anesthesia Program
Newark, NJ, United States

Michal Mekel, MD, MHA
Department of Surgery
Rambam - Health Care Campus
Haifa, Israel

Aryan Meknat, MD
Research Fellow
Department of Surgery
Mount Sinai Hospital
Icahn School of Medicine at Mount Sinai
New York, NY, United States

Akira Miyauchi, MD, PhD
Department of Surgery
Kuma Hospital
Chuo-ku, Kobe, Japan

Priscilla Nobecourt, MD
Department of Surgery
Resident
University of Texas Medical Branch
Galveston, TX, United States

Tushar R. Patel, MD, FACS
Assistant Professor
Plastic and Reconstructive Surgery
Seton Hall University School of Medicine
South Orange, NJ, United States
Clinical Instructor
Department of Surgery
Rutgers Robert Wood Johnson Medical School
Piscataway, NJ, United States
Plastic and Reconstructive Surgeon
The Institute for Advanced Reconstruction
The Plastic Surgery Center
Shrewsbury, NJ, United States

Sarah S. Pearlstein, MD
Resident Surgery
Northwell Health Lenox Hill Hospital
New York, NY, United States

Department of Surgery
Lenox Hill Hospital
New York, NY, United States

Nancy D. Perrier, MD, FACS
Professor of Surgery
Chief of Surgical Endocrinology
MD Anderson Cancer Center
University of Texas
Houston, Texas, United States

Lombardi Celestino Pio
Associate Professor of Surgery
Centro Dipartimentale di Chirurgia Endocrina e
  dell'Obesità
Fondazione Policlinico Universitario Agostino
  Gemelli IRCCS
Istituto di Semeiotica Chirurgica
Università Cattolica del Sacro Cuore
Rome, Italy

Bellantone Rocco
Professor of Surgery
Centro Dipartimentale di Chirurgia Endocrina e
  dell'Obesità
Fondazione Policlinico Universitario Agostino
  Gemelli IRCCS
Istituto di Semeiotica Chirurgica
Università Cattolica del Sacro Cuore
Rome, Italy

Kurt Werner Schmid, MD, PhD
Professor and Chairman

Department of Pathology
University Hospital Essen
Essen, Nordrhein-Westfalen, Germany

Meera Shah, MD
Mayo Clinic
Rochester, MN, United States

Ashok R. Shaha, MD, FACS
Professor of Surgery
Department of Surgery
Head and Neck Service
Memorial Sloan Kettering Cancer Center
New York, NY, United States

Josef Shargorodsky, MD, MPH, FAAOA
Otolaryngologist
Coastal Ear Nose and Throat
Neptune, NJ, United States
Clinical Assistant Professor
Department of Otolaryngology
Hackensack Meridian School of Medicine at
    Seton Hall University
Nutley, NJ, United States
Codirector
Skull Base Center
Jersey Shore Medical Center
Neptune, NJ, United States

Anu Sharma, MBBS
University of Utah School of Medicine
University of Texas
Salt Lake City, United States

**Alexander L. Shifrin, MD, FACS, FACE,
    ECNU, FEBS, FISS**
Director of Endocrine Oncology at
Hackensack Meridian Health of Monmouth and
    Ocean Counties

Neptune, NJ, United States
Surgical Director
Center for Thyroid, Parathyroid and Adrenal
    Diseases
Jersey Shore University Medical Center
Neptune, NJ, United States
Clinical Associate Professor of Surgery
Rutgers RWJ Medical School
New Brunswick, NJ, United States
Associate Professor of Surgery
Hackensack Meridian School of Medicine at
    Seton Hall University
Nutley, NJ, United States

Angelica M. Silva-Figueroa, MD
Assistant Professor
Department of Surgery
Universidad Finis Terrae
Santiago, Chile

Department of Head and Neck Surgery
Hospital Barros Luco-Trudeau
Santiago, Chile

Tiffany J. Sinclair, MD
General Surgery Resident
Stanford University
Stanford, CA, United States

Constantine A. Stratakis, MD, PHD
Scientific Director
National Institute of Child and Human
    Development
National Institutes of Health
Bethesda, MD, United States

Mari Suzuki, MD
Clinical Fellow
Endocrinology

National Institute of Diabetes
Digestive and Kidney Diseases
National Institutes of Health
Bethesda, MD, United States

Associate Investigator
Genetics and Endocrinology
National Institute of Child and Human
    Development
Bethesda, MD, United States

Scott O. Trerotola, MD
Associate Chair and Chief of Interventional
    Radiology
Vice Chair for Quality
Department of Radiology
Perelman School of Medicine at the University
    of Pennsylvania
Philadelphia, PA, United States

Willemijn Y. van der Plas, BSc, PhD
Department of Surgery
University Medical Center Groningen
University of Groningen
Groningen, the Netherlands

Liffert Vogt, MD, PhD
Department of Internal Medicine
Section Nephrology
Amsterdam Cardiovascular Sciences
University Medical Center Amsterdam
University of Amsterdam
Amsterdam, the Netherlands

Tal Yalon, MD
Department of General and Oncological Surgery -
    Surgery C
Chaim Sheba Medical Center
Ramat Gan, Israel

译者前言

内分泌外科学是现代外科学的重要组成部分，主要以手术方式治疗内分泌系统肿瘤或内分泌器官异常分泌引起的功能紊乱。内分泌器官的应用解剖学、病理生理学和临床免疫学的研究成果已广泛应用于临床各学科，使内分泌系统疾病的诊断及治疗水平都得到了很大的提高和完善，新技术的应用也大大提高了内分泌系统疾病的诊断水平。

内分泌外科学的发展与进步，对从事甲状腺外科、胰腺外科及泌尿外科的医生提出了更高的要求。医生们不仅需要更加重视基础理论知识，还需要熟悉和掌握各种新的诊断方法和治疗进展，才能进一步提高疾病的诊治能力。在治疗上，除了要掌握新技术外，还要将其他有效的治疗方法和手段结合起来，以期达到最佳的治疗效果。国际经典著作 *Advances in Treatment and Management in Surgical Endocrinology* 综合总结了甲状腺、甲状旁腺、肾上腺和胰腺等内分泌器官疾病的诊治进展。全书共四篇 25 章，分别讲述了甲状腺、甲状旁腺、肾上腺及胰腺等内分泌器官发生的各种疾病的临床表现、诊断方法与标准、鉴别诊断及外科治疗手段等研究进展，并以大量照片和绘图详解诊治流程。本书内容丰富，讲解透彻，具有较强的可读性和实用性，有助于指导甲状腺外科、胰腺外科、泌尿外科医生及有志从事这些内分泌系统疾病研究的医学工作者的临床实践，并帮助内科医生掌握手术适应证，进行准确的术前评估。

内分泌外科学作为一门新兴的学科，将伴随器官移植技术和微创外科的进步而迅速发展，内分泌外科医生了解掌握内分泌系统疾病的最新诊断技术、标准及治疗方式，可以促进内分泌外科的发展，惠及更多的患者。为此，我们邀请了国内外具有丰富经验的临床一线内分泌科、甲状腺外科、胰腺外科和泌尿外科医生们共同翻译了本书，力求将原著内容准确地传达给读者。由于中外语言表达习惯及术语描述有所差异，中文翻译版中可能存在一些疏漏或欠缺之处，恳请各位读者及同道批评指正。

武汉大学中南医院　吴高松

目　录

第一篇　甲状腺疾病和癌症

第二篇　甲状旁腺疾病和癌症

第三篇　肾上腺疾病与肿瘤

第四篇 胰腺神经内分泌肿瘤（PNET）

第一篇　甲状腺疾病和癌症
THYROID DISEASES AND CANCERS

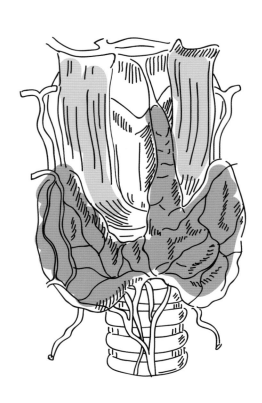

第 1 章

甲状腺微小乳头状癌诊治进展

Advances in the Diagnosis and Management of Papillary Thyroid Microcarcinoma

Yasuhiro Ito　Akira Miyauchi　著

侯晋轩　译

一、概述

甲状腺微小乳头状微癌（papillary thyroid microcarcinoma，PTMC）是指最大直径≤10mm 的甲状腺乳头状癌（papillary thyroid carcinoma，PTC），无论是否存在淋巴结转移、远处转移或腺外侵犯。PTMC 包括具有广泛生物学特征的 10mm 以内的 PTC。无侵袭性特征的 PTMC（低危 PTMC）可以积极监测而无须立即手术。低危 PTMC 积极监测观点由 Akira Miyauchi[Kuma 医院（日本神户市）院长及外科主任] 于 1993 年首次提出，已作为日本内分泌外科医师协会和日本甲状腺外科学会管理低风险 PTMC 的标准[1]。同样，美国甲状腺协会（American Thyroid Association，ATA）的指南中也推荐对低风险 PTMC 采取积极监测的策略[2]。本章主要描述低危 PTMC 积极监测的历史背景和研究进展。

二、低风险甲状腺微小乳头状癌积极监测的研究背景

研究者在对死于甲状腺癌以外疾病的患者进行尸检时发现，甲状腺微小乳头状癌是一种潜伏癌。据以往的研究，超声检测到 3～10mm 潜伏性 PTMC 的发生率为 0.5%～5.2%[3]，表明许多成年人患有 PTMC 但并未被检测出。在临床上，Takebe 等报道，3.5% 的 30 岁或以上的女性通过超声检查发现甲状腺癌，并通过超声引导下细针抽吸细胞学（fine needle aspiration cytology，FNAC）方法诊断[4]，其中 85% 是直径为 15mm 或更小的 PTC。这一发病率与尸检研究的结果一致，是当时日本女性临床甲状腺癌发病率的 1000 倍以上（每 10 万人口中 3.1 人）。

三、甲状腺癌患者的发病率增加和死亡率稳定

2002 年和 2014 年，Davies 等报道，由于影像学检查和超声引导的 FNAC 对包括 PTMC 在内的微小 PTC 检测和诊断的增加，甲状腺癌的发病率从 1973 年到 2002 年增加了 2.4 倍，从 1975 年到 2009 年增加了 2.9 倍[5, 6]。更令人惊讶的是，在韩国，1993—2011 年，甲状腺癌的发病率出现了 15 倍的增长[7]。其他国家也报道了类似的结果，包括意大利、法国、英国、澳大利亚和北欧国家[8]。重要的是，在这些国家中，甲状腺癌的死亡率在这一时期都没有变化。这些结果强烈提示了 PTMC 的过度诊疗。

四、甲状腺微小乳头状癌手术的不良事件

事实上，低风险 PTMC 的手术并不困难。然而，在韩国，有报道称手术会带来常见的并发症，如甲状腺功能减退和声带麻痹[7]。Oda 等研究了立即手术和积极监测患者的不良事件的发生率[9]。他们报道，立即手术组的短暂性声带麻痹、短暂性和永久性甲状腺功能减退的发生率明显高于积极监测组（4.1% vs. 0.6%，$P < 0.0001$；16.7% vs. 2.8%，$P < 0.0001$；1.6% vs. 0.08%，$P < 0.0001$）。立即手术组中 2 名患者发生永久性声带麻痹（0.2%）。而在积极监测组中，没有患者发生上述症状。使用左旋甲状腺素作为补充剂来抑制促甲状腺激素（thyroid stimulating hormone，TSH）的患者比例，立即手术组明显高于积极监测组（66.1% vs. 20.7%，$P < 0.0001$）。Kuma 医院是日本一所专门的甲状腺疾病诊疗中心，所有主治医生都是甲状腺方面的专科医生。如果患者由非专科医生治疗，这些不良事件的发生率甚至会更高。因此，无论是积极监测还是立即手术，讨论低风险 PTMC 的处理方式都显得尤为重要。

五、低风险甲状腺微小乳头状癌积极监测的起源

超声和超声引导下的 FNAC 筛查或尸检中经常发现 PTMC，其发病率远远高于临床甲状腺癌的发病率。这些发现说明，大多数 PTMC 是可以和人体共存的。在此基础上，Akira Miyauchi 于 1993 年提出了低风险 PTMC 积极监测的观点。这一建议是基于以下假设：①只有一小部分 PTMC 有生长活性；②在发现进展迹象（如明显增大或出现淋巴结转移）后尽快安排手术也为时不晚。此外，积极监测能将具有持续生长活性的 PTMC 与无活性 PTMC 或生长缓慢的 PTMC 区分开来。从 1993 年开始，Kuma 医院就在医疗会议上建议积极监测 PTMC。1995 年，癌症研究所医院（日本东京）也开始使用同样的概念进行积极监测。

六、积极监测的禁忌证

如表 1-1 所示，积极监测有一些禁忌证。这些禁忌证可分为三类。第一类是患者的背景特征：关于儿童和青少年 PTMC 的自然病程，目前还没有足够的证据。因此，我们不建议对这个年龄段的患者进行积极监测。此外，不能接受定期检查的患者也不适合进行积极监测，因为 PTMC 的检查是持续的。第二类是存在高危特征：PTMC 有临床淋巴结转移和（或）远处转移（尽管非常少），并有影像学检查证据的患者，应立即进行治疗。此外，对于有症状的 PTMC 患者，如有喉返神经（recurrent laryngeal nerve，RLN）麻痹或气管侵犯的患者，也建议立即手术。虽然报道较少，但 PTMC 的细胞学检查结果为高度恶性的患者，如高细胞变异型和分化不良的恶性肿瘤患者，不适合积极监测，必须接受手术治疗，如果有必要，可使用放射性碘进行消融或治疗。第三类是附着在气管上或位于 RLN 上的 PTMC，也可以立即进行手术治疗。在诊断时，若还不知道这种 PTMC 是否会生长或侵入气管或喉返神经，为了安全起见，患者也应该接受手术治疗。气管缺损的评估取决于气管软骨和肿瘤表面形成的角度（图 1-1）[10]。在我们的病例中，PTMC < 7mm 的患者没有发现气管侵犯现象。在 PTMC ≥ 7mm 的患者中，显示出气管软骨和肿瘤表面之间的钝角，24% 的患者出现气管侵犯，需要切除气管软骨和黏膜，而其他患者没有出现明显的气管侵犯，不过，有些患者需

表 1-1 微小乳头状癌积极监测的禁忌证

- 患者的背景特征
  - 儿童和青少年
  - 不能进行定期检查的患者
- 存在高风险特征
  - 临床上淋巴结转移和（或）远处转移（非常罕见）
  - 侵犯喉返神经或气管
  - 细胞学上的高级别恶性肿瘤（非常罕见）
- 存在不适合观察的特征
  - 附着于气管的肿瘤（图 1-1）
  - 位于喉返神经上的肿瘤

钝角：高危　　　　接近直角或不明角度：中危　　　　锐角：低危

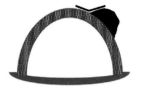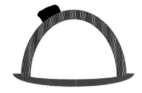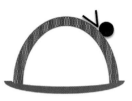

▲ 图 1-1　气管软骨和肿瘤表面形成的角度与恶性程度之间的关系示意

要刮除气管外膜。评估 PTMC 对 RLN 的侵袭程度，重要的是了解肿瘤是否侵犯到了甲状腺包膜。在 PTMC ≥ 7mm 的患者中，有 9% 的患者肿瘤突破了甲状腺包膜，对 RLN 有明显侵犯，需要切除部分层或分段切除 RLN，并重建切除的 RLN。

甲状腺癌和多发肿瘤的家族史不是积极监测的禁忌证。这些特征在某种程度上可能具有预后意义。然而，如果让这些患者接受手术，医生将对患者行全甲状腺切除术，声带麻痹和永久性甲状旁腺功能减退等严重不良事件就会增加。

因此，在我们的研究中，自 1993 年以来甲状腺癌及多发肿瘤的家族史并不是 PTMC 积极监测的禁忌证。

七、Kuma 医院实行 PTMC 积极监测的历史进展

尽管 Kuma 医院批准并开展了微小乳头状癌的积极监测，但它并没有被所有医生立即接受[11]。1993—1997 年，只有 30% 的患者接受了积极监测。虽然在 1997—2002 年积极监测上升到 51%，但在 2003—2006 年下降到 42%。奇怪的是，关于积极监测的第一份报道是在 2003 年发布的。2007—2013 年，积极监测的患者再次增加到 64%，2014 年后达到 88%。这些增长得益于 2014 年后发表的关于积极监测的重要研究。接受积极监测的患者比例也因医生的不同而不同，即使在安全和有益的证据发表后，一些外科医生仍坚持立即手术。当一个机构新近采用新的管理策略，包括对低风险 PTMC 进行积极监测时，也可能出现上述现象。

八、低风险 PTMC 积极监测的临床实践

在 Kuma 医院，所有疑似 PTMC 的小结节患者原则上都接受了超声引导下的 FNAC 诊断。相反，ATA 指南不建议对 < 10mm 的结节进行 FNAC 检查，除非有临床症状和侵袭性特征，如临床淋巴结转移和（或）远处转移和 RLN 麻痹等[2]。然而，在美国，许多患者不接受带癌生活。相反，在日本，如果患者没有被细胞学诊断为 PTMC，他们可能会去其他医院看其他医生，这些医生可能会诊断 PTMC 并给予不必要的手术。直到最近，我们提出了两种选择，即积极监测和立即手术，同样适用于被诊断为低风险的 PTMC 患者。同时，我们允许他们选择自己的治疗方案。然而，目前我们建议将积极监测作为首要选择[12, 13]，因为在接受积极监测的患者中，积累了很多有利的证据。

选择积极监测的患者被要求在 6 个月后到 Kuma 医院进行随访，以检查 PTMC 的大小是否发生了变化，以及是否出现疑似转移的淋巴结。如果没有进展迹象如肿大或新出现的淋巴结，患者基本上每年都要继续接受积极监测。当肿瘤的长径增加 3mm 或更大时，我们将其视为肿大。如果发现肿瘤增大，我们可能建议进行手术。临床中 PTMC 的大小变化经常波动，所以我们经常根据患者的要求继续进行积极监测，直到大小达到 13mm。对于淋巴结转移的诊断，我们对可疑的结节进行 FNAC 检查，同时测量 FNAC 洗脱液甲状腺球蛋白水平。对于淋巴结被诊断为 PTC 转移的患者，建议进行全甲状腺切除和根治性淋巴结清扫术。人们可能认为，这些患者只进行甲状腺切除术就能治愈。然而，对于淋巴结转移的患者，

为了避免二次手术，全甲状腺切除术并进行根治性淋巴结清扫是有必要的。积极监测直到出现淋巴结转移，可以确保患者只接受一次治愈性手术。因此，我们的结论是，积极监测直到出现新的淋巴结转移再进行手术可能是一个较合适的治疗策略。

九、日本低风险 PTMC 积极监测的研究结果

2003 年，我们的第一份报道显示，在每次随访中，超过 70% 的 PTMC 稳定且没有进展迹象[14]。2010 年发表的第二份报道应用 Kaplan-Meier 方法来测定 PTMC 的进展率[15]。2014 年，1235 名 PTMC 患者在我们研究机构接受了积极监测（平均随访期为 60 个月），检测时间在 5 年时进展率为 4.9%，10 年时为 8.0%。在这两个时间段，只有 1.7% 和 3.8% 的患者发生了淋巴结转移[16]。本项研究对肿大和新发的淋巴结进行了单因素和多因素分析。最重要的发现是 PTMC 进展与患者年龄之间呈负相关。在多因素分析中，40 岁以下年轻患者被认为是 PTMC 进展的独立风险因素。相反，60 岁或以上的老年患者 PTMC 最不可能进展。众所周知，高龄是影响临床 PTC 患者预后的重要因素。在我们的研究中，55 岁以上老年患者是临床 PTC 患者特异性生存和总生存率独立且重要的预后因素[17]。因此，患者年龄与 PTMC 进展和预后之间的关系完全相反。在积极监测开始时，有人担心老年患者的 PTMC 可能迅速增长。然而，研究表明老年患者的 PTMC 最适合进行积极监测。在多变量分析中，肿瘤的多样性和分化型甲状腺癌的家族史对 PTMC 的进展没有预测价值[16]。在我们的积极监测方案中，这些因素从一开始就不被视为禁忌证。这些发现强烈表明，我们初步制订的积极监测禁忌证是适当的。

Miyauchi 等招募了 1211 名年龄在 20—79 岁的患者，并对 20—29 岁至 70—79 岁年龄组的每个年龄段进行积极监测来评估 PTMC 终身进展概率，并在以下三个假设下，计算了每个年龄段的 10 年积极监测期的进展率[18]。假设 A：PTMC 的进展取决于患者一生中特定年龄段的疾病进展率；假设 B：在最初的 10 年期间出现疾病进展

的患者接受了外科治疗，而剩下的患者则为本质上不进展的肿瘤；假设 C：实际概率介于假设 A 和假设 B 估值之间。在这三种情况中，假设 C 是最有可能的，根据这一假设，年龄在 20—29 岁的患者 PMC 终身进展概率为 48.6%，年龄在 30—39 岁的患者为 25.3%，年龄在 40—49 岁的患者为 20.9%，50—59 岁为 10.3%，60—69 岁为 8.2%，70—79 岁为 3.5%。有人可能认为 20—29 岁患者 PTMC 进展的终身概率（48.6%）太高了，无法接受积极监测。然而，这些数值表明，超过一半的患者在其一生中可以避免手术治疗。考虑到在检测到进展迹象后接受主动监测的患者的手术还不算太晚，不应将 20—29 岁的患者排除在积极监测的候选对象之外。老年患者的 PTMC 在其一生中不太可能接受手术，是积极监测的重要候选人。

年轻女性 PTMC 患者接受积极监测时，怀孕是一个非常重要的影响因素。在妊娠早期，人绒毛膜促性腺激素（human chorionic gonadotropin，hCG）分泌增多，hCG 与 TSH 共有一个 α 亚单位，从而导致 TSH 活性较弱。因此在积极监测时，妊娠对 PTMC 进展的影响需要考虑的重要因素。如果怀孕会导致 PTMC 进展，有可能备孕的年轻女性患者会在怀孕前进行预防性手术。我们的第一份选定病例报道中，9 名患者中有 4 名在怀孕期间 PTMC 发生了增大[19]。然而，在回顾整个患者列表后，我们发现 51 例患者中只有 4 例（8%）在怀孕期间表现出 PTMC 增大，没有一例出现淋巴结转移[20]。在 4 例 PTMC 增大的患者中，2 例在分娩后接受了手术，迄今为止，未发现 PTMC 复发。其余 2 人由于她们的 PTMC 在分娩后没有进一步扩大，仍在接受积极监测。因此，可以得出结论，妊娠期 PTMC 增大的发生率很低，即使增大了，分娩后进行手术治疗也是可以的。

我们的研究表明，患有低风险 PTMC 的"年轻"患者是积极监测的候选者，但我们没有证据表明患有 PTMC 的儿童和青少年是积极监测的适应证。现在这个阶段，我们建议对患有 PTMC 的儿童进行手术治疗（表 1–1）。

从医疗经济角度看，Oda 等根据日本医疗保险制度计算出 10 年内有术后管理的即时手术总

费用为每位患者 928 097 日元[21]。这比 10 年来积极监测的总费用（每位患者 225 695 日元）高出 4.1 倍。总费用包括积极监测组的中转手术费用、术后处理费用和立即手术组的复发再手术费用。尽管积极监测和立即手术的医疗费用因国家而异，但至少在日本，主动监测比立即手术经济得多。同时，中国香港地区也发表了相关的研究数据[22]。

肿瘤医院于 1995 年开始实施积极监测，并发表了一些重要发现。尽管他们没有使用时间序列进行分析，但研究显示，在 230 例患者中的 300 个 PTMC 随访中，只有 7% 表现为增大，仅 1% 有淋巴结转移[23]。这些数据与我们的研究结果相同。他们通过超声检查发现肿瘤中血供的丰富和缺乏强钙化灶预示着 PTMC 的生长。进一步研究还发现，肿瘤中丰富的血管通常会随着时间的推移而减少，因此得出结论，具有丰富血管供应的 PTMC 也应成为积极监测的适应证[24]。TSH 值的水平与 PTMC 进展之间缺乏明确关联[25]。

表 1-2 总结了日本低风险 PTMC 患者积极监测的研究成果。

十、日本以外的低风险甲状腺微小乳头状癌积极监测结果

2015 年 ATA 指南建议采用主动监测后，Brito 等与美国合作，提出了基于肿瘤 / 颈部超声、患者 / 医疗团队特征的风险分层临床框架[26]。风险分层包括理想、适当和不适当。被归类为不适合进行积极监测的患者包括：FNAC 上有侵袭性细胞学检查的证据，肿瘤邻近 RLN 的包膜下位置，甲状腺外延伸的证据，RLN 或气管侵犯的临床证据，N_1 病理分期，M_1 病理分期，经证实的甲状腺乳头状癌在肿瘤 / 颈部超声特征上≥ 3mm。此外，年龄< 18 岁的年轻患者也被归类为不适合进行积极监测。这些积极监测的排除标准与我们的标准非常相似，如表 1-1 所示。来自澳大利亚的两项研究基于对医生和患者的问卷调查和访谈，显示了对积极监测的担忧，表明因为还没有强有力的证据，医生还没有准备好接受积极监测[27, 28]。他们还将 PTMC 的过度诊断的建议传达给患者，并且需要进行干预以减少不必要的细胞学诊断。然而，他们的研究是在我们报道立即手术组的不良事件发生率高于积极监测组之前进行的[8]，这使 Kuma 医院的所有医生相信，积极监测优于立即手术。他们对接受新管理的积极监测的犹豫和担忧是可以理解的，因为 Kuma 医院也经历过同样的情况。

2017 年，Tuttle 等发表了美国第一份积极监测的前瞻性研究[29]。他们报道，诊断年龄较小和报道时风险类别可能与肿瘤生长独立相关，这与我们之前的研究结果一致。所有的日本研究都只通过最大直径来评价 PTMC；然而，他们提出了通过三维计算来评估肿瘤体积的方法。他们证明，在 284 名中位密切观察期为 25 个月的患者中，肿瘤体积增加> 50% 的占 12.7%，稳定的占 80.2%，减少> 50% 的占 6.7%。相反，肿瘤直径增加≥ 3mm 的患者只有 3.8%。基于这些发现，他们得出结论，肿瘤体积的系列测量可以敏感地反映肿瘤生长，并有助于识别具有强烈生长活性

表 1-2 日本研究中关于低风险 PTMC 积极监测的研究成果

- 大多数低风险 PTMC 不生长，或生长非常缓慢。一些 PTMC 甚至会随着时间的推移而缩小
- 在积极监测期间，所有患者均未发生远处转移或死于甲状腺癌，在检测到进展迹象后进行手术的患者均未出现危及生命的病例
- 老年患者的低风险 PTMC 不太可能进展，是积极监测的很好的候选者
- 妊娠期 PTMC 进展并不常见，尽管 PTMC 有进展，产后手术仍是可行的
- 尽管专科医生（甲状腺外科医生）进行了手术，但立即接受手术的患者发生喉返神经麻痹和甲状旁腺功能减退等不良并发症的概率远高于接受积极监测的患者
- 根据日本医疗保险制度，10 年术后管理的即时手术的医疗费用是积极监测费用的 4.1 倍
- PTMC 终身进展概率随年龄的增加而显著降低

的肿瘤，从而实现早期手术治疗。

他们与韩国团队合作，制订了甲状腺癌治疗方案，包括制订了 PTMC 两种管理方式的卡片，成为患者治疗前谈话的辅助工具[30]。他们在一个使用对话辅助工具的诊所和另一个常规治疗谈话的诊所之间进行了前瞻性对比研究。研究表明，与普通治疗谈话诊所的患者相比，会话辅助诊所的患者更倾向于选择积极监测，这表明这种谈话辅助在增强患者对积极监测优点的理解方面是有用的。

有一些来自韩国的回顾性研究与来自美国的研究相反，参与本研究的患者没有接受立即手术，但是患者患有其他无法治愈的恶性肿瘤，或者全身麻醉时存在高风险，医生建议进行手术，但他们拒绝接受手术。因此，这些研究设计应被称为"被动监测"而不是"积极监测"。Kwon 等登记了 192 名患者，并显示 27 名（14%）患者的肿瘤体积增加了 50%，平均随访时间为 30 个月[31]。24 例（13%）患者接受了延迟性甲状腺手术，平均 31.2 个月，7 例（29%）为病理性淋巴结转移阳性。由于只有 4 例（2.1%）患者显示最大肿瘤大小增加到 3mm 及以上，他们得出结论，在检测肿瘤进展中肿瘤体积的变化比最大肿瘤直径的变化更敏感。另一份来自同一研究所的文章于 2018 年发表，纳入了 127 名接受"选择性监测"的 PTMC 患者。他们根据时间加权平均 TSH（TW-TSH）将患者分为最高、中等和最低三组。在 26 个月的中位随访期间，28 例（19.8%）患者的 PTMC 进展，校正后 PTMC 进展危险概率在最高 TW-TSH 组明显更高，而中间 TW-TSH 组则不是[32]。因此，他们得出结论，积极监测期间血清 TSH 水平持续升高与 PTMC 进展有关，这与东京癌症研究所医院的报道相反[25]。

最近，韩国一项积极监测多中心前瞻性队列研究的研究方案公布[33]。他们招募了 290 名选择积极监测的患者和 149 名选择即时手术的患者。他们积极监测的排除标准是：①怀疑器官受累；②临床怀疑或病理诊断淋巴结 / 远处转移；③低分化的病理学或预后不良的肿瘤，如高细胞、弥漫性硬化、柱状细胞或实体变体；④有放射性碘治疗或手术指征的 Graves 病。他们对疾病进展的定义是：①至少在一个维度上≥ 3mm，或至少在

两个维度上≥ 2mm；②随访期间怀疑器官受累；③淋巴结 / 远处转移的病理诊断。

Sawka 等发表了一篇文章，介绍了加拿大积极监测前瞻性研究的方案[34]。本研究中的受试者是成人患者中< 2cm 的低风险 PTC，包括低风险 PTMC。本研究的目的是对与选择积极监测或立即手术相关的决策进行详细的前瞻性评估，以及针对次要结果，如心理困扰、疾病特异性生活质量、对疾病进展的恐惧和身体形象满意度的调查。

十一、讨论

目前，从 Kuma 医院开始对低风险 PTMC 的积极监测至今已有 25 年的时间了。这种方式在 2010 年的日本内分泌外科医师协会和日本甲状腺外科学会[1] 和 2015 年 ATA[2] 的指南中得到采纳。2015 年之前，这些文章展示了接受积极监测的患者的结果，主要是由日本两个机构，即 Kuma 医院和癌症研究所医院独家发布。然而，在最新的 ATA 指南发布后，其他国家内的研究也活跃起来。然而，迄今为止，只有纪念斯隆 - 凯特林癌症中心发布了一项积极监测的前瞻性研究[29]。此外，韩国和加拿大还发表了积极监测的研究计划[3, 34]。这些国家的前瞻性研究预计在不久的将来出版。

低风险 PTMC 的积极监测需要一些重要的条件。最重要的是如何评估 PTMC 在每次测量中的变化。我们的机构尽可能地进行肿瘤的三维测量，而不是仅采用最大直径进行评估。Tuttle 等证明，在积极监测期间，12.7% 的患者基于三维测量的肿瘤体积增加了 50% 以上，而只有 3.8% 的患者检测到肿瘤直径增加了 3mm[29]。然而，对于上述测量方法，有些问题是需要关注的。与临床 PTC 相似，PTMC 常存在无法测量的强钙化灶。其次，他们的定义可能过于敏感而无法及时将积极监测转化为抢救性手术。例如，肿瘤直径从 6mm 增加到 7mm 意味着肿瘤体积增加了 59%。最后，三维评估会比最大直径的评估方法更能反映观察者的变化。如果 PTMC 总是由同一名技术人员进行评估，那么观察者的变化可能会被控制在最低限度，但这并不是全世界所有机构都能做到的。此外，PTMC 的大小经常发生变化，并不

是所有在主动监测期间增大的 PTMC 都是随着时间持续增长的。这一问题仍有争议，但至少在我们的研究机构中，在积极监测期间，没有一名患者出现远处转移或死于 PTC，在检测到症状进展后接受手术的患者没有一名出现明显复发或死于甲状腺癌的。我们认为，积极监测不仅可以由专门从事甲状腺癌治疗的大型医院，也可以由一般诊所完成。因此，对于正在进行积极监测的医师来说，最大直径的评估更简单可行。

我们证明，患者年龄与 PTMC 进展显著相关，与临床 PTC 相比，年轻时 PTMC 进展的可能性更大 [17]。然而，在检测到有明显复发迹象的进展后，所有患者（包括 20—29 岁的患者）均未接受手术，并且没有人死于甲状腺癌。经计算，超过一半（51.4%）的 20—29 岁患者在有生之年即使 PTMC 进展也不需要手术 [18]。此外，年轻女性中只有一小部分 PTMC 在怀孕期间出现进展。因此，没有理由建议年轻患者立即手术。

如前所述，患者的 TSH 水平与其 PTMC 的进展之间存在关联 [22, 32]。尽管没有对照研究可寻，但我们会经常建议 PTMC 的年轻患者服用 L-甲状腺素，以将 TSH 降至正常水平以下。迄今为止，服用 L-甲状腺素的患者中没有一例出现 PTMC 的生长。因此，给予 L-甲状腺素轻度抑制 TSH 可能是预防 PTMC 进展的有效策略，尤其是对于年轻患者。

在积极监测开始时，Miyauchi 认为这是区分高活性 PTMC 与其他 PTMC 的唯一策略。不幸的是，情况至今仍未发生改变。伴有 TERT 基因突变的临床 PTC 显示预后非常差 [35]，但 Yabuta 等的研究表明，在 15 例肿瘤体积增大或淋巴结转移的 PTMC 中，没有一例显示出明显的基因突变 [36]。Hirokawa 等的研究表明，在 50% 的肿瘤增大的 PTMC 中检测到 Ki-67 标记指数 > 5%，而仅有 8% 稳定的 PTMC 和 9.1% 增大的 PTMC 在积极监测中发现淋巴结转移。这些研究表明，细胞增殖活性在增大的 PTMC 中明显高于稳定的 PTMC。然而，这项研究的结果并不能作为决定是否立即手术的证据。迄今为止，尚未发现预测 PTMC 生长的生物或分子标记物。因此，至少目前，所有 PTMC 都应作为积极监测的候选对象。如果在细胞学检查时能对 PTMC 生长的任何标志物进行测定，我们将能通过 FNAC 来判断 PTMC 是否需要立即手术。

令人关心的是低风险的 PTMC 患者在确诊为癌症后能否保持冷静。最新的 ATA 指南不建议 FNAC 用于结节 ≤ 10mm 的无症状或无明显临床证据的淋巴结和（或）远处转移的甲状腺肿瘤 [2]。一定概率上这些结节中可能包含低风险 PTMC，可能会由于 PTMC 的诊断给患者带来严重的心理负担。如文中其他部分所述，我院在积极监测前总是将可疑结节诊断为 PTMC，以确保患者不会错过随访，也不会在其他医院接受不必要的手术。的确，患者在被诊断为恶性肿瘤后，在接受密切观察时可能会意志不坚定，尽管他们知道低风险 PTMC 的惰性特征。因此，缓解患者的内心顾虑是很重要的。不言而喻，患者在被宣布患有 PTMC 之前并不关心癌症，医生必须尽可能避免使患者感到不安。采用管理手册对确诊为 PTMC 的患者进行积极监测，其中包括了我们目前的积极监视数据。重要的问题是，我们应该在可疑结节患者接受 FNAC 治疗之前就进行管理，而不是在被诊断为低风险 PTMC 之后。该策略有助于患者准确了解低风险 PTMC 及 FNAC 诊断时积极监测的适应证。我们还为正在进行积极监测的患者准备了另一本宣传册，以减少不安。对 PTMC 患者的心理研究是必要的，但患者是否有心理负担主要取决于主治医生的态度。

十二、结论

低风险 PTMC 通常是一种惰性疾病，只有一部分患者具有进展活性。最重要的是，PTMC 患者在发现进展体征后没有一个因延迟手术导致复发或死于 PTMC。因此，无论患者背景如何，积极监测是适合于低风险 PTMC 的一线治疗。

甲状腺髓样癌外科诊治进展

Advances in the Diagnosis and Surgical Management of Medullary Thyroid Carcinomas

Andreas Machens　Kurt Werner Schmid　Henning Dralle　著

沈丰 译

第 2 章

一、概述

甲状腺髓样癌（medullary thyroid cancer，MTC）是一种神经内分泌恶性肿瘤，早期易转移到颈部淋巴结。MTC 在胚胎学背景、形态和肿瘤生物学方面都不同于乳头状和滤泡状甲状腺癌，MTC 细胞不表达钠 / 碘协同转运体，肿瘤细胞不能吸收碘，导致放射性碘疗法对 MTC 无效[1]。

MTC 起源于甲状腺 C 细胞（属于神经内分泌细胞），有很强生物学活性，可以合成多种生物学物质，包括降钙素、促肾上腺皮质激素（adrenocorticotrophic hormone，ACTH）、组胺、癌胚抗原和血管活性肽；MTC 细胞合成、沉积在致密颗粒中，并分泌降钙素原及其翻译后的加工产物降钙素[2, 3]。此外，MTC 不断向血液循环中释放癌胚抗原（carcinoembryonic antigen，CEA），即膜结合蛋白。降钙素原、降钙素和血清 CEA 水平可以很好地反映整体肿瘤负荷，特别是原发肿瘤直径、淋巴结和远处转移灶[2, 4-6]。约 0.83% 的 MTC 分泌降钙素不依赖于肿瘤细胞团的数量[7]。此外，< 1% 的 MTC 通常在巨大肿瘤的情况下，会导致皮质醇增多症，伴有或不伴有皮质醇释放激素（cortisol-releasing hormone，CRH）或 ACTH 的分泌[8]。而大量腹泻是另一种肿瘤相关症状，多见于晚期 MTC 患者[9]。

MTC 分为散发型（70%～75%）和遗传型（25%～30%），主要区别在于发病时间相差约 20 年。对于所有 MTC，每年平均年龄标准化发病率为 0.19/10 万，其中散发性 MTC 为 0.13/10 万，遗传性 MTC 发病率为 0.06/10 万。MTC 的总发病率为 3.8/10 万，其中散发性 MTC 为 2.5/10 万，遗传性 MTC 为 1.3/10 万[10]。

（一）散发型 MTC

在散发性 MTC 中，RET（一种受体酪氨酸激酶）和 RAS 是主要的致癌驱动因素。RET（78%～88%，RET M918T 为 62%）、HRAS（3%～18%）和 KRAS（3%～5%）在 > 90% 的散发性 MTC 中存在体细胞突变[11, 12]。体细胞中 RET 的突变，会影响 90% 的伴有淋巴结和远处转移的进展期 MTC[13, 14]，就是无论肿瘤分期如何，生存率都较低[13]。相反，较小的 MTC 主要包含体细胞 RAS 突变[15]。有趣的是，RAS 阳性的 MTC 和 RAS 的阴性 MTC 表现出相似的临床特征[16]。体细胞的 RET 突变揭示了一种剂量效应关系，其中同一肿瘤中存在多个体细胞的 RET 突变预示着更差的临床预后[17]。在同一原发肿瘤中，RET 突变占比 8%，甲状腺原发肿瘤和其转移肿瘤占 20%[14]。

MTC 的特点是具有很强的癌基因优势，通过 RET 或 RAS 中的体细胞突变几乎完全激活 RAS

信号通路[11]。这种分子信号机制可解释口服酪氨酸激酶抑制药总体反应率的差异，即 RET 突变阳性患者为 32%，RAS 突变阳性患者为 31%，而 RET 和 RAS 突变阴性患者均为 21%[18]。

（二）遗传型 MTC

突变的 RET 酪氨酸激酶受体的结构性激活（"主击"）被认为是滤泡旁 C 细胞肿瘤增生的驱动因素。随后的体细胞突变（"次击"）被认为会引起遗传型 MTC。因为体细胞二次突变的累积发生概率较低，相同 RET 突变的携带者，即使在同一个 RET 家族中，肿瘤发展和表现方面也有很大差异[19]。肿瘤病因和进展的速度差异很大，可分为最高风险突变（ATA 类 HST）、高风险（ATA 类 H）突变和中等风险（ATA 类 MOD）突变[20]（图 2-1）。中等风险突变又可分为中高（MOD-H）和中低（L-MOD）突变[21]。关于中等风险基因突变，它们发生在 RET 酪氨酸激酶受体上的位置会导致临床上不太相关的密码子特异性差异：当突变位于靠近细胞膜（相较于较

远）的细胞外（与细胞内相比）富含半胱氨酸的结构域时[22]，患者较早（对应于较晚）进展为 MTC[23]。这种密切的基因表型相关性为年轻的 RET 携带者优先进行甲状腺切除术奠定了坚实的基础。

生长缓慢的肿瘤为每年 0.4～0.5mm（淋巴结阴性肿瘤）和每年 1.2～2.6mm（淋巴结阳性肿瘤）[24]，可推迟实施早期甲状腺切除手术至基础血清降钙素水平超过其正常水平的上限。基础血清降钙素水平不超过 30pg/ml 的情况下，仅进行甲状腺全切术就足够了[25]。

（三）浸润生长和肿瘤扩散

甲状腺实质内（甲外扩展）或淋巴间质内（淋巴结外生长）可出现浸润性生长和肿瘤扩散浸润性生长[26]。需要区分两种类型的局部软组织浸润：①穿透甲状腺包膜的原发肿瘤浸润和（或）存在静脉微栓塞的，更常见于颈部中央区；②突破淋巴结包膜的淋巴结转移生长的，更常见于侧颈区[27]。

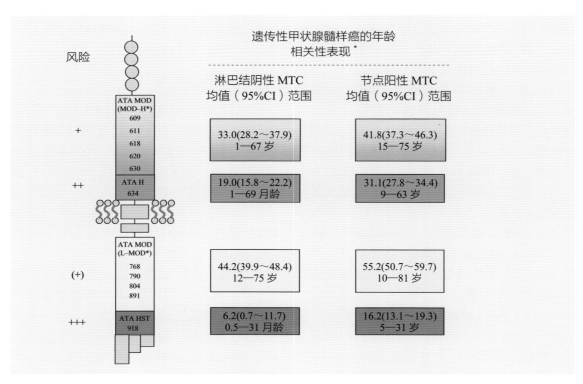

▲ 图 2-1 遗传性甲状腺髓样癌的年龄相关表现*

ATA HST、H、MOD. 美国甲状腺协会最高、高、中等；MOD-H*. 中高；L-MOD*. 低中；CI. 置信区间；MTC. 甲状腺髓样癌
*. 引自 Machens et al, *Hum Mutat* 2018；39：860-869.[21]
改编自 Randolph ed., *Surgery of the Thyroid and Parathyroid Glands*, third ed., Elsevier Saunders 2019.

原发性肿瘤＞ 20mm 与组织学证实的淋巴结复发有独立相关性。这就是肿瘤细胞被认为是通过淋巴管扩散的原因，无论原发性甲状腺肿瘤是否突破甲状腺包膜，还是延伸到邻近的软组织，转移都可能存在[27]。由于每个甲状腺原发灶本身就可以引起淋巴结转移，因此多灶性 MTC 淋巴结阳性比单灶性 MTC 更常见[28]。

甲状腺上极的原发甲状腺肿瘤可能会跳过中央区，直接侵犯颈部上外侧淋巴结。位于甲状腺下极的原发肿瘤涉及中央区和下外侧（锁骨上）淋巴结[29]。在肿瘤学上，同侧和对侧侧颈区的淋巴结转移代表了治疗的分水岭。

局限于同侧颈区的淋巴结转移表示局部病变可通过系统性侧颈区淋巴结清扫治疗。相反，对侧和外侧，特别是头臂下、上纵隔受累表明可能出现了晚期的全身性疾病[5]。淋巴肿瘤细胞的传播可以通过食管旁区域的后中央淋巴结进展到同侧淋巴结，或者直接通过淋巴通道进展到侧颈区，如上述提及原发肿瘤位于甲状腺上极的情况[29]。

涉及的淋巴结越多，其中一个淋巴结转移突破其淋巴结包膜侵入相邻软组织的可能性就越大[26]。以 1～10（N$_1$）、11～20（N$_2$）和＞ 20（N$_3$）为标准，定量评估淋巴结转移是一个重要的预后分类标志。值得注意的是，淋巴结转移的数量（1～10、11～20 和＞ 20）与远处转移的频率（3%～4%、13% 和 26%～30%）相关，主要转移到肺、中轴骨骼和肝脏[30]。

二、诊断

由于 MTC 淋巴扩散的倾向性，很难早期诊断并确定适当的手术范围。许多肿瘤沉积物甚至无法通过最先进的成像方式进行检测。大的淋巴结阴性肿瘤和小的淋巴结阳性肿瘤都可以使血清降钙素水平升高。这两种情况在术前并不是那么容易区分的。

（一）概述

1. 临床疾病

临床上高度怀疑 MTC 患者中，结构性疾病的术前影像学在评估淋巴结清扫的必要性、程度和性质（"治愈性"或"姑息性"）方面起着核心作用。在开始最初的甲状腺切除术之前，高分辨率颈部超声检查是发现颈部结构性疾病的首选成像方法，但可能会遗漏位于甲状腺附近或背侧淋巴结或上前纵隔内的淋巴结。事实上，超过 1/3 的 MTC 患者在术前颈部超声检查中存在假阴性结果[31]。相对于侧颈区（14%），这种假阴性结果更容易发生于颈部中央区（32%），包括甲状腺内也可能有肿瘤隐藏。由于瘢痕形成，初次手术后假阴性结果的发生率要高得多：复发性 MTC 术前假阴性率为 44%，而持续性 MTC 再手术前假阴性率可达 49%[31]。因此，不应仅通过影像学结果制订手术治疗计划，同时也需要考虑术前血清降钙素水平[5, 32]。

2. 亚临床疾病

筛查计划的基本原则是在无症状阶段及疾病的早期发现阶段达到更好的预后，因为在疾病出现临床表现之前进行干预将会更有效。理想情况下，出现症状的疾病是相对严重的（如 MTC），无症状疾病的治疗（如早期甲状腺切除术）应比出现症状后的治疗更能降低发病率或死亡率。应明确早发现早治疗的重要性，以证明相应的筛查手段（如静脉抽血或影像学检查）是合理的。筛查计划所带来的经济负担是可接受的，其目的是预防或减轻不良临床结果（例如，转移性 MTC 会导致持续的或者复发疾病存在）。

（1）生化筛选：降钙素检测的敏感性改变了 MTC 筛查的前景，因为它能够识别隐匿性疾病。血清降钙素水平涵盖整个疾病谱，与肿瘤性质密切相关，包括更大的原发肿瘤直径和更多的淋巴结转移，以及术后降钙素水平的正常化，也被称为"生化治愈"[5]。

RET 家族后代的早期生化筛查和有遗传性 MTC 风险的早期儿童甲状腺切除术使原发肿瘤大小从 0.8cm 下降到 0.2cm，双侧肿瘤发生的百分比从 100% 下降到 13%，并且淋巴结转移率从 58% 下降到 0%[33]。这些基因携带者在甲状腺切除术后 11 年多没有出现 MTC，使人们相信定期生化筛查和早期甲状腺切除术可以预防遗传性 MTC 的转移和死亡[34]。最近的研究证明，保持降钙素筛查比使用高分辨率超声筛查更敏感[35]。

MTC 降钙素筛查的成本效益取决于下列

因素：①目标疾病中甲状腺髓样癌的患病率（3.2/1000）；②筛查试验的预测价值（基于各自的降钙素阈值）；③是否存在有效的干预措施（如甲状腺切除术）。此外，结构大小异常（MTC）和"背景噪声"（伴随疾病导致血清降钙素水平升高）的强度极大地影响了生化筛查的准确性。

散发性 MTC 的生化筛查在结节性甲状腺疾病患者中得到了发展，通过使用敏感的降钙素测定也可以规避静脉注射降钙素的干扰[36-38]。修订后的 2015 版 ATA 指南关于散发性 MTC 的降钙素筛查概念既不支持也不反对[20]。总的来说，女性的基础降钙素阈值为 15~25pg/ml，男性的基础降钙素阈值为 70~80pg/ml，因为 C 细胞团较大，可以很好地区分反应性 C 细胞增生和散发性 MTC[36-38]。如果没有超过这些降钙素临界值，在连续测定血清降钙素的同时选择"观望"，可能是一个很好的选择。重要的是，术前基础降钙素水平不超过 100pg/ml 时，仍然可以获得生化治愈[5]。

对于甲状腺结节患者的 MTC 筛查，血清降钙素原的临界值为 0.155ng/ml，与血清降钙素具有相同的诊断准确性，作为其替代检查具有巨大的潜力，由于不需要冷冻，使其在初步治疗中处理起来很容易[2, 3]。

(2) 基于 DNA 的筛查：基于 DNA 的筛查，涉及 RET 外显子 8、10、11、13、14、15 和 16，能够揭示遗传性 MTC 的遗传倾向。RET 基因检测阳性时，可以对具有正常甲状腺的或非肿瘤性 C 细胞增生的婴幼儿进行"预防性"甲状腺切除[39, 40]。密切的基因表型相关性提供了遗传编码的边界，在该边界内 C 细胞增生可发展为 C 细胞癌（MTC）[21, 41, 42]。仅靠分子数据并不能确定患者中发生恶性转化的时机。生化信息对于确定手术"时机之窗"非常有用，因为血清降钙素水平反映了 C 细胞的质量，从而很好地表明 C 细胞疾病的进展。只要基础血清降钙素水平保持在参考范围内，MTC 发生率就大大降低[41, 42]。当血清降钙素水平超过正常上限时（2 岁及以上儿童通常采用 < 10pg/ml）[43]，MTC 发生率大大升高，这是甲状腺单纯切除的时机。这么做的目标不是预防恶性肿瘤的发生，而是在转移发生之前切除甲状腺。

（二）组织病理学

在甲状腺胚胎分化期间，C 细胞分散在甲状腺滤泡细胞中。大多数 C 细胞集中在甲状腺的中心，特别是在甲状腺腺叶的外上侧和后部。而在甲状腺腺叶、峡部和锥体叶的两极，C 细胞更加稀少或完全缺失。虽然它可以出现在甲状腺内的任何地方，但 MTC 在 C 细胞密度较高的区域出现的频率也更高。

在显微镜下，C 细胞在常规 HE 切片上很难识别，但在降钙素免疫组织化学上很容易发现。大多数 C 细胞大小可达 40mm，呈圆形或多边形，单独或成群出现在 3~6 个细胞的小簇中。一些 C 细胞呈纺锤形，末端呈锥形。几乎所有的 C 细胞都位于滤泡基底膜内。C 细胞数量在新生儿或 60 岁老年人中明显多于成人：每平方毫米 2.97 个细胞 vs. 0.99 个细胞[44]。男性的甲状腺 C 细胞量通常多于女性，前者可作为较大甲状腺体积的替代性标志物。这就是为什么敏感的降钙素检测具有性别特异性[36-38]。

高 C 细胞密度区域的降钙素免疫组化可以诊断 C 细胞增生：当每个甲状腺滤泡至少有 50 个 C 细胞或在每个低倍区（100 倍放大）中发现超过 6 个 C 细胞时。在形态学上，非遗传性 MTC 的反应性 C 细胞增生和肿瘤性 C 细胞增生无法区分，但只有后者会随着年龄增长发展为遗传性 MTC。值得注意的是，散发性 MTC 几乎是孤立性肿瘤，在 10% 的患者中可能伴有反应性 C 细胞增生[28]。

大体上，MTC 是一个界限清楚，极少数情况下完全包裹的实性肿瘤，其切面为灰白色至红棕色。MTC 的组织病理学表现多种多样，可呈现多种甲状腺和非甲状腺来源的肿瘤。每个不常见的甲状腺肿瘤都应进行降钙素染色以确认或排除 MTC[45]。极少数情况下，一些 MTC 对降钙素缺乏免疫反应性，因此被称为"非典型"MTC[46]。特殊的地方在于，被称为"非分泌性 MTC"的大 MTC 不会合成或释放足够数量的降钙素从而使血清降钙素水平升高[7]。免疫组织化学上，有些肿瘤含有少量或染色较弱的降钙素阳性细胞，如"非典型"MTC 中的细胞，或含有大量对降钙素具有强免疫反应性的肿瘤细胞。降钙素完全阴性的 MTC，降钙素基因相关肽（calcitonin gene-related peptide，CGRP）可能呈强染色 [47]。

在组织学上，MTC 是多边形和纺锤形肿瘤细胞巢，以其坚固而紧凑的生长模式为特征，这些细胞有规律地侵入相邻的非肿瘤性甲状腺组织。这些肿瘤细胞的细胞质可呈颗粒状，而通常均匀的圆形至椭圆形细胞核呈现粗颗粒状，即所谓的"椒盐色"染色，有丝分裂的数量也是可变的。肿瘤基质中通常有纤细的胶原带穿过，伴或不伴有结缔组织增生（图 2-2）。促结缔组织增生基质反应可能散布着较宽的胶原纤维带（图 2-2A），或在肿瘤细胞及其周围形成弥漫性胶原沉积（图 2-2B）。间质结缔组织增生，整体或仅局灶性的影响约 80% 的 MTC，与较大的肿瘤直径、较高的肿瘤分期和淋巴结转移显著相关。相反，没有结缔组织增生（图 2-2C 和 D）是淋巴结阴性 MTC 的标志 [48]。在受试者特征分析中，发现以 20% 的结缔组织形成作为阈值可以预测淋巴结转移，敏感性为 96%，特异性为 60%，阳性预测值为 69%，阴性预测值为 94%（1/26 淋巴结阳性的 MTC 中表现出 < 20% 的结缔组织形成）[49]。

60%～85% 的 MTC 含有淀粉样沉积物（图 2-2A，星号所示）。虽然淀粉样蛋白可以提示 MTC，但淀粉样蛋白沉积物本身是非特异性的，因为其他情况下它们也会存在。在 7.0%～12.3% 的患者中，MTC 与甲状腺乳头状微小癌同时存在。这一巧合的发现很可能是在寻找较小的 MTC 时

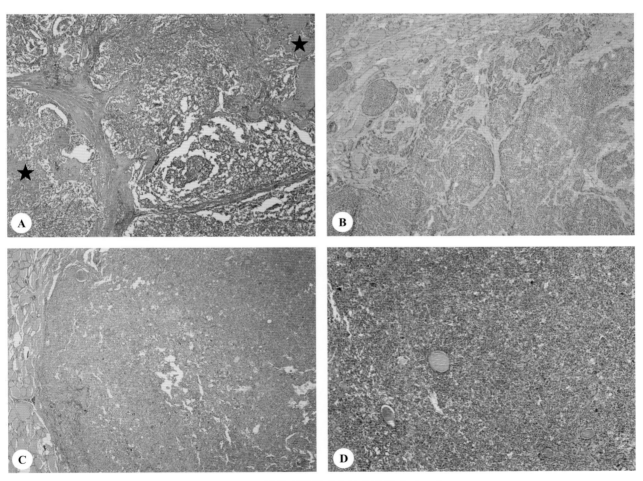

▲ 图 2-2　甲状腺髓样癌中的基质模式（HE）

A. 散布着较宽的胶原纤维带的促结缔组织增生基质反应（星号）表示淀粉样沉积物（25×）；B. 促结缔组织增生性基质反应，在肿瘤细胞和肿瘤细胞周围形成有弥漫性胶原沉积（25×）；C. 淋巴结阴性的 2.8cm MTC（血清降钙素 4400pg/ml，生化治愈 > 10 年；25×）；D. C 的放大细节（75×）

进行了更严格的病理检查[50, 51]。

三、外科决策

鉴于对 MTC 没有有效的非手术干预措施，手术切除原发性甲状腺肿瘤及其区域淋巴结是主要的治疗方法。在计划外科手术之前，需要权衡从手术中获得的潜在益处与随之而来的手术风险。手术干预的净获益：①未经治疗的发病风险（未知）；②治疗的相对风险降低（手术治疗）；③治疗的伤害风险（手术并发症，在经验丰富的医生中较低）。从公共卫生的角度来看，获得最终治愈的一次性成本和每日补充甲状腺素的成本可能小于持续生化随访和持续成像的需要成本，其中需要一些额外费用进行更多干预。为了尽量减少手术并发症，在从甲状腺床分离甲状腺之前，在血管蒂上识别并原位保存下甲状旁腺和喉返神经，使解剖线尽可能靠近甲状腺包膜。

遗传性 MTC 患者中，在生化和临床上需要排除嗜铬细胞瘤，如果存在，在实施有效的 α 受体拮抗药后首选将其切除。

（一）初次手术

除非在技术上肿瘤无法切除或患者不能承受手术，否则一旦确诊 MTC，就应行甲状腺全切除术。这种决策得到了 RET 基因检测结果的支持，该检查结果初次手术前经常无法获得。在遗传性疾病中，RET 基因检测呈阳性，证明甲状腺内的每个滤泡旁 C 细胞都存在 RET 受体突变，并可能同步或不同步地引起多灶性 MTC。在 RET 基因检测阴性的散发性疾病中，多灶性 MTC 的风险为 10%，这可能是由甲状腺内淋巴管扩散所致[28]。

1. 微小病变

灵敏的生化和基于 DNA 的筛查及高分辨率成像技术的快速临床应用延长了肿瘤领先时间，即筛检诊断时间和临床诊断时间之差。

如果早期进行甲状腺全切术，可以一劳永逸地消除甲状腺 C 细胞遗传的恶性转化可能，同时避免年轻突变基因携带者因中央淋巴结清扫而引起相应的并发症，尤其是术后甲状旁腺功能减退症[52, 53]。经验丰富的外科医生认为，包括 3 岁儿童在内的年幼儿童的手术并发症并不比年长儿

童的高[52, 53]，尽管前者的解剖结构更精细，空间限制更大。在婴幼儿中，甲状旁腺体积小、半透明，难以与邻近的软组织、胸腺和中央区淋巴结区分开来。婴幼儿的胸腺也可能达到正常甲状腺的大小，从而影响手术显露[52]。

由于结缔组织增生阳性的 MTC 淋巴结转移的高发率，当术前血清降钙素水平已超过 30pg/ml，甲状腺全切术通常与中央淋巴结清扫术相结合（图 2-3）。值得注意的是，多达 6%～23.1% 的 2mm 的 MTC 和 36.9%～43% 的 10mm 的 MTC 原发肿瘤在诊断时已经有淋巴结转移[54, 55]。

尽管可行性需要更多的研究，但是对于冰冻切片结缔组织增生阴性的散发性 MTC，甲状腺侧叶切除术已足够。

2. 晚期疾病

肿瘤分期是设计晚期疾病治疗计划的核心，这必须经过仔细的设计，并调整肿瘤残留的程度，并考虑到患者的体型。在再次手术之前，确认两条喉返神经的功能完整性至关重要。对于广泛局部病变的患者，应使用计算机断层扫描或磁共振成像评估呼吸消化道的肿瘤侵袭情况。如果颈部或纵隔肿瘤的切除性有技术上的疑问，术前排除远处转移具有重要价值。

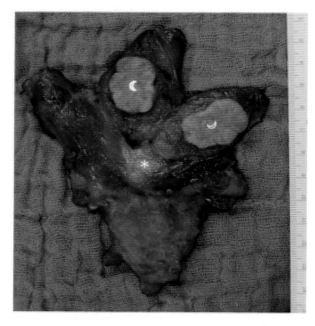

▲ 图 2-3　中央颈部区域标本
原发性甲状腺肿瘤（新月形）伴淋巴结转移（星号）

(1) 区域淋巴结清扫：影像学上出现的淋巴结转移只代表淋巴肿瘤细胞扩散的冰山一角。这就是"一个阳性淋巴结，就有一个受累淋巴结区域"概念背后的基本原理。粟粒状淋巴结转移避开了最先进的影像学检查方法，如果没有系统地清除，就会成为复发的源头。为了减少手术并发症的发生，建议使用光学放大和双极电凝钳[56]、神经监测装置[57, 58]和甲状旁腺的原位保护，或使用血管完全断开的甲状旁腺的自体移植等手段。持续的术中神经监测可以预警可能即将发生的神经损伤，并通过逆转致病性手术操作保护受损神经。

淋巴结转移存在于同侧中央区和侧颈区、对侧中央区、对侧侧颈区和上纵隔，当基础降钙素的阈值分别超过 20pg/ml、50pg/ml、200pg/ml 和 500pg/ml 时（图 2-4）[5]，相应的术前降钙素原阈值为 0.1ng/ml、0.25ng/ml、1.0ng/ml 和 5ng/ml 时[2]。中央区淋巴结转移越多，同侧和对侧颈部淋巴结转移的风险就越高[59]。

侧颈区淋巴结清扫可能适用于甲状腺上极原发性、中央隔间广泛参与的肿瘤，以及基础降钙素水平增加了 20～200pg/ml（同侧清扫）或 ＞500pg/ml（双侧清扫）（图 2-5）。当基础降钙素水平在 200.1～500pg/ml 时，原发肿瘤在左侧叶时可对右侧颈部淋巴结进行系统清扫，原发肿瘤在右侧叶且无明确淋巴结转移证据时不做对侧清扫，避开胸导管以控制淋巴漏的风险（图 2-5）。

至少有 50% 术前基础降钙素水平为 ≤ 1000pg/ml 的患者，在接受腔室导向性淋巴结清扫手术可达到生化治愈。侧颈区淋巴结清扫可导致下列结果：①左侧淋巴管漏，这种渗漏可在早期表现出来，最好在检测到时结扎，避免使用切开渗漏淋巴管软壁的缝合结扎术；②脊髓副神经损伤，临床上表现为数周后肩部功能障碍[29]。虽然不常见，但颈丛、交感神经干、膈神经、舌下神经和迷走神经也可能受损，通常发生在局部病变切除或广泛颈部淋巴结清扫时。侧颈区（膈）和中央区（喉返）神经麻痹，都会加重呼吸困难[29]。

(2) 喉气管和食管切除术：颈部和上前纵隔的侵犯极大地增加了癌症患者特异性死亡率。大多数呼吸消化道侵犯起源于甲状腺原发灶的直接蔓延，反映了甲状腺和气管之间的紧密性[60]。随着离甲状腺越来越远，淋巴系统则是参与呼吸消化道的侵犯主要途径，特别是食管侵犯。气管侵犯被认为是通过气管前筋膜，在软骨环周围或之间进行，并沿着血管穿透管腔到气管黏膜[62]。

经胸骨纵隔淋巴结清扫术（图 2-6）是头臂下纵隔淋巴结转移或原发肿瘤从颈部生长至上纵隔时的一种治疗手段。

并不是所有的呼吸消化道侵犯患者都适合广泛的切除手术来清除所有的肿瘤[61, 62]。虽然不能确定清晰的手术边界，但气管部分切除提供了令人满意的疾病特异性生存率。对于局部控制，肿瘤全切术比其他切除术更有效。

窗口和袖状切除术在手术发病率、局部复发率和生存率方面没有太大差异，因此这些手术在临床实践中大多是等效的。直径超过 2cm 且超过喉环区或气管周长 25% 的肿瘤在技术上不适合窗口切除术。如果坚持手术，气管漏的频率会大大增加。不鼓励将气管切开术作为常规做法，因为这会导致呼吸消化道漏[61, 62]。

（二）再次手术

在计划外科手术之前，需要平衡从手术中获得的潜在益处（生化治愈和局部控制）与伴随的手术风险（永久性喉返神经麻痹和甲状旁腺功能减退症）。当涉及瘢痕手术区域中持续性或复发性癌症的系统淋巴结清扫时，这种评估就显得更加重要。对于包括持续性或复发性疾病在内的罕见情况，促进这种艰难权衡的循证数据很少（如果有的话）可用。在有经验的医生中，持续性或复发性 MTC 再次手术的好处通常超过发生手术并发症的风险。

特殊情况下，当血清降钙素水平低于降钙素测定的正常上限时，不需要在初次腺叶切除后再行全甲状腺切除术，除非初次颈部手术后合并有颈部淋巴结转移或 MTC 残留。再次手术尤其是颈部再次手术，包括在瘢痕密集区的手术，必须精心计划并谨慎处理。由于许多外界的病理报告缺乏关于受累位置和淋巴结数量的足够信息，因此前次颈部手术的充分性并不总是可以直接评估的[32]。这些详细信息（如果有）非常有助于规划必要的再手术范围。

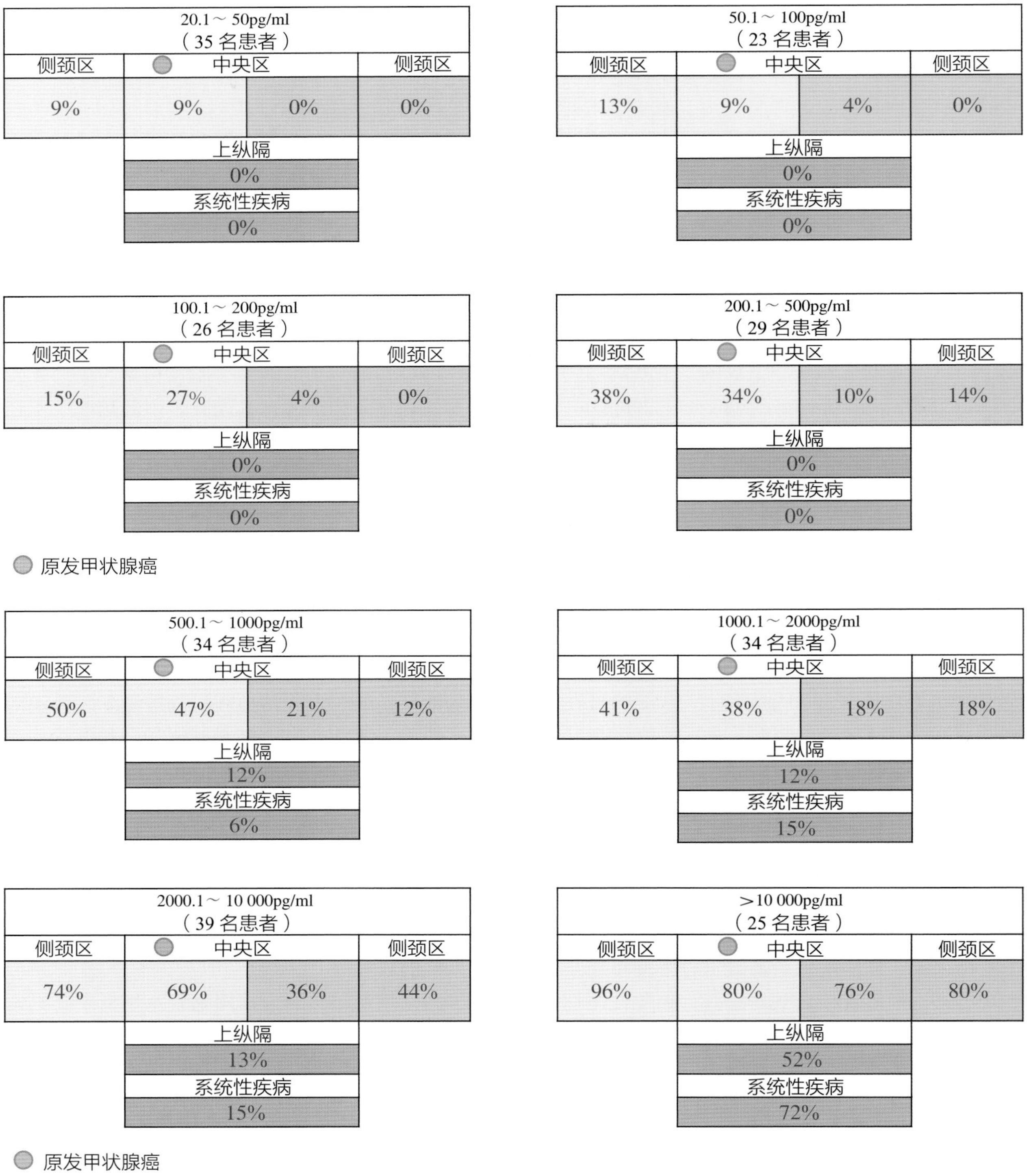

20.1～50pg/ml (35名患者)			
侧颈区	中央区		侧颈区
9%	9%	0%	0%
上纵隔			
0%			
系统性疾病			
0%			

50.1～100pg/ml (23名患者)			
侧颈区	中央区		侧颈区
13%	9%	4%	0%
上纵隔			
0%			
系统性疾病			
0%			

100.1～200pg/ml (26名患者)			
侧颈区	中央区		侧颈区
15%	27%	4%	0%
上纵隔			
0%			
系统性疾病			
0%			

200.1～500pg/ml (29名患者)			
侧颈区	中央区		侧颈区
38%	34%	10%	14%
上纵隔			
0%			
系统性疾病			
0%			

◯ 原发甲状腺癌

500.1～1000pg/ml (34名患者)			
侧颈区	中央区		侧颈区
50%	47%	21%	12%
上纵隔			
12%			
系统性疾病			
6%			

1000.1～2000pg/ml (34名患者)			
侧颈区	中央区		侧颈区
41%	38%	18%	18%
上纵隔			
12%			
系统性疾病			
15%			

2000.1～10 000pg/ml (39名患者)			
侧颈区	中央区		侧颈区
74%	69%	36%	44%
上纵隔			
13%			
系统性疾病			
15%			

>10 000pg/ml (25名患者)			
侧颈区	中央区		侧颈区
96%	80%	76%	80%
上纵隔			
52%			
系统性疾病			
72%			

◯ 原发甲状腺癌

▲ 图 2-4　甲状腺髓样癌的术前血清降钙素

引自 Machens and Dralle, *J Clin Endocrinol Metab* 2010；95：2655-2663.[5]

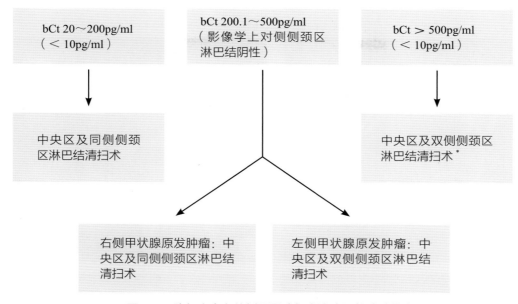

▲ 图 2-5　降钙素定向的侧颈区清扫术治疗甲状腺髓样癌
bCt. 基础降钙素（在初次甲状腺切除术之前）；*. 影像学检查阳性时行臂下脑上纵隔解剖

1. 再次手术完成

许多持续性或复发性 MTC 患者在以前的手术中出现了严重的并发症，增加了再次手术的复杂性[32]。当原发肿瘤一侧的喉返神经受损时，另一侧的手术完成可能具有挑战性。在这些患者中，出于安全考虑（保护对侧喉返神经功能），需要对其他标准化的手术方法进行修改。在再次手术中，肿瘤侵犯喉返神经与喉返神经周围软组织浸润之间存在一线之隔。这可能会导致一些外科医生从神经上解剖肿瘤以保持其功能，而其他外科医生会牺牲一条功能性神经来根除肿瘤[32]。

对经验丰富的医生来说，只要在再次手术前血清降钙素水平不超过 1000pg/ml 且之前手术清除不超过 5 个淋巴结转移的，对持续性或复发性 MTC 患者进行系统淋巴结清扫是值得且相当安全的。对于初次手术不充分的患者，系统淋巴结清扫可以使 18%～44% 的患者得到生化治愈。一旦出现上述情况之一（再次手术前 > 1000pg/ml 或之前有 > 5 个淋巴结转移），生化治愈率仅为 1%～5%。再手术的难点在于是否愿意承担更高的手术风险：选择系统性淋巴结清扫术以优化局部区域控制，或针对目标病变采取有针对性的治疗，后者有较低的手术风险[32]。这一点应该与患者充分沟通，他们需要对是否进行较高的手术风险进行价值判断，以可能长期改善颈部的局部控制。

2. 靶向手术

如手术记录和病理报告所证实，患有持续性或复发性 MTC 的患者已经接受中央区及侧颈区淋巴结清扫术的，复发的患者通常仅需要采用针对性手术来清除目标病变即可[32]。这些患者并没有获得生化治愈的现实机会，甚至没有手术的机会，只能以姑息治疗为主。其中有针对性的外科手术治疗是局部控制的关键，特别是对于位于呼吸消化道（喉、气管、食管）、大血管或喉返神经或迷走神经附近的肿瘤而言。

惰性远处转移常反映全身性疾病，很少孤立发生，通常不需要切除。值得注意的特殊情况包括显性肝和肺转移瘤或肺门旁淋巴结肿大压迫或侵入支气管，此时非手术治疗效果不佳，但姑息切除至少能提供暂时的缓解。当脊髓、神经根或脊柱的稳定性受到威胁时，MTC 局部骨转移的需要手术切除[63]。

四、预后

颈部系统淋巴结清扫是 MTC 生化治愈的重要手段。如果无法完成生化治愈，例如当存在远

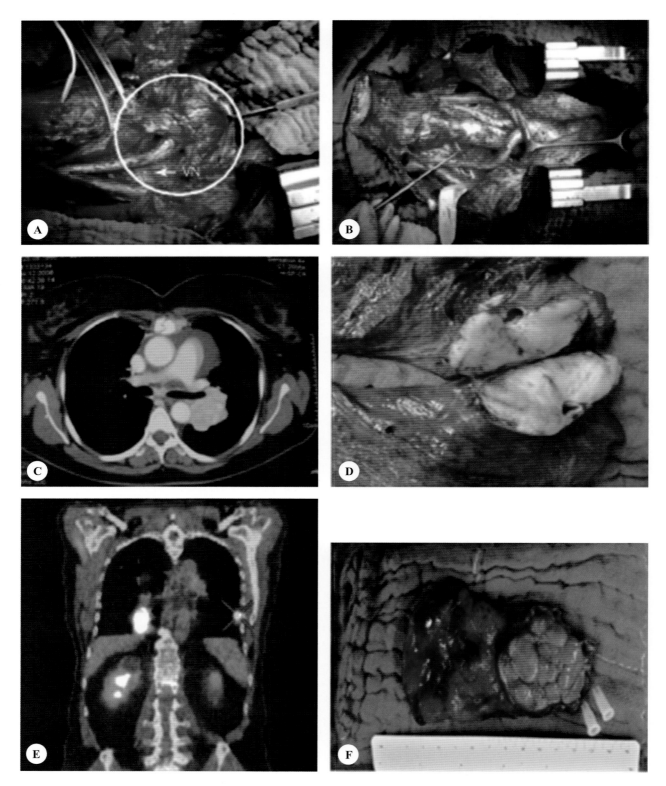

▲ 图 2-6　A 和 B. 处理复发性 MTC；C 和 D. 肺门与左主支气管肿瘤阻塞；E 和 F. 肺实质
引自 Randolphh ed.，*Surgery of the Thyroid and Parathyroid Glands*，third ed.，Elsevier Saunders 2019.

处转移时，治疗重点将会是肿瘤控制[32]。与基于肿瘤切除（"已取出"）的病理性肿瘤 - 淋巴结 - 转移（TNM）分期不同，术后血清降钙素水平表示手术后的肿瘤负荷（"已移除"），动态风险分层，包括术后血清降钙素水平，比静态初始解剖分期更准确地反映了当前情况[6, 64]。

为了确定有效的手术目标，对患者进行生化随访，根据术后血清降钙素水平和（或）降钙素倍增时间进行高分辨率超声、计算机断层扫描（computed tomography，CT）或磁共振成像（magnetic resonance imaging，MRI）检查[66, 67]。当断层扫描不能排除呼吸消化道的侵犯时，可采用支气管镜或食管镜检查以确诊。磁共振成像和全身骨扫描相辅相成，是追踪骨转移的敏感方法。

一系列复杂的成像技术已可用于精确定位二次颈部手术瘢痕处的肿瘤：使用 2-(^{18}F)氟代 -2- 脱氧 -D- 葡萄糖（FDG）、^{18}F- 二羟基苯丙氨酸（^{18}F-DOPA）和 ^{68}Ga-DOTA 偶联肽结合生长抑素受体的正电子发射断层扫描 (PET)，同步或不同步计算机断层扫描（CT）。[68-72]。^{18}F-DOPA-PET/CT 比 ^{18}FDG-PET/CT 更好地揭示亚临床疾病，更有助于识别进展性疾病[72]。如果 ^{18}FDG-PET/CT 扫描呈阳性，则无论 ^{18}F-DOPA-PET/CT 扫描的结果如何，存活率都可能较低。

（一）初次手术后的预后

手术完整切除肿瘤是 MTC 的唯一治愈方法，对临床预后有很大影响。在使血清降钙素水平正常化和在肿瘤淋巴结阳性时达到局部肿瘤控制方面，腔室导向手术优于选择性切除肿大淋巴结[73]。传统观点认为，初次手术术后升高的降钙素水平恢复正常时，表明手术范围是足够的[32]。经组织学证实的 MTC 接受腔室定向中央区淋巴结清后复发率为 4.4%，复发时间平均为 61.1 个月（范围 22～116 个月）；同侧侧颈区淋巴结清扫后复发率为 6.3%，平均复发时间为 45.5 个月（范围 8～156 个月）时；对侧侧颈区淋巴结清扫后复发率为 2.1%，平均复发时间为 49.7 个月（范围 19～71 个月）[27]。在初次手术后生化治愈的患者中，淋巴结外生长是中央区和侧颈区总体复发的唯一独立预测因素。

在最终达到生化治愈的患者中，降钙素正常化的时间取决于术前血清降钙素水平，尤其是淋巴结阴性 MTC 患者[52]。在淋巴结阳性患者中，降钙素正常化的时间更长，与淋巴结转移的数量成正比。这种延迟可能反映了富含降钙素的淋巴液在排入体循环之前通过局部静脉系统所需的时间增加。术后血清降钙素通常在 1 周内恢复正常，而淋巴结阳性 MTC 且术前血清降钙素水平为 500～1000pg/ml 的患者需要 2 周。淋巴结阳性 MTC 和术前血清降钙素水平＞1000pg/ml 的患者，以及患者淋巴结转移＞10 个，降钙素达到标准化时间可以增加到 8 周[74]。这种快速的全身消除说明了术前血清降钙素下降＞50%，预示着术后降钙素正常化，这种情况在甲状腺全切除加中央淋巴结清扫术后 30min，淋巴结阴性 MTC 患者发生的频率高于淋巴结阳性 MTC 患者[75]。

（二）再次手术后的预后

对初次手术范围不充分的患者进行的系统淋巴结清扫可使 18%～44% 的患者生化治愈。一旦基础降钙素水平＞1000pg/ml 或＞5 个淋巴结转移，再手术后生化治愈率仅为 1%～5%。

持续性或复发性 MTC 的再次手术可以预防或至少延迟肿瘤侵袭呼吸消化道、喉返神经和迷走神经，保持呼吸和吞咽正常并提高患者的生活质量。

五、结论

MTC 具有淋巴和血行播散的倾向，早期发现和腔室定向手术对达到生化治疗和局部肿瘤控制至关重要。对于散发型 MTC，微小病变的比例（从 11.4%～19% 至 25.2%～39%）、患者平均发病年龄（从 49.1—49.8 岁至 53.8—57.3 岁）及生化治愈率（从 28% 至 62%）都有明显上升。而淋巴结阳性的散发型 MTC（从 73% 减少至 49%），包含纵隔淋巴结转移（从 21% 减少至 6%）和远处转移（从 23% 减少至 6%）的生化治愈率则相应降低。对于遗传性 MTC，早期 MTC 表现出更明显的这一趋势，当全基因组测序得以普遍应用时这一趋势将更加明显。对于单基因疾病的新生儿来说，在肿瘤形成之前，就已经有了 MTC 的遗传倾向。

随着检查手段的不断发展，包括高分辨率超声、生化检查及基因筛查的应用使得散发型和遗传性 MTC 的诊治模式从"一刀切"转变为精准治疗。这意味着患者可以在正确的时间得到正确的治疗从而得到最大的获益。术前和术后生物标志物包括血清降钙素原、降钙素及癌胚抗原水平可反应初始及残余肿瘤负荷，通过告知患者必要的手术范围及获得生化治愈的机会，从而制订合适的治疗计划。

由于肿瘤在生物学及进展速度方面差异巨大，必须采用个性化的治疗方案。对于 MTC，尤其是复发性或持续性 MTC 手术范围的选择，应同时考虑到患者期望和手术技术可行性，保证手术安全的情况下减少手术的创伤。光学放大、双极电凝镊以神经检测设备是改良手术的技术基础，利用这些工具可以更好地实现肿瘤的局部控制并提高患者的生活质量。

第3章

未分化（间变性）甲状腺癌的管理

Management of Undifferentiated (Anaplastic) Thyroid Cancer

Andrea R. Marcadis　　Ashok R. Shaha　著

袁芊芊　译

一、概述

甲状腺癌根据细胞起源分类，最常见起源于滤泡细胞，包括甲状腺乳头状癌（papillary thyroid cancer，PTC）、甲状腺滤泡状癌（follicular thyroid cancer，FTC）和 Hurthle 细胞癌（Hurthle cell cancer，HTC），少数起源于神经内分泌系统，如甲状腺髓样癌[1]。甲状腺癌根据分化程度可以分为高分化型甲状腺癌（well differentiated thyroid cancers，WDTC）、低分化型甲状腺癌（poorly differentiated thyroid cancer，PDTC）和未分化型甲状腺癌（anaplastic thyroid cancer，ATC）。滤泡性高分化型甲状腺癌预后较好，未分化型甲状腺癌的预后较差，且表现为高侵袭力、转移率和快速进展至死亡，大部分患者诊断后生存期为 6 个月[2,3]。

ATC 相当罕见。美国甲状腺癌仅占恶性肿瘤的 3.6%，其中 ATC 占 1%～2%[4,5]。ATC 在除美国以外的其他国家发病率稍高，全球范围内占甲状腺癌的 1%～10%[1]。尽管 ATC 的发生率很低，但它是侵袭力最强的甲状腺癌，占甲状腺癌死亡病例中的 14%～39%[5,6]。ATC 发病的高峰期为 60—70 岁，大多数为 50 岁以上患者，女性发病率高于男性（女：男 =2：1）[7,8]。

有趣的是，近 20 年由于超声使用率的增加，甲状腺微小结节和微小癌的检出率增加，WDTC 的发病率显著上升，而 ATC 的发病率显著下降[4]。部分原因可能是微小甲状腺癌的随访监测和早期治疗防止了 WDTC 向 ATC 的进展[3,9-12]，以及 ATC 风险因素之一，即地方性甲状腺肿的发生率因食盐中碘含量的增加而减少[3,13]。

ATC 是起源于正常的甲状腺细胞还是由 WDTC 去分化而来仍在研究中，有证据表明这两种情况可能均可发生。ATC 的发生来源于正常甲状腺细胞的证据包括：部分患者（特别是 < 50 岁的患者）仅有 ATC 细胞，而没有中间状态或 WDTC 细胞的存在。这些肿瘤完全是未分化状态，根据解剖位置和排除其他恶性肿瘤后诊断为甲状腺癌[3]。其他研究在 ATC 肿瘤中发现了 WDTC 的存在，支持去分化假说[3,14]，并且 80% 的 ATC 患者患有较长时间的甲状腺结节也支持这一假说[1,15]。这种恶性肿瘤的去分化行为并不是一步发生的，而是经历了一系列的突变导致了染色体的不稳定，从 WDTC 进展到 ATC 的过程中甚至发生了更多的遗传学改变[3,16,17]。

近几年，分子测序技术的进步使得 ATC 发生机制的去分化理论相关疑问得以解释。尽管 WDTC 中的基因突变较少见，但 PDTC 中发生较多，ATC 中累积的多发突变最多[18]。WDTC 常见的基因突变是 BRAF 和 RAS，ATC 合并 WDTC 较单纯 ATC 中突变更多[3,19-12]。ATC 中 TP53 突变占 50%～75%，PDTC 中占 8%[18,21]。当肿瘤中同时有分化良好区域和未分化区域时，TP53 的突变仅发生在未分化区域[3, 23-25]，说明 TP53 可能参与了 ATC 的去分化过程。TERT 启动子的突变，编码了端粒酶复合物的逆转录元件，被认为是 ATC 发生发展中的晚期步骤，TERT 启动子的突变在 73% 的 ATC 和 40% 的 PDTC 患者及更少的 WDTC 患者中检测到[18]。

ATC 中其他基因突变包括细胞内信号通路 PI3K/AKT/mTOR（ATC 中占 39%，PDTC 占 11%），编码核小体重塑复合物 SWI/SNF 的基因（ATC 中占 36%，PDTC 占 6%），编码组蛋白甲基转移酶的基因（ATC 中占 24%，PDTC 占 7%），以及 DNA 错配修复相关的基因（ATC 中占 12%，PDTC 占 2%）[18, 21]。ATC 及其他晚期甲状腺癌中基因拷贝数的变化也较常见，可能与预后相关[18, 26]。相反，在 PDTC 中易位基因的融合发生率较高，而 ATC 中较少发生[18]。其他 microRNA（转录后调控基因 miRNA 及长链非编码 RNA）在许多甲状腺癌中过表达，而在 ATC 中可能有特定的 miRNA 调控通路[21, 27, 28]。尽管病理及分子检测水平的进步提高了 ATC 的诊断准确率，对 ATC 的诊断通常仍依赖于患者的病史及体格检查，可以通过细胞病理学或手术切除的组织病理检查确诊。

二、诊断

几乎所有的 ATC 患者会发生快速增大的甲状腺结节[15, 29]。ATC 患者的常见症状源于局部压迫，包括声音嘶哑（40%）、吞咽困难（40%）、呼吸困难或喘鸣（24%）[5]。如果肿瘤出血渗入甲状腺实质内，可表现为数小时内迅速增大的甲状腺结节并伴有疼痛。若出血扩散至气管还可能出现咯血[3]。患者还可能出现局部扩散的症状或体征，如淋巴结病或颈部疼痛（26%）[5]。如果 ATC 已经存在转移（50%），患者可能会有一些全身性的症状，如厌食、体重减轻、肺转移后出现呼吸短促[5, 30]。

对有 ATC 症状或体征的甲状腺癌患者，需要详细询问病史，以及询问年龄、颈胸部放疗史、长期的甲状腺结节和甲状腺病理的家族史[8, 31]。全身体检时应特别注意颈部淋巴结的检查及转移灶的征象。ATA 指南建议细针抽吸细胞学检查或粗针穿刺病理检查术前诊断 ATC，若术前取材标本较少或诊断不明，应采用开放手术活组织检查[32]。ATC 结节的细胞学形态表现为多核巨细胞、细胞核畸变及多个非典型有丝分裂特征，不包括甲状腺分化的特征[1]。

对怀疑 ATC 的甲状腺癌患者，实验室检查应关注血红蛋白、血小板和感染等相关指标，同时需要检查电解质、肝功能和甲状腺功能[32]。所有可疑 ATC 的甲状腺癌患者应用纤维喉镜或镜检评估声带功能，喉镜评估气道是否被侵犯，支气管镜检查评估气管有助于确定病灶范围和可切除性[32]。与之相似的是，如果怀疑食管侵犯，应进行食管镜检查[32]。颈胸部的 MRI 或 CT 横断面成像可用于评估病灶范围以及是否存在肺转移。PET-CT 可用于评估转移灶的位置，特别是评估肺转移（80%）、骨转移（6%～16%）和脑转移（5%～13%）[5, 6, 32-35]。快速完成术前影像学检查，对不延误 ATC 患者的早期治疗非常重要[32]。除此之外，初次手术不应延误到活检怀疑远处转移之后进行，对远处转移灶的活检应安排在初次手术之后[32]。

可疑 ATC 病例通常是通过手术后病理检查确定的。ATC 各亚型的共同特征包括侵袭性、大面积坏死、核多形性及高频的有丝分裂活动（Nikiforov 等，2012）。ATC 细胞不形成甲状腺滤泡或胶体，而呈实心薄片排列，尽管有时甲状腺滤泡可以在 WDTC 区域或被 ATC 侵袭到的甲状腺正常组织中被观察到（Nikiforov 等，2012）。手术后病理活检时，ATC 有纺锤体、鳞状细胞或破骨细胞样巨细胞的存在，这些特异的细胞结构类型导致了不同的 ATC 病理亚型[1]（Nikiforov 等，2012）。最常见的 ATC 变异类型是梭形细胞（50%）、多型巨细胞（30%～40%）及鳞片状细胞（< 20%）（Nikiforov 等，2012）[3]。其他的 ATC 变异类型，如少细胞、横纹肌和小细胞变异较少见且现在多被划分为其他类型的甲状腺癌，如淋巴瘤、甲状腺髓样癌、PDTC[3]。其他比较常见的 ATC 组织学形态包括发现了肿瘤相关的巨细胞（tumor-associated macrophage，TAM）散布在癌细胞中。这一现象的发生率为 22%～95%，并且可能在肿瘤中形成网状结构，特异性存在于 ATC 或其他晚期癌症中，但在 WDTC 中未发现[3, 36-38]。

与滤泡细胞来源的 WDTC 相比，ATC 细胞通常不保留甲状腺滤泡细胞的任何功能或特征。例如，ATC 通常不参与碘摄取、产生甲状腺球蛋白或受促甲状腺激素（thyroid stimulating hormone，TSH）的调节 [3]。因为去分化，甲状腺标记物（甲状腺球蛋白、TTF1、keratins、PAX8）的免疫组织化学（immunohistochemistry，IHC）染色较弱且局限。相比之下，PDTC 的甲状腺标志物免疫组化染色阳性水平处于 WDTC 强阳性和 ATC 弱信号的中间水平 [3, 32]。

ATC 多变的组织学特征和较弱的免疫反应性表明 ATC 的鉴别诊断较多，增加了病理学家诊断 ATC 的难度。ATC 的鉴别诊断包括 PDTC、非普通型的 WDTC、髓样癌、不常见的原发型甲状腺癌（淋巴瘤、鳞状细胞甲状腺癌、胸腺样癌）、其他位置的转移癌，木样甲状腺炎（可以模拟 ATC 的少细胞变异）[3, 3a-b]。其他的病理类型通常不表现 ATC 的高度核多形性、坏死及有丝分裂活性，通过病史、其他系统的恶性肿瘤表现，以及 IHC 检测其他肿瘤的特异标志物和分子检测鉴别诊断 ATC（DeLelis 等，2004）[39]。

ATC 的分期是基于第 8 版美国癌症联合委员会（American Joint Committee on Cancer，AJCC）（2016 年 10 月）。与 AJCC 第 7 版一样，所有的 ATC 是 IV 期，并被分为 IVA（甲状腺内肿瘤）、IVB 期 [大体腺外侵犯（extrathyroidal extension，ETE）和颈部淋巴结转移]、IVC（原处转移）[40, 41]。第 8 版和第 7 版在 T 分期上略有不同。在第 7 版中，ATC 总为 T_4 期，而在第 8 版中 T 分期是基于肿瘤的大小和 ETE，类似于其他 WDTC 肿瘤（$T_1 \leqslant 2cm$，T_2 2～4cm，$T_3 > 4cm$ 或者大体腺外侵犯至带状肌，T_4 大体腺外侵犯至颈部大结构）。在 ATCC 第 8 版中，N 和 M 分期与第 7 版相同（N_0 为无区域淋巴结转移，N_1 为转移至区域淋巴结；M_0 为无远处转移，M_1 为远处转移）[40, 41]。正确的临床分期对 ATC 患者接受最大化生存期的治疗是非常重要的。

三、治疗

ATC 的治疗仍然是一个不断被讨论的领域，也是一个令人兴奋的科学探索领域。ATC 的罕见性、侵袭性，以及对许多常见化疗药物的耐药

性，增加了 ATC 治疗的难点。由于 ATC 发展到有症状非常快，需要外科医生、放射科医生、肿瘤学家、内分泌专家、病理学家和护理等多学科团队诊断 ATC 后进行快速干预治疗 [3]。最近的 ATA 指南中关于 ATC 的管理推荐手术治疗、放疗和化疗，这些治疗方式可依据每个患者不同的情况可以进行组合 [32]。ATC 最常见的死亡原因是肿瘤对局部结构的严重侵犯，局部控制是短期姑息治疗和延长生存期的最有效方法 [42]。

ATC 的手术治疗视病情而定。总体而言，IVA 期和 IVB 期患者（无呼吸道侵犯的腺内或腺外 ATC）在保证最大肿瘤切除原则的情况下，首先应考虑手术治疗 [32, 43]。很多研究提示 ATC 肿瘤的完整切除对患者的生存有较大获益 [31, 33, 44-51]。由于这些研究纳入标准的异质性，没有足够的数据确定大体阴性切缘（R_1）与病理阴性切缘（R_0）的 ATC 患者无病生存率（disease-free survival，DFS）是否存在差异。ATA 指南推荐 IVA 期的甲状腺患者进行甲状腺侧叶切除或甲状腺近全切除，IVB 期的患者若能达到大体阴性切缘（R_1），则推荐甲状腺全切 [32]。值得注意的是，虽然大多数研究发现 R_0 和 R_1 切除能为 ATC 患者带来生存获益，但只有一小部分患者完全切除了病灶，这取决于外科医生决定原发肿瘤的切除范围是否可以达到一个可接受的风险和死亡率 [32]。患者若有不可切除的病灶时，在全部或部分病程中可进行外部放疗，或通过新辅助化疗来缩小肿瘤，再进行手术治疗。

即使完全或近全切除 ATC 肿瘤，许多研究仍建议实施新辅助放疗联合化疗 [7, 32, 35, 48, 52-55]。ATA 指南推荐 ATC 患者进行 R_0 或 R_1 手术后，若身体状态良好且未发生转移，同时患者希望接受更积极的治疗时，应给予术后放疗（通常是术后 2～3 周）或者同时进行化疗（可以较早进行，如果患者完全恢复，可以术后 1 周开始）[32]。外部照射放疗通常给予的计量至少是 50Gy，可应用其他超分割放疗、调强放疗（intensity modulated radiotherapy，IMRT），或者常规放疗 [32]。ATA 指南最推荐使用 IMRT，但超分割放疗的治疗周期更短，与传统的 IMRT 相比可能会提高生存期，尽管有较高的不良反应，部门学者认为如果可能的话，超分割放疗应优先选择 [56, 57, 32]。当 ATC 患

者进行放射治疗时，放疗的不良反应可能是限制使用的因素之一，常规的 ATC 放疗后并发症包括咽食管炎、气管炎、皮肤变化和放射脊髓病。

ATC 最常使用的化疗药物包括紫杉类（紫杉醇或多西紫杉醇）、蒽环类（多柔比星）和铂类（顺铂、卡铂）[3]。尽管多柔比星是多年来 ATC 最常使用的化疗药之一，但其与其他药物如紫杉类、铂类或博来霉素等一起联合应用时药效最好 [42, 58]。与多柔比星相比，紫杉类的紫杉醇或多西紫杉醇单用时对 ATC 也有较好的作用 [53, 59-62]。在辅助治疗中，这些化疗药最常与放疗联合应用 [60]。

近几年，对包括 ATC 在内的大多数肿瘤行靶向治疗。ATC 中最常用的靶向治疗是多种酪氨酸激酶抑制药（tyrosine kinase inhibitor，TKI）靶向癌症中异常激活的酪氨酸激酶跨膜和胞质细胞信号分子 [3]。已经在临床试验中验证的 TKI 包括伊马替尼、帕唑帕尼、维罗非尼、吉非替尼、阿西替尼、舒尼替尼、索拉非尼、恩曲替尼和乐伐替尼 [3]。其中大部分仍在进行 II 期临床试验，但大多数数据提示这些药物可提高 ATC 患者的生存期 [63-66]。其他临床试验中评估的药物包括 BRAF 抑制药、mTOR 抑制药、ALK 抑制药、MEK 抑制药、VEGF 抑制药、PD1/PDL1 抑制药和 CTLA4 抑制药等 [43]。有更多的靶向治疗药物正在临床前研究中 [43]。

对于接受切除术不能治愈的患者，有许多姑息治疗选择，包括手术、放疗和（或）化疗。对肿瘤较大不能完整切除的患者，手术减负可以提高患者的生存期，特别是联合其他治疗，有助于防止窒息死亡 [32, 67]。其他局部治疗包括气管内激光切除术或气管内支架置入，可能有助于减轻肿瘤压迫或气管内浸润引起的阻塞 [68]。对有局部症状、状态较差、不能耐受姑息保守手术治疗的患者，低剂量的保守放疗可被用于控制疼痛和阻塞性症状 [32]。可以放置胃造口管用于肠内吞咽困难患者的营养供给，气管造口术偶尔用于因存在气道受损风险而不能接受手术治疗的患者 [3, 32]。值得注意的是，气管切开术可能会延长患者的生命，但可能也延长了患者的痛苦。肿瘤可能在气管造口区域生长或可能在气管造口周围形成真

菌。ATC 患者是否进行气管造口术有较大争议。可以确定的是，ATC 患者不推荐预防性进行气管造口术，因为它会严重降低生活质量，这涉及伦理问题而不仅仅是科学领域的探讨。

四、预后

尽管治疗水平在不断提高，大部分 ATC 患者疾病进展仍比较迅速，中位生存期为 5~6 个月，约 20% 中位生存期为 1 年 [7, 52]。ATC 的生存期由分期决定，IVA 期的患者为 9 个月（不管治疗策略），IVB 期为 4.8 个月，IVC 期为 3 个月 [69]。死亡的最常见原因是局部进展导致的窒息 [3]，即使进行了规范的治疗复发率仍比较高 [2]。

研究显示，年龄 > 60 岁、社会经济地位低、男性、局部肿瘤进展、肿瘤 > 5~7cm、远处转移、白细胞增多、急性症状和肿瘤无法局部完全切除等为影响 ATC 预后的因素 [3, 7, 32, 43, 70-74]。虽然甲状腺疾病史或甲状腺肿是 ATC 的已知危险因素，但与 ATC 预后无关。一项来自荷兰 17 个医院 94 名 ATC 患者的回顾性研究（1989—2009年）提示有甲状腺肿或 WDTC 的 ATC 患者（55 天）与无甲状腺疾病史的 ATC 患者（56 天）相比预后相似 [75]。

有研究者构建了 ATC 患者预后指数分析。在预后指数系统中，一个日本的团队分别赋予出现急性症状、肿瘤大小 > 5cm、出现远处转移、白细胞计数 > 10 000/μl，4 项指标各 1 分，共计 4 分。≤ 1 分的 ATC 患者接受激进的综合治疗 [手术、放疗和（或）化疗]，≥ 3 分的 ATC 患者不接受激进的治疗，两者相比中位生存时间分别为 442 天和 113 天 [73]。一个中国的团队使用了一个不一样的评分系统，分别赋予年龄 > 55 岁为 1 分，血小板计数 > 300 000/μl 为 1 分，白细胞计数 > 10 000/μl 为 2 分，分期 IVB 为 1 分，IVC 为 2 分，发现这一评分系统是生存期的独立预测因子 [76]。对所有诊断 ATC 的患者，医生和患者进行多学科讨论并在整个治疗过程中制订明确的护理计划是非常重要的。医生必须确保与患者的沟通是真实可信的，过于乐观或悲观的信息可能会严重影响患者的决策 [77]。

五、结论

ATC 是最少见但侵袭性最强、最致命的一种甲状腺癌类型，是人类生长最快和最致命的实体瘤之一，与 WDTC 形成鲜明对比，WDTC 通常具有极好的预后，是预后最好的肿瘤之一。近几年，ATC 在组织学染色和基因组测序上的进步，使得我们对 ATC 的发病机制有了更深的了解。研究提示大部分 ATC 可能由分化型甲状腺癌去分化而来，尽管部分病例被认为是直接出现 ATC 细胞的。

怀疑快速增长的甲状腺结节是 ATC 时，应利用 FNA 快速诊断。在 FNA 不明确的情况下，也要进行粗针穿刺活检及分子检测，帮助诊断。对 ATC 患者进行早期和多学科干预非常重要，可为患者增加几个月的生存时间。ATC 患者的多学科治疗团队应包括外科医生、肿瘤内科医生、放射肿瘤学家、病理学家，心理学家、物理和（或）职业治疗师等。理论上，患者应该在拥有先进技术的专业治疗中心就诊，能为患者提供进行复杂治疗护理等的基础设施。

近几年，ATC 的治疗选择进展快速。最初，ATC 患者唯一的治疗选择是姑息性气管切开术，以防止或延迟窒息死亡。现在，在 ATC 患者疾病发展的任何阶段，我们都尝试根治性切除肿瘤，并避免进行气管造口。最好的延长生存期的方法是实现肿瘤的局部切除（R_0 或 R_1），然而完整切除只能在不影响颈部结构或不引起显著并发症的情况下完成。ATC 治疗的另一个发展是综合治疗模式的应用。过去几年内，放疗和化疗均提升了治疗效果并被应用到 ATC 患者的治疗中。这些治疗方法越来越个体化，并依据患者的病情被用于不同的组合和不同的治疗阶段。值得注意的是，ATC 细胞已被证实对几种已知的化疗药物耐药。

靶向治疗已在包括 ATC 在内的大部分肿瘤中开展。ATC 中应用的靶向治疗包括 TKI，以及 BRAF、mTOR、ALK、MEK、VEGF、PD1/PDL1 和 CTLA4 抑制药。这些靶向治疗方式可以依据 ATC 患者检测到的特异突变进行组合治疗，大部分治疗药物仍在进行临床试验，并都具有很好的应用前景。尽管如此，肿瘤仍能对许多靶向治疗药物产生耐药性，这也将是接下来十几年需要攻克的问题。尽管 ATC 在治疗方式上有进步，但 ATC 的生存期大部分患者中并没有明显改善。在当今突破性的科学进展每天都在发生的时代，一个新的 ATC 治疗范式可能即将出现。

家族性非髓样甲状腺癌

Familial Nonmedullary Thyroid Cancer

Tiffany J. Sinclair　Electron Kebebew　著

董醒醒　译

一、概述

家族性非髓样甲状腺癌（familial nonmedullary thyroid cancer，FNMTC）是指在没有其他诱因的情况下，在两个或两个以上的一级亲属中存在滤泡细胞来源的甲状腺癌。超过 95% 的甲状腺癌病例为滤泡细胞来源，其中 FNMTC 占 3%～9%。FNMTC 可能作为遗传性癌症综合征（PTEN 错构瘤肿瘤综合征、Peutz-Jeghers 综合征、家族性腺瘤性息肉病、卡尼综合征、Pendred 综合征、DICER1 综合征、共济失调 – 毛细血管扩张症和 Werner 综合征）[1] 的一个组成部分而发生。然而，大多数（95%）FNMTC 患者具有非综合征形式的疾病 [2]。虽然在综合征性 FNMTC 中有明确的基因型表型关联，但非综合征性 FNMTC 的遗传病原学仍有争议且不清楚。

二、综合征性家族性非髓样甲状腺癌

（一）PTEN 错构瘤肿瘤综合征

PTEN 错构瘤综合征（PTEN hamartoma tumor syndrome，PHTS）是一组以常染色体显性方式遗传的复杂疾病，包括 Cowden 综合征（Cowden syndrome，CS）、Cowden 样综合征（Cowden-like syndrome，CS-like）、Bannayan-Riley-Ruvalcaba 综合征（BannayaneRileyeRuvalcaba syndrome，BRRS）、PTEN 相关的 Proteus 综合征（PTEN-related Proteus syndrome，PS）和 Proteus 样综合征。大多数亚型是由位于染色体 10q23.3 上的 PTEN（磷酸酶和紧张素同源物）肿瘤抑制基因的种系失活突变引起的。PTEN 基因的产物是一种酶，负责从其他蛋白质和脂类中去除磷酸基团，从而调节细胞分裂过程。根据人类基因突变数据库，在 PTEN 的编码区发现了大约 150 种独特的致病 PTEN 变异。总的来说，这些 PTEN 基因突变占了 PHTS 病例的 85%[3]。

在 PHTS 中，另一个公认的基因改变是 KLLN（killin）基因启动子的高甲基化 [4]。Killin 在 PTEN 上游，是 TP53 靶基因且和 PTEN 有一个共同的启动子。KLLN 的高甲基化下调其转录，并破坏 TP53 激活杀伤蛋白。PTEN 错构瘤综合征其他的基因层面上的原因包括琥珀酸脱氢酶（succinate dehydrogenase，SDH）基因 SDHB 或 SDHD 突变 [5]。SDH 基因突变导致 AKT 和 MAPK 信号通路活化，与 PTEN 突变的影响相似。PIK3CA 和 AKT1 突变已被证实与 PHTS 有关 [6]。最后，对一个家族的四代进行全外显子组测序没有发现已知突变（PTEN、SDH、KLLN 启动子正常），而是鉴别出三个新的突变基因分别为 C160RF72、PTPN2 和 SEC23B。SEC23B 在细胞内蛋白运输中起作用。功能研究表明，SEC23B 点突变导致内质网（endoplasmic reticulum，ER）应激，随后刺激细胞集落的形成、增长和入侵。这些数据表明了一种作用机制即细胞异常生长是由 ER 应激诱导的 [7]。

1. Cowden 综合征

Cowden 综合征于 1963 年首次被描述 [8]，其特点是存在以下临床特征的组合。

(1) 病理诊断标准：发育不良的小脑神经节细胞瘤（也称为 Lhermitte-Duclos 病），面部毛囊瘤，肢端角病，乳头状瘤样病变。

(2) 主要诊断标准：大头畸形，乳腺癌，甲状腺非髓样癌和子宫内膜癌。

(3) 次要标准：错构瘤，甲状腺病变 [腺瘤、多结节性甲状腺肿（adenoma，multinodular goiter，MNG）]，智力迟钝，纤维囊性乳腺疾病，脂肪瘤，纤维瘤，子宫肌瘤和肾细胞癌（renal cell carcinom，RCC）[9, 10]（表 4–1）。

Cowden-like 综合征包括具有 Cowden 综合征特征但不符合 CS 诊断标准的患者 [11]。

甲状腺疾病包括良性和恶性，是 Cowden 综合征最常见的外部表现，影响高达 68% 的患者 [12, 13]。在乳腺癌之后，甲状腺非髓样癌是 Cowden 样综合征患者中第二常见的癌症（3%～14%）[12, 14]，终生甲状腺癌风险高达 35.2%。在 Cowden 综合征和 Cowden 样综合征患者中，甲状腺滤泡状癌比甲状腺乳头状癌更常见，这很可能是因为 PTEN 突变在这些患者中普遍存在 [12, 13, 15]。甲状腺癌在这一人群中以女性为主，通常出现 30 岁时 [4, 13, 15–18]。虽然早在 7 岁的病例已有报道，但根据 664 例 Cowden 综合征及 Cowden 样综合征患者的分析，只有 2.9% 的患者在 18 岁之前确诊 [4]。

2. Bannayan-Riley-Ruvalcaba 综合征

Bannayan-Riley-Ruvalcaba 综合征（Bannayane Rileye Ruvalcaba syndrome，BRRS）有一系列的表型特征 [19, 20]，并被认为与 Cowden 综合征和 Cowden 样综合征基于一个疾病谱。BRRS 的特征包括大头畸形、错构瘤性肠息肉、呈线性增加生长、畸形、关节过伸、漏斗胸、脊柱侧弯、咖啡牛奶斑、脂肪瘤和阴茎色素斑；另外，还包括发育迟缓、出生体重大及近端肌肌病 [20, 21]（表 4–1）。

BRRS 与多结节性甲状腺肿、滤泡 /Hürthle 细胞腺瘤、FTC 和 PTC 相关 [20, 22]。与 Cowden 综合征和 Cowden 样综合征相似，BRRS 患者 FTC 的患病率高于 PTC。在一个病例系列中，诊断为 FTC 的平均年龄为 14 岁 [22]。

由于 PHTS 的罕见，没有高质量的数据可用于循证建议，但临床护理可参考文献中描述的病例。CS 患者甲状腺病理发生率高，需要对高危家庭成员和患者进行常规体检和甲状腺超声（ultrasound，US）筛查 [10, 17, 23]。对于 PTEN 突变阳性患者，应在 18 岁后开始基线和年度甲状腺 US 评估。然而，对于有早发性癌症史的家庭，筛查可以在该家庭最小甲状腺癌诊断年龄前 5～10 年开始 [24]。此外，考虑到 SDHx 阳性 PTEN 阴性的 Cowden 综合征或 Cowden 样综合征患者可能会显著增加乳腺癌、甲状腺癌和肾癌的患病风险，也建议积极筛查 [11]。

（二）Peutz-Jeghers 综合征

Peutze-Jeghers 综合征（Peutze Jeghers syndrome，PJS）是一种常染色体显性疾病，由位于 19p13.3 染色体上的 STK11 基因（也称为 LKB1）的种系突变引起 [25]。STK11 是一个肿瘤抑制基因，在 PJS 中经历了一种失活突变，破坏了其调节细胞分裂的能力。这种促进细胞增殖信号导致了胃肠道非癌性错构瘤息肉的发展。特别是，跨越 STK11 蛋白激酶结构域的突变与胃肠道息肉发育不良的高发病率（90%）相关，而在该基因其他区域的致病变异个体中，这一比例为 11.8%[26]。关于 STK11 的致病性变异是否与癌症发病率的增加有关，有相互矛盾的数据 [27, 28]。一些研究发现，患有 STK11 致病性变异的患者除了息肉数量更高外，患黑色素瘤的风险也更高 [29, 30]。

PJS 的特点是存在小肠错构瘤性息肉病，黏膜皮肤色素沉着，并且很可能易患多种上皮恶性肿瘤，包括胰腺、乳腺、子宫、卵巢和睾丸 [31]（表 4–1）。大多数患者在生命的前 10 年出现并发症，如由生长中的肠道息肉引起的机械性梗阻 [25]。

虽然 NMTC 不是已知的典型 PJS 的一部分，但有 7 例 PJS 患者的分化甲状腺癌（differentiated thyroid cancer，DTC）报道 [25, 31–36]。诊断年龄在 6—30 岁，最常见的组织病理分型为 PTC（7 例中有 5 例）[25, 31–36]。

对于 PJS 患者进行甲状腺癌筛查的推荐数据不足。一些作者建议推荐早期甲状腺超声，因为当甲状腺癌出现时，PJS 在患者年轻时就会发生。

表4-1 甲状腺非髓样癌相关的家族综合征

综合征	易感基因	染色体定位	临床特征
APC相关性息肉病：衰减性FAP息肉病、Gardner综合征、Turcot综合征II	APC	5q21-q22	· 至少100个结直肠腺瘤性息肉发生在40岁前或少于100个瘤性息肉，FAP相关的息肉病与纤维瘤、硬纤维瘤、上皮样囊肿、肥大的视网膜色素上皮、上消化道错构瘤、多生牙、肝母细胞瘤、甲状腺良恶性疾病相关 · 30岁前无家庭成员有＞100个息肉，30岁后至少2人有10～99个腺瘤，或30岁后有1人有10～99个息肉，并且有结直肠癌的一级亲属有少数腺瘤 · 结肠息肉病伴骨瘤、表皮样囊肿、硬纤维瘤 · 结肠息肉病与中枢神经系统肿瘤，通常为成神经管细胞瘤
PTEN错构瘤综合征：Cowden综合征、Bannayan-Riley-Ruvalcaba综合征、PTEN相关的Proteus综合征、Proteus样综合征	PTEN(80%)、SDHB/D(10%) 其他：KILLIN、PIK3CA、AKT	10q23.31	· 症状标准如Lhermittee-Duclos病、面部毛鞘瘤、肢端角化病、乳头状瘤样变，主要标准如大头畸形、乳腺癌、NMTC、子宫内膜癌和次要标准如胃肠道错构瘤、甲状腺病变（腺瘤、MNG）、智力迟钝、乳腺纤维囊性乳腺疾病、脂肪瘤、子宫纤维瘤、RCC、纤维瘤 · 大头畸形、错构瘤性肠息肉、脂肪瘤，以及阴茎头龟头的色素斑 · 畸形、进行性过度生长、脑状结缔组织痣、线状疣状表皮痣，脂肪失调、镶嵌分布、高度可变 · PS临床特征明显，但不符合诊断标准
Peutz-Jeghers综合征	STK11/LKB1	19p13.3	· 两种或两种以上PJS型（错构瘤性胃肠息肉）肠息肉、黏膜皮肤斑疹、男性因雌激素产生的支持细胞睾丸肿瘤引起的男性乳腺发育、肠套叠，尤其是儿童或青年
Werner综合征	WRN	8p11-p12	· 早衰、硬皮样皮肤改变、白内障、皮下钙化、肌肉萎缩、骨质疏松、动脉粥样硬化、糖尿病、皮肤溃疡、黑色素瘤、肉瘤、骨髓增生异常综合征（myelodysplastic syndromes，MDS）
Pendred syndrome综合征	SLC26A4 (PDS)	7q21-34	· 听力障碍和甲状腺异常，包括良性和恶性病变
卡尼综合征	PRKA1A "CNC2"	17q22-24、2p16	· 软组织黏液瘤、着色斑病、蓝痣、支持细胞睾丸瘤、沙质黑素性神经鞘瘤、垂体腺瘤、原发性色素结节性肾上腺病（primary pigmented nodular adrenal disease，PPNAD）和继发于垂体腺瘤的内分泌过度活动，PPNAD导致的非ACTH依赖性库欣综合征和甲状腺异常，包括良性和恶性肿瘤
乳头状肾肿瘤	PRN1	1q21	· 肾乳头状肿瘤、PTC、良性甲状腺结节
DICER 1 s-me综合征	DICER1	14q32.13	· 表型包括胸膜肺母细胞瘤、卵巢性索间质瘤（支持细胞瘤、幼年颗粒细胞瘤、性腺母细胞瘤）、囊性肾瘤、甲状腺瘤包括MNG、腺瘤或DTC、睫状体髓上皮瘤、子宫颈胚状型胚胎横纹肌肉瘤、鼻软骨间充质错构瘤、垂体母细胞瘤、松果体母细胞瘤
共济失调-毛细血管扩张症	ATM	11q22-23	· 1～4岁起病的进行性小脑共济失调、动眼肌失用症、舞蹈病、结膜毛细血管扩张、免疫缺陷、频繁感染，以及恶性肿瘤特别是白血病和淋巴瘤的风险增加

一旦确诊，治疗应遵循甲状腺病理的标准治疗指南[37]。

（三）家族性腺瘤性息肉病

家族性腺瘤性息肉病是一种主要的常染色体显性综合征，由染色体 5q21 上的腺瘤性息肉病（adenomatous polyposis coli, APC）基因的种系突变引起[38, 39]。大多数 APC 基因突变要么是移码突变，要么是无义突变，导致蛋白质被截断。APC 蛋白是调节细胞增殖的 β 连环蛋白破坏复合物的一部分。APC 失活突变导致 β 连环蛋白破坏复合物的丢失和细胞分裂的上调[41, 42]。在 MUTYH 基因突变的患者中发现了这种疾病的常染色体隐性形式，MUTYH 基因突变影响了细胞修复在 DNA 复制过程中产生的错误的能力[43]。

APC 相关的息肉病包括重叠的、通常难以区分的 FAP 表型、衰减的 FAP、Gardner 综合征和 Turcot 综合征。FAP 患者有近 100% 的因大量肠道息肉继发结直肠癌的终身风险[45]。结肠外表现包括肝母细胞瘤、髓母细胞瘤、骨瘤、多生牙或缺牙、先天性视网膜色素上皮肥大、硬纤维瘤、纤维瘤、甲状腺异常（表 4-1）。衰减的 FAP（常染色体隐性变异）与 FAP 表型相似，但息肉较少[46]。Gardner 综合征（Gardner's syndrome, GS）是 FAP 的一种临床变异，与硬纤维瘤、骨瘤和表皮样囊肿的特征性三联征相关（表 4-1）。Turcot 综合征包括患有中枢神经系统（central nervous system, CNS）肿瘤的 FAP 患者，通常为成神经管细胞瘤[23]。

虽然高达 38% 的 FAP 患者可能被发现有甲状腺结节，但恶性的比率要低得多[47]。PTC 是 FAP/GS 患者中最常见的 NMTC 类型。其中 PTC 的占比为 0.7%～12%[46-50]。然而，基于两大组 FAP 患者队列，PTC 的患病率为 1%～2%[51, 52]。伴有 MUTYH 突变的衰减性 FAP 患者有类似的患 NMTC 风险[53, 54]。

在多达 1/3 的患者中，NMTC 的诊断可以先于 FAP 的诊断。大多数 FAP 和 NMTC 出现在 18—40 岁的患者[17, 46]，主要为女性（86%）。FAP 患者患 NMTC 的风险比一般人群高 100～160 倍[50, 55-57]。日本裔患者的风险可能更高[58]。

FAP 患者的 NMTC 通常是多灶的（66%～100%）和双侧的（42%～66.6%），转移罕见，预后类似于散发性 PTC[46, 48, 59]。与 FAP 相关的 NMTC 有明显的组织学特征，包括具有实性区域的筛状模式和具有明显纤维化的梭形细胞成分[48, 60]。在 FAP 患者的 PTC 中，筛孔 - 分子筛变异占 90% 以上，尽管在散发性 PTC 中是一种非常罕见的变异（0.1%～0.2%）[48]。散发性 PTC 的典型组织学特征，如核沟、重叠、核内包体和清晰的细胞核，在筛孔型中罕见或缺失[59-61]。在 9% 的 FAP 患者中可以发现孤立的 FTC，伴行的 PTC 和 FTC 也有报道。FAP 相关的 NMTC 手术治疗后预后良好，发病率和死亡率低。

对于 APC 相关息肉病患者的 NMTC 筛查尚无明确的建议。建议对所有 FAP 患者每年进行体检或甲状腺超声检查[45, 47, 49, 50]。根据美国胃肠病学会[17]，对于 FAP、MUTHY 相关息肉病和衰减性息肉病（有条件的推荐，低质量的证据）的患者推荐每年进行甲状腺超声检查。相反，由于筛孔型 PTC 罕见且通常与 FAP 相关，所以每位筛孔型 PTC 患者都应筛查 FAP[23]（表 4-2）。一旦确诊与 FAP 相关的 NMTC，治疗应遵循散发性甲状腺癌治疗标准[37]。

（四）卡尼综合征

卡尼综合征是一种常染色体显性疾病，最常见的病因是 PRKAR1A 基因的种系突变，位于染色体 17q24.2（1 型）或染色体 2p16（2 型）[62-65]。PRKAR1A 基因编码蛋白激酶 A 的调节亚基 α，蛋白激酶 A 是一种促进细胞生长的酶。大多数 PRKAR1A 基因突变（82%）产生最终会被降解为无义 mRNA，最后导致蛋白激酶 A 的结构性激活和细胞增殖的上调[66, 67]。基于连锁分析，在染色体 2p16 上的一个位点可能与该疾病相关，尽管尚未发现候选基因[68, 69]。

卡尼综合征是一种临床疾病谱，其特征为雀斑样痣、心房黏液瘤、黏膜皮肤黏液瘤、蓝色痣或色素痣、黏液样神经纤维瘤及内分泌疾病，如生长激素分泌垂体腺瘤、原发性色素结节性肾上腺皮质病导致的非 ACTH 依赖性库欣综合征和甲状腺异常[70]。

无论是 NMTC（在任何年龄）的存在或在青春期前通过甲状腺超声发现的多发低回声结节是

表 4-2 综合征性家族性非髓样甲状腺癌（FNMTC）的特点

综合征	甲状腺癌的发病率	甲状腺癌的类型	临床特征
APC 相关性息肉病 • FAP • 衰减性 FAP • Gardner 综合征 • 2 型 Turcot 综合征	0.7%～12% 甲状腺癌的风险是正常人的 100～160 倍	伴有硬化症的筛状或典型的 PTC	• 女性多见 • 多发于 20—30 岁 • TC：多灶性、双侧、罕见转移灶 • 预后与散发性 PTC 相似
PTEN 错构瘤综合征 • Cowden 综合征 • Bannayane-Rileye-Ruvalcaba 综合征 • Cowden 样综合征	3%～14% 患病风险：35.2%	FTC 伴有大量腺瘤性结节和 FA	• 女性多见 • 多发于 30 岁 • 7—13 岁时可能出现儿童早期发病 • 预后未知
Werner 综合征	日本 Werner 综合征患者 TC 的相对 风险为 8.9%	PTC、FTC、ATC，特别是 FTC 和 ATC 有所增加	• 日本 Werner 患者 平均年龄 39 岁 • 女：男为 2.3：1
卡尼综合征	最高达 10%	FTC、PTC	• 高达 60% 有 TN • 2/3 的儿童和青少年 • TN 出现在生命的前 10 年
乳头状肾肿瘤	患病率未知	PTC、经典变体	• 数据有限
DICER 1 s-me 综合征	患病率未知	PTC、FTC	• 年轻人 • TC 不具有侵略性特征
Pendred 综合征	1%	FTC	• 预后未知
共济失调 - 毛细血管扩张征	患病率不详	PTC、FTC	• 目前仅见于女性 • 9.3—35.8 岁 • 预后未知
Peutz-Jeghers 综合征	患病率未知	PTC	• 21—30 岁 • 预后未知

FA. 滤泡腺瘤；NMTC. 甲状腺非髓样癌；TC. 甲状腺癌；TN. 甲状腺结节；FTC. 甲状腺滤泡状癌；PTC. 甲状腺乳头状癌

卡尼综合征的主要诊断标准。在所有卡尼综合征患者中，多达 60% 的人可能有被超声检测到的甲状腺结节，其中 2/3 的人出现在儿童或青少年时期[62, 72]。通常，甲状腺结节出现在生命的前 10 年[73]。75% 的患者可见非特异性囊性疾病，25% 的患者可见滤泡性腺瘤[66, 72, 74]。约 10% 的卡尼综合征患者同时存在 PTC 和 FTC[71, 75]。一般来说，卡尼综合征患者寿命缩短，大多数（57%）死于该疾病的心血管并发症。14% 的患者死于癌症进展，但甲状腺癌作为死亡原因尚未报道[71]。

对于卡尼综合征患者，建议在儿童时期进行甲状腺超声筛检作为基线，并应根据需要定期进行复查。甲状腺超声在老年患者中的价值仍有待确定[66, 76]。建议对所有可疑结节进行细针穿刺活检，与其他遗传性疾病一样，NMTC 的治疗应遵循散在性 NMTC 标准治疗方案[72]。

（五）Pendred 综合征

Pendred 综合征是一种常染色体隐性疾病，主要由以下三个基因之一发生种系突变引起：SLC26A4、FOXI1 和 KCNJ10。超过一半的 Pendred 综合征患者可能在 SLC26A4 基因中存在致病变异[77, 78]。SLC26A4 是一种带负电荷离子的细胞膜转运蛋白，它的突变会导致细胞内离子失衡。另外两个基因 FOXI1 和 KCNJ10 的突变并不常见，占比在 Pendred 综合征病例中不到 1%[79]。

Pendred 综合征的特征是听力障碍和各种甲状腺疾病，从良性 MNG 到甲状腺癌[23]。在 Pendred 综合征中，大部分甲状腺疾病为良性，NMTC 在 Pendred 综合征中的发生率估计为 1%。FTC 是最常见的组织学亚型[80]，但 PTC 的滤泡变异、转移性 FTC 和 FTC 的间变性转化均有报道[81-84]。Pendred 综合征患者的 NMTC 可能是由先天性甲状腺功能减退未治疗和甲状腺刺激激素的长期刺激所致。对 PTC 的 Pendred 相关滤泡变异的遗传分析显示 TP53 体细胞突变，支持了这类患者 NMTC 的发生除了激素过度刺激外还需要其他基因改变的提议[82]。

推荐甲状腺功能减退和 Pendred 综合征患者进行甲状腺超声评估和甲状腺常规检查。考虑到 NMTC 的潜在相关性，甲状腺功能低下伴甲状腺结节的患者可考虑甲状腺切除术。一旦确诊为

NMTC，应根据目前散发性 NMTC 的治疗指南进行管理[37]。

（六）DICER1 综合征

DICER1 综合征是一种常染色体显性疾病，由位于染色体 14q32.13 上的 DICER1 基因的种系突变引起。PTC 中发现了 DICER1 体细胞和种系突变。DICER1 种系突变与 5 种 miRNA（miR-345、let-7a、miR-99b、miR-133 和 miR-194）的基因表达失调相关[86]。

DICER1 综合征或称胸膜母细胞瘤（pleuropulmonary blastoma，PPB）家族性肿瘤和发育不良综合征，其特征为 PPB、囊性肾瘤、Sertoli-Leydig 细胞瘤、胚胎横纹肌肉瘤、MNG 和 Wilms 肿瘤（Wilms tumors，WT）[87]（表 4-1）。

MNG 在 DICER1 种系突变患者中很常见[85, 86]。尽管不常见，DTC 在 DICER1 综合征患者中也有报道[85, 87]。在这些患者中，除了 DICER1 种系突变外，还出现了体细胞 RNase Ⅲ b DICER1 突变，这被认为是甲状腺癌发生的第二次攻击[87]。有人提出，对 PPB 进行化疗或胸膜肺骨髓移植也可能是 DICER1 种系突变患者发生 DTC 的危险因素[87, 88]。有高剂量化疗史的 5 例 DTC 已被报道[85, 87]，但这些患者中也有与化疗无关的 DTC。

DICER1 种系突变患者甲状腺超声筛查的基线和常规监测指南尚未建立。国际 PPB 注册建议每年进行一次甲状腺体检[89]。对于体检中发现的任何异常，或者患者以前或预计接受化疗或反复上半身放射成像，建议使用甲状腺超声检查[89]。如未检出结节，甲状腺超声可每 3~5 年复查一次[89]。其他研究人员建议在儿童和青少年时期每年进行一次甲状腺检查[87]。NMTC 一旦被发现，应按照标准管理指南进行治疗[37]。

（七）共济失调 - 毛细血管扩张症

共济失调 - 毛细血管扩张症是一种罕见的常染色体隐性疾病，由位于染色体 11q22~23 上的共济失调 - 毛细血管扩张症突变（ataxia-telangiectasia mutated，ATM）基因突变引起。该基因的突变破坏了 ATM 的丝氨酸苏氨酸激酶的功能，导致细胞周期检查点缺陷和染色体不稳定。ATM 基因对神经和免疫系统的正常发育至关

重要。ATM 的超过 800 种独特的致病变异已经被鉴定出来，其中有许多种已知与更高的癌症风险相关[91]。

共济失调 – 毛细血管扩张症以早发性进行性小脑共济失调、眼球运动失用症、眼皮肤毛细血管扩张症、胸腺缺失或幼态、免疫缺陷、淋巴样肿瘤、胰岛素抵抗性糖尿病和放射敏感性为特征[92]。癌症的发病率大约是一般人口的 100 倍[93]。在共济失调 – 毛细血管扩张患者中报道了 5 例 DTC，其中 4 例为 PTC，1 例为 FTC[93]。患者均为女性且年龄小于 36 岁。

共济失调 – 毛细血管扩张症患者发生 NMTC 的风险尚不清楚，但报道病例中 NMTC 发病年龄较早，提示其可能高于一般人群。关于 NMTC 相关共济失调 – 毛细血管扩张症的筛查和预后的资料缺乏。临床医生应对甲状腺进行低阈值评估，如果诊断为 NMTC，应按照标准治疗指南进行治疗[11]。

（八）乳头状肾肿瘤

乳头状肾肿瘤（papillary renal neoplasia，PRN）的遗传原因和遗传模式尚不清楚。单一的病例报道描述了在一个家族里 PTC 和 PRN 之间的联系，其中 5 个家族成员诊断为 PTC，2 个诊断为 PRN，1 个诊断为肾嗜酸细胞瘤[94]。

除肾脏肿瘤外，PRN 还与 PTC 和良性甲状腺结节相关。病理上，PRN 患者有典型的 PTC 变异。有趣的是，PRN 与 PTC 具有相似的组织学特征[94]。如果怀疑是 PTC 和 PRN 转移，甲状腺球蛋白免疫染色可以区分。所有 PTC 家族成员的肿瘤均 > 3cm，并且许多患者同时存在良性甲状腺结节[94]。

由于这种疾病非常罕见，对于 PRN 患者既没有管理建议也没有筛查建议，但评估和治疗应类似于散发性甲状腺结节和 NMTC。

（九）Werner 综合征

Werner 综合征也称"成人早衰症"，是一种常染色体隐性疾病，与位于染色体 8p11～p12 的 WRN 基因突变有关[95]。WRN 基因在 DNA 复制和修复中至关重要。WRN 基因的突变导致截断的非功能性 WRN 蛋白，最终导致细胞增殖减少。

Werner 综合征的特点是在 30 岁时开始过早衰老，平均预期寿命为 54 岁[70, 96, 97]。临床表现包括皮肤薄、皱纹、脱发、肌肉萎缩、缺乏青春期发育导致的身材矮小和与年龄相关的疾病，如糖尿病、骨质疏松症、白内障、周围血管疾病和各种恶性肿瘤（表 4-1）[96, 97]。

患有 Werner 综合征的患者患良性和恶性甲状腺疾病的风险均增加[48]。在一项关于日本 Werner 综合征患者的研究中，DTC 诊断年龄早于 10 岁，与日本一般人口相比，男性患者的比例不成比例。在 WNT 中，PTC 与 N 端变异相关，而 FTC 更常见与 C 端变异相关。这些患者的 DTC 组织学亚型分布不寻常，FTC 发生率较高（Werner 综合征为 48% vs. 日本普通人群为 14%），未分化甲状腺癌（分别为 13% 和 2%），而经典 PTC 发生率较低（分别为 35% 和 78%）。总的来说，Werner 综合征患者发生 NMTC 的风险估计为 8.9%～16.1%[99]。

考虑到 NMTC 在 Werner 综合征中的流行及 FTC 和 ATC 等侵袭性亚型的高发病率，在该人群中筛查和监测甲状腺疾病是合理的[100]。与 Werner 综合征相关的甲状腺疾病的诊断评估和治疗应符合标准的管理指南。

虽然对于大多数综合征性 FNMTC 而言，NMTC 的风险似乎有所增加，但外显率较低，并且存在较大的表型异质性。关于筛查和监测的作用及 NMTC 在综合征性 FNMTC 中的自然史的数据有限。随着进一步的研究解决这些关键问题，包括发现任何基因型 – 表型关联，有可能细化多症状性 FNMTC 的管理并优化患者预后。

三、非综合征性家族性非髓样甲状腺癌

1955 年，Robinson 和 Orr 报道了发生在同卵双胞胎中的 PTC。自该报道以来，有许多病例报道和病例系列使得非综合征性 FNMTC 被确认为一种独特的临床存在[110]。FNMTC 具有不完全外显率的常染色体显性遗传模式。FNMTC 患者患甲状腺疾病（滤泡腺瘤、MNG、甲状腺炎）的比例也较高，可达 45%～55%[101-106]。几种不同的基因易感位点和基因已被报道，但导致

大多数非综合征性 FNMTC 病例的致病基因发现得很少。*FOXE1* 基因位于染色体 9q22.33 上。它编码 FOXE1 转录因子，也被称为甲状腺转录因子 2（thyroid transcription factor 2，TTF2），调节甲状腺的形态发生。在散发性 PTC 和 FTC 病例中进行的全基因组关联研究发现了两个单核苷酸多态性 rs944289 和 rs965513，随后在一个独立队列中通过靶向性测序被验证[107, 108]。整个 *FOXE1* 基因序列显示在启动子区和编码序列中有多个种系变异[109, 110]。FOXE1 A248G 的分子功能研究结果显示，与野生型相比，大鼠的正常甲状腺和人类 PTC 细胞系的细胞增殖增加，提示 *FOXE1* 作为非综合征 FNMTC 的易感基因的作用[110]。透明质酸结合蛋白 2（hyaluronan-binding protein 2，HABP2）基因位于染色体 10q25.3 上，通过对一个大家庭中 7 个受影响成员（6 个 PTC 和 1 个滤泡腺瘤）进行全外显子组测序，被确定为 FNMTC 的易感基因[111]。*HABP2* G534E 变异与所有 7 个受影响的成员分离。分子功能研究表明，*HABP2* G534E 突变体为显性阴性肿瘤抑制基因。本研究被另一组证实，其在 29 个家族中的 4 个患有 FNMTC 的家族中发现了相同的 *HABP2* 种系变异（G534E）[112]。然而，其他研究要么发现在 FNMTC 患者中 *HABP2* G534E 变异不完全分离，要么发现癌症患者和"对照组"之间的变异频率没有差异[113-119]。19p13.2 染色体上的肿瘤嗜氧细胞 1（TCO1）位点是一个 FNMTC 的连锁位点[120]。随后对 22 个家庭进行分析，证实只有一个法裔加拿大家庭存在 TCO1 位点[121]。此外，在散发性甲状腺癌和 FNMTC 病例中，TCO1 位点杂合性的缺失已被证实，提示该区域存在一种肿瘤抑制基因，但该基因本身尚不清楚[122, 123]。与散发性 PTC 相比，FNMTC 的种系端粒长度明显更短，*hTERT* 基因扩增量更高，hTERT mRNA 表达量更高[124]。遗憾的是，其他研究人员尚未证实这些结论。只有较短的种系端粒长度在 FNMTC 患者中被观察到[125, 126]。

在一个有 13 个受影响家族的三代成员的全基因组连锁分析中，发现在 4q32 染色体上有很强的关联[127]。分子功能研究表明，4q32 A > C 突变影响转录因子 POU2F1 与 YY1 的结合[127]。在一个有 18 例 MNG 和 2 例 PTC 的家庭中，

MNG1 位点被鉴定为 14q32 染色体上的一个潜在位点[128]。不幸的是，其他研究者没有在 FNMTC 的 MNG1 位点上发现任何连锁[121, 129-131]。1q21 染色体上的家族性 PTC/PRN 位点在一个三代患有 PTC 和 PRN 的大家族中被发现[94]。同样的位点在 FNMTC 独立队列中独立验证，但没有 PRN[132]。不幸的是，其他研究者没有发现该位点与非综合征性 FNMTC 之间有任何关联[121, 133]。对塔斯马尼亚一个大型家系的 8 例 NMTC（4 例经典 PTC，4 例卵泡变异 PTC）进行全基因组扫描和单倍型分析，确定了一个位点在 2q21 上[134]。随后对 80 家系的研究也表明，2q21 位点与 FNMTC 存在显著连锁关系，尤其是 PTC 的卵泡变异[134]。在另一项针对 10 例 FNMTC 的研究中，该位点也被发现是一个连锁位点[135]。然而，其他研究人员没有发现该位点与 FNMTC 的连锁关系[131, 133]。一项对 20 例 PTC 且有 MNG 病史患者和 329 例对照的研究发现，4 例 PTC 患者染色体 14q13 上的 TTF-1/NKX2.1 存在种系突变（A339V）[136]。TTF 是一种甲状腺转录因子，调节甲状腺球蛋白、甲状腺过氧化物酶和甲状腺激素受体的转录。然而，其他组没有发现这种关联[137]。

FNMTC 在所有甲状腺癌患者中占 3.2%～9.6%[1, 101, 138-139]。据估计，在只有 2 名患者的家庭中，散发疾病占 45%～69%[140]。当三个或更多的一级亲属患有 NMTC 时，患真正遗传性癌症的可能性要高得多[106, 140]。甲状腺癌最常见的组织学亚型与 PTC 相似。女性感染 FNMTC 的频率为男性的 2～3 倍，但这可能是由于散发性疾病病例被视为家族性疾病（只有两个一级亲属的家庭）[140-141]。FNMTC 诊断年龄小于散发病例（39—43 岁 vs. 46—49 岁）[101-102, 138]。Capezzone 和他的同事们观察到第二代人在年轻时会患有更严重的疾病的"临床预期"[142]。相反，有几项研究没有发现散发性病例和 FNMTC 在诊断年龄上的差异[103, 139, 143-145]。

已有建议对 FNMTC 患者的所有一级亲属进行筛查[146]。据我们所知，只有一项前瞻性研究专注于确定 FNMTC 筛查的益处[106, 147]。根据本研究，与有三个或三个以上一级亲属患病的人相比，有两个一级亲属患病的人筛查 PTC 的检出率

较低（分别为 4.6% 和 22.7%）[106]。一些回顾性研究支持这一发现。例如，McDonald 和他的同事发现，与有两个患病家庭成员的家庭相比，有三个或更多患病家庭成员的家庭的疾病的行为更具有侵袭性[148]。

大多数研究表明，FNMTC 与发病年龄早、多灶性、甲状腺扩张、淋巴结转移、复发率高、无病生存期降低有关[102–103, 139, 149–153]。一项 Meta 分析（12 项研究共 12 741 例患者，随访时间 1.5～12.1 年）评估了散发性病例和 FNMTC 之间的疾病程度是否不同。该分析基于在亚洲进行的五项研究[103, 139, 143, 145–155]、在北美进行的四项研究[138, 144, 148–149]、在欧洲进行的两项研究[142, 156]和一项在美国和日本进行的联合研究。作者发现，与散发性疾病相比，FNMTC 复发率更高（OR=1.72，95%CI 1.34～2.20），无病生存期降低（HR=1.83，95%CI 1.34～2.52）[154]。研究人员还发现，与散发性疾病相比，FNMTC 诊断年龄较轻，多灶性肿瘤、双侧疾病、甲状腺外浸润和淋巴结转移的发生率较高[154]。

由于大多数 FNMTC 病例的易感基因尚不清楚，基因检测不能用于识别 FNMTC 家族中的高危个体。因此，筛查是基于临床和影像学检查。在关于 FNMTC 家族筛查的前瞻性队列研究中，12.7% 的患者通过体格检查发现甲状腺结节，而通过颈部超声检查发现甲状腺结节的患者为 50.5%[106]。因此，对于 FNMTC 家族中无症状家庭成员的筛查，使用甲状腺超声是一种有用且经济有效的工具，因为它能够更早地发现不可触摸的甲状腺结节[157]。超声引导的细针穿刺活检和细胞学检查是甲状腺结节最准确的诊断工具。然而，细针穿刺活检的准确性可能在 FNMTC 患者中较低，并且假阴性报道的比率高达 12%，而对照组为 4%[158]。FNMTC 和甲状腺结节＞1cm 的患者应进行超声引导的细针穿刺[37]。

目前还没有研究探讨筛查 FNMTC 亲属的成本效益。没有足够的证据强烈推荐或反对筛查，因为关于其对生存和成本效益潜在的长期有益影响的数据仍然缺乏。然而，一些研究确实表明，筛查可发现早期疾病，这可能与较低的治疗费用和较好的长期预后有关。我们认为至少有 3 个一级亲属受影响的 FNMTC 家族应进行甲状腺超声筛查。我们认为开始筛查的最佳年龄是青少年，因为大约 10% 的 FNMTC 患者是在 18—20 岁时确诊的[106]。

儿童和青少年甲状腺癌

Thyroid Cancer in Children and Adolescents

Andrew J. Bauer　著

刘九洋　译

第 5 章

一、概述

在过去几十年间，儿童或青少年分化型甲状腺癌的发病率呈上升趋势，仅次于甲状腺乳头状癌[1-4]。其中，多数患者是通过体检或头颈部影像学筛查时发现无症状的甲状腺结节，或持续性颈部中外侧、下外侧（Ⅲ或Ⅳ区）淋巴结肿大出现时[5]。一般而言，多数甲状腺结节为良性；但是，与成人相比，儿童或青少年确诊甲状腺结节时，其恶性风险增加了 2～3 倍（儿童青少年：20%～25%；成人：10%～15%）[6,7]。甲状腺结节、颈部淋巴结的恶性风险可以通过超声检查评估，对病变区域行细针穿刺可以进一步明确诊断[8,9]。结节的发现方式（偶尔检查或甲状腺筛查）与恶性风险似乎没有关联，而发现的结节特征更具有临床意义。本章节综述了小儿甲状腺结节的临床评估及治疗。

二、病因学

对于多数儿童和青少年而言，尚无明确的甲状腺结节或甲状腺癌相关的危险因素。对于其余的少部分患者群体，危险因素主要为电离辐射暴露（吸入、摄入或外部射线照射）和遗传易感性。

对低剂量外放射治疗良性疾病（包括扁桃体肥大、胸腺增生、痤疮和头癣等）的早期观察发现，放疗与甲状腺结节和甲状腺癌风险具有相关

性[10,11]。在这些早期观察报道后，人们更多地开始关注暴露因素的风险，如诊断性放射检查、非甲状腺恶性肿瘤的放射治疗及罕见的意外电离辐射暴露。与成人相比，儿童或青少年甲状腺细胞的增殖活性更高，因此，各种形式的辐射对甲状腺疾病的进展具有最大的不同的致癌作用，其中，对 < 16 岁患者的致癌风险最大[12]。

世界范围内，在各种放射影像致病因素中，计算机断层扫描约占诊断性射线暴露因素的 47%[13]。虽然儿科影像学检查时每次扫描的射线量有所减少，但连续 CT 影像学检查可能会增加罹患甲状腺结节和癌症的风险[14]。10 岁之前接受放射治疗、放射剂量达 20～30Gy 的患者罹患甲状腺癌的风险升高，并且放疗时年龄越小，潜伏期越久[12,15,16]。总之，甲状腺结节发病率以约每年 2% 的速度在增加，辐射相关甲状腺癌的风险高达 70 倍，可能发生在辐射因素暴露后的 3～5 年，甚至 30～40 年后[17,18]。

其中，核能的发展和应用拓宽了辐射暴露与甲状腺癌发病相关性的认识。1986 年切尔诺贝利事件的数据就提示了吸入和摄入放射性 ^{131}I 对甲状腺癌发病风险的影响。切尔诺贝利事件发生后，周边国家甲状腺癌发病率增加了 60 倍，但是，他们并未实施碘 – 甲状腺阻断计划，而是让人们继续生活在被辐射污染的地区数月至数年，继续食用辐射污染的牛奶和绿叶蔬菜等[19]。辐射相关 PTC 相较于散发的 PTC 是否侵袭性更强[20]

或两者恶性程度类似[21]仍存争议。但是，在当人群大量暴露于辐射后，延迟建立甲状腺监测程序可能与确诊 PTC 时存在大量转移性疾病有关。回顾性分析切尔诺贝利事件后约 5 年，初诊 PTC 的儿童患者中，分别有 60% 和 24% 的发生了局部淋巴结转移和肺转移，50% 的患者表现为甲状腺外侵犯（extrathyroidal extension，ETE）[22]。

相反，建立甲状腺监测程序并登记，诊断有淋巴结转移的人数从 60% 下降到 30%，肺转移从 24% 下降到 2%，ETE 从 50% 下降到 24%[22]。甲状腺癌发病的第二危险因素是遗传诱因，可分为两大类：非综合征和综合征（即甲状腺癌与其他肿瘤有相关性）。家族性非髓样甲状腺癌是指两个或多个一级亲属患有 DTC，可以是 PTC 中的滤泡性甲状腺，而与临床表现无关，包括未增加其他非甲状腺肿瘤的风险[23, 24]。与散发性 DTC 相似，85% 的 FNMTC 为 PTC 患者，符合常染色体显性遗传模式。然而，迄今为止，尚未确定单一、明确的遗传基因[25, 26]。与散发性 DTC 相比，FNMTC 患者年龄更小，并且在几代人之间均有临床症状，而其后代家庭成员的临床表现更早出现、更具侵袭性[27]。

甲状腺癌综合征存在发生甲状腺癌的家族遗传倾向，其他肿瘤包括 PTEN 错构瘤综合征（https://www.ncbi.nlm.nih.gov/books/NBK1488/）、家族性腺瘤性息肉病（https://www.ncbi.nlm.nih.gov/books/NBK1345/）、DICER1 综合征（https://www.ncbi.nlm.nih.gov/books/NBK196157/）、卡尼复合征（https://www.ncbi.nlm.nih.gov/books/NBK1286/）、2 型多发性内分泌肿瘤（https://www.ncbi.nlm.nih.gov/books/NBK1257/）。DTC 综合征中发生甲状腺癌的风险分别为，家族性腺瘤性息肉病约 10%[28]，DICER1 相关疾病为 16%[29]，PTEN 错构瘤为 35%[30]。在 DICER1 中，胸膜肺母细胞瘤接受化疗的患者发生 DTC 风险较高且发病较早[31]。

其他甲状腺癌风险因素包括碘和自身免疫性甲状腺疾病。碘缺乏和碘过量在甲状腺癌发生中的作用已有研究数据证实，碘缺乏在 DTC 中，特别是滤泡性甲状腺癌中是较弱的使动因素，但是较强的促进因素，可能仅次于慢性甲状腺疾病 TSH 的刺激作用。自身免疫性甲状腺炎，包括甲状腺功能减退症（桥本甲状腺炎）[32]和甲状腺功

能亢进症（Graves 病）[33, 34]也与甲状腺癌风险增加有关。

对甲状腺癌风险较高的患者是否应该进行超声监测或仅通过体检监测仍存争议。对于既往有放疗的肿瘤患者，一个国际组织建议患者和家属应当通过体检（触诊）或超声进行监测和咨询[35]。对于核辐射暴露人群，世界卫生组织、国际癌症研究机构发布了碘 - 甲状腺阻断指南（https://www.who.int/ionizing_radiation/pub_meet/iodine-thyroid-blocking/en/），并为辐射暴露高危人群（儿童和青少年、孕妇及其子女）建立甲状腺监测计划（http://tmnuc.iarc.fr/en/）[36, 37]。在美国，对于家族性甲状腺癌易感疾病，也推荐甲状腺监测，目的是在早期转移时发现甲状腺癌，以减少治疗范围和与更广泛的潜在并发症。

总之，一名对甲状腺超声图像、小儿甲状腺结节疾病治疗均具备丰富经验的临床医生参与监测过程的情况下，进行超声检查的风险很小。再者，甲状腺结节穿刺术的并发症非常低，当手术经验丰富的甲状腺外科医生穿刺时，永久性并发症的发生率低于 5%[38]。因此，在高危人群中，通过甲状腺超声监测获益大于相关风险。

三、甲状腺结节的诊断评估

（一）体格检查

全面询问既往病史、家族史、筛查潜在的风险因素（见上文）后，需要完整的甲状腺检查来进行下一步评估，包括检查、触诊甲状腺及颈外侧淋巴结（https://www.youtube.com/watch?v=Z9norsLPKfU）。应描述甲状腺、甲状腺结节和颈外侧淋巴结的大小、对称性和质地。甲状腺结节伴有颈部淋巴结肿大是恶性肿瘤的重要预测指标，特别是Ⅲ区和Ⅳ区级淋巴结肿大的情况[39, 40]。相比之下，儿科患者常出现Ⅱ区水平（下颌骨下方）淋巴结肿大，Ⅱ区淋巴结在体检和超声检查中常表现为肿大。此外，还应评估和记录与遗传综合征相关的体检结果。例如，PHTS 与头大畸形、面部和颈部出现小的良性皮肤肿瘤（如毛根鞘瘤）、脂肪瘤和龟头雀斑有关[41-43]。卡尼复合征[44]和家族性腺瘤性息肉病[45]与雀斑相关，而 MEN2B 与无泪症（无法产生或

较少产生眼泪）相关。马方综合征面部（通常在 5 岁左右出现）和口腔黏膜神经瘤有关，最常见表现于嘴唇和舌头[46]。

（二）实验室检查

一般而言，尚无实验室检查或指标有助于鉴别甲状腺结节的良恶性风险。然而，对于甲状腺结节的患者最常见的基本实验室检查如下：TSH、甲状腺激素、Tg 和 TgAb。TSH 抑制性表达通常与具有自主功能的甲状腺结节有关，其在成人和儿童患者中的恶性风险均较低（1%～10%）[47]。在儿童和青少年甲状腺结节中术前检查 Tg 的效用尚不确定，并且与 Tg 升高相关的因素包括碘缺乏或过量[48]及甲状腺炎。在成人中，多项研究表明 Tg 升高可能预示着甲状腺恶性肿瘤[49]及疾病风险[50]。如果有 MEN2 家族史、MEN2B 临床相关特征或细胞学怀疑 MTC，则应检测降钙素水平[51]。与成人相比，儿童散发性 MTC 的发生率较低，术前检测降钙素潜在获益不高。如果儿童检测降钙素，需要注意 < 3 岁患者的降钙素存在正常的生理性升高[52]。

（三）放射影像学检查

甲状腺和颈部超声是评估甲状腺组织形态和淋巴结特征的最佳影像学检查。参与儿童甲状腺患者评估和护理的必须熟悉检查和解读超声图像，以确保超声检查完善并且结果判读准确。早期研究显示，ATA 成人甲状腺结节图像风险分类系统和甲状腺影像报告和数据系统在儿童和青少年中同样有用[9]。但是无论使用何种评价系统，超声报告都应描述结节的大小、位置、构成（实性、囊性或海绵状）、回声（低回声、等回声、高回声或混合回声）、形状（纵横比是否 > 1）、边缘（规则的、浸润的或微分叶或大分叶的，以及是否存在甲状腺外侵犯），以及是否存在回声病灶。基于实性病灶的占比和超声特征，囊性成分是评估恶性风险的唯一最可靠的特征[6, 53]。通过观察静止图像和 CINE 剪辑图像，如果发现向前突出到达甲状腺周围组织中且回声衰减，则最容易在甲状腺前部结节中发现 ETE[54]。对侧颈区行超声评估有助于探查异常淋巴结，这些淋巴结表现为圆形、回声增强并伴有淋巴门消失、囊性

成分和（或）回声病灶，以及外周血流量增加（多普勒超声）[55]。

甲状腺结节的超声特征应当有助于决定是否 FNA。成人标准大部分适用于儿童和青少年，但以下情况除外：①通过超声特征和临床资料，而非结节大小来判定是否需要 FNA；②与成人相比，儿童甲状腺实性结节可疑恶性风险较高；③弥漫性硬化性变异 PTC（dsvPTC）是一种广泛浸润性的 PTC，表现为非结节性、弥漫性甲状腺内浸润，伴有整个腺体内的微钙化，在超声出现"暴风雪样"特征[56-58]。此外，dsvPTC 通常与颈部外侧淋巴结的转移及 TgAb 升高有关。非结节性和 TgAb 升高的特征类似于自身免疫性甲状腺功能减退症；然而，弥漫性回声病灶和异常侧颈部淋巴结有助于鉴别诊断。

FNA 检查用于评估淋巴结是否转移时，检测 FNA– 淋巴结洗脱液中的 Tg 值有助于确定是否有区域转移，与细胞学检查等效[59, 60]。对于术前超声不易发现的颈部区域淋巴结转移，包括深部中央区（Ⅵ区；气管旁和咽后）、锁骨下和上纵隔的颈部淋巴结，CT 或磁共振成像的敏感性更高[61]。

对于 TSH 抑制性的患者，可考虑行甲状腺放射性碘摄取和扫描检查；但是，对于 TSH 非抑制性的患者，则获益不大。除了极少数个例，评估甲状腺结节最开始不推荐采用 ^{18}F-FDG PET/CT，但是，如果 PET/CT 检测甲状腺结节中存在无关的 ^{18}F-FDG，那么其恶性风险约为 20%[62]。

（四）细针穿刺细胞学

Bethesda 甲状腺细胞病理学报告系统（Bethesda System for Reporting Thyroid Cytopathology，TBSRTC）可用于对儿童 FNA 结果进行分类，与成人具有相同的敏感性、特异性和总体准确性[6, 63]。然而，在儿童患者中，虽然 FNA 的结果同样可以进行分层，但是实际上儿童患者中细胞学分类为良性和不确定性的恶性风险似乎有所增加。在成人中，良性细胞学检查的恶性风险为 0%～3%，而儿童患者的风险可能高达 10%。对于 TBSRTC Ⅲ类（未确定意义的异型性或未确定意义的滤泡病变）、Ⅳ类（滤泡性或 Hürthle 肿瘤）或 Ⅴ类（疑似恶性肿瘤）的结节，恶性风险可能

高达 28%、58% 和 100%[64, 65]。对于细胞学非诊断性（TBSRTC Ⅰ类）的患者，可以考虑重复进行 FNA，但中间应该间隔 3 个月，以避免潜在的 FNA 之后的反应性细胞异型性[66]。样本量充足的细胞学检查可以降低非诊断性结果的概率。Ⅴ类和Ⅵ类结节（疑似恶性和恶性）结果提示 PTC 的风险接近 100%[39, 65, 67]。对于 TBSRTC Ⅴ类和Ⅵ类结节的患者，建议行预防性中央区颈部淋巴结清扫术[8]。

随着癌基因组和基因表达谱检测在成人中的广泛使用，也为了减少诊断性手术，儿科中越来越多地使用补充性分子谱检测。在儿童患者中，FNA 不确定的标本中，甲状腺癌基因突变或融合（BRAF、RET/PTC、NTRK 融合等）与恶性风险增加有关[65, 68]。根据现有证据，采用以下方法：①对于 19 岁以下患者恶性肿瘤风险的临床检测，癌基因组检测是唯一具有预测效能的方法；②癌基因组检测仅用于细胞学不确定的样本（TBSRTC Ⅲ类和Ⅳ类）；③ BRAF V600E、RET-PTC 和 NTRK 融合对 DTC 诊断的特异性接近 100%，并且与疾病侵袭性风险增加似乎存在关联。其他突变和融合，包括 RAS、PAX8-PPARg 等，也与良、恶性（不确定的癌基因）有关，并且对于不确定是否有致癌基因的单侧结节，在获得更多数据支持之前，诊断性单侧叶切除术可能仍是首选手术方式[69]。

四、外科决策

甲状腺手术应由手术经验丰富的甲状腺外科医生进行，该外科医生在可手术年龄的患者中每年进行 30 次或更多颈部内分泌外科手术，这样可以尽量减少手术并发症的风险[8, 38, 70]。虽然每年的手术次数可能无法反映外科医生的水平，但是，这类外科医生对儿童和青少年疾病、特定年龄可选择的治疗方式、特定年龄围术期管理的生理学更为熟悉，并能应对潜在的并发症（包括甲状旁腺功能减退症和喉返神经损伤）。

术中检测甲状旁腺激素水平可能有助于识别有潜在甲状旁腺功能减退症的患者，以确保及早给予钙和骨化三醇治疗。患者出院前必须监测围术期钙、磷，以确保其稳定[71, 72]。早期识别甲状旁腺功能减退症并开始使用骨化三醇和钙剂，可降低症状性低钾血症的风险并缩短术后住院时间[73, 74]。

（一）甲状腺乳头状癌

由于发生双侧和多灶性病变的概率较高，ATA 儿科指南建议大多数儿科 PTC 患者行甲状腺全切或近全切[8]。观察 40 年后，与单侧叶切除术相比，甲状腺全切或近全切术的风险降低（分别为 6% 和 30%）[75]。此外，甲状腺全切除术后，通过检测 Tg 水平来监测持续性、复发性疾病的临床应用升高。近期数据表明，对于儿童低侵袭性 PTC 患者，包括有包膜的滤泡型 PTC（enc-fvPTC）可以考虑行单侧叶切除术[76]，对于具有乳头状核特征的非侵袭性甲状腺滤泡性肿瘤也是如此[77]。超声检查时，这些非侵袭性结节通常是实性的，纵横比≤ 1，边缘光滑，没有微钙化或淋巴结肿大的表现。

对于细胞学可疑或确定 PTC（Bethesda Ⅴ和Ⅵ）的甲状腺结节，继发中央区颈部淋巴结转移风险较高，应考虑进行预防性中央颈部淋巴结清扫术（lymph node dissection，LND）（Ⅵ区）。成人中央区 LND 可能会增加放射性碘（adioactive iodine，RAI）治疗的可能性，然而对降低疾病特异性死亡率贡献不大，与之相比，在儿童患者中，中央区 LND 目前来看有助于识别继发性中央区淋巴结转移率，并筛选出具有较低侵袭性的肿瘤，以减少术后 RAI 的使用。ATA 儿童风险水平评估提示，如果组织病理学检查中仅发现"少量"转移性中央区淋巴结，则将患者分类为"低风险"的术后进展[8]。最近，对 ATA 儿童风险水平评估的更新显示，"少于 5 个"转移淋巴结提示"低风险"的术后进展，术后使用 RAI 治疗可能获益不大[78]。虽然有人担心中央区淋巴结清扫术相关的并发症会增加，但手术经验丰富的甲状腺外科医生会让发生率显著降低[38]。所有出现中央区和（或）外侧颈部淋巴结转移的儿童患者，都应行治疗性中央区淋巴结清扫术。侧颈区淋巴结清扫术应仅在存在 FNA 证实的侧颈转移性疾病时进行。当进行淋巴结清扫时，应将受影响的区域完整切除，而不是"摘取式"切除。

（二）滤泡性甲状腺癌

与 PTC 相比，FTC 通常是单灶性，表现为血行转移而不是淋巴转移。儿童 FTC 并不常见，在儿童 DTC 患者占比 ≤ 10%。FTC 进展过程中部分表现为 PHT，因此，对儿童 FTC 患者应高度怀疑，特别是具有大头畸形、脂肪瘤、龟头雀斑或有家族史的儿童[41, 43, 79]。

FTC 通常细分为微小 FTC（minimally invasive FTC，miFTC）和广泛性 FTC（widely invasive FTC，wiFTC），其中 miFTC 定义为显微镜下可见的 FTC，或无包膜浸润和（或）有限的血管浸润（在肿瘤包膜内或肿瘤包膜附近 < 4 个血管）；而 wiFTC 定义为具有广泛的包膜浸润、广泛的血管浸润或延伸到周围甲状腺组织的 FTC。4 个及以上血管的浸润与侵袭性增强、远处转移风险增加、预后较差相关[80-82]。

与成人患者相似，最终确诊为 FTC 的儿童患者，其 FNA 细胞学检查结果并不确定。因此，对于有潜在甲状腺疾病、双侧结节或已知确诊为甲状腺肿瘤易感综合征（如 PHTS）的患者，多数人最初会接受诊断性单侧叶切除伴或不伴峡部切除术，并可能会考虑行甲状腺全切术。由于诊断 FTC 是基于对结节包膜的完整组织学评估，以确定结节是滤泡性腺瘤（无浸润证据）还是滤泡癌（包膜和血管的浸润证据），因此，冰冻切片不能用于排除 FTC[83]。对于 < 4cm 的微小 FTC，单侧叶切除加或不加峡部切除术就足够了；对于广泛浸润的 FTC 或 > 4cm 的肿瘤，甲状腺全切术 + 基于 [123]I 诊断性全身扫描的术后 RAI 是一起评估远处转移到肺或骨的证据[84, 85]。微小 FTC 具有良好的预后，而广泛性 FTC 与成人发病率和死亡率显著相关[84, 86, 87]。因为儿童 FTC 的研究数据有限，需要进一步研究来分析能从手术和 [131]I 治疗中获益的儿童患者及其风险分层。

五、放射性碘治疗

RAI 是一种有针对性的高效的术后持续性治疗。过去 50 年里，接受 RAI 的患者数量增加了近 2 倍，但对 20 年疾病特异生存率（约 98%）没有任何影响[88]。尽管缺乏长期的前瞻性数据来确定儿童和青少年服用放射性碘的终身风险，但随着人们对 [131]I 治疗潜在的短期、长期风险的认识的提高，需要进一步确认哪些人群（ATA 中高风险或低风险儿童患者）可以从 [131]I 治疗中获益[8, 89, 90]。

与成人甲状腺癌相比，儿童和青少年 PTC 患者尚无分期系统[91]。但是，AJCC 的 TNM 肿瘤分期系统可以用于描述疾病的进展程度，对可能受益或不受益的患者进行分级，并为术后监测提供指导[92]。以下是最新版本的 ATA 儿童风险水平和建议的调整[8, 78]。

(1) ATA 低风险：疾病主要局限于甲状腺，N_0（无淋巴结转移）或 ≤ 5 个来自中央区的转移淋巴结（N_{1a}）。这些患者发生远处转移的风险极低，但仍可能有颈部残留转移风险，尤其是初次手术未行中央颈部淋巴结清扫（LND N_x）的患者。

(2) ATA 中风险：存在镜下或大体标本上甲状腺外侵犯、单侧、侧颈淋巴结转移（N_{1b}）或 6～10 枚淋巴结转移（广泛 N_{1a}）。这些患者淋巴结清扫不彻底、持续性颈部转移以最常见的远处肺转移的风险增加。若未行中央区淋巴结清扫，那么有必要将 ETE 提高到中风险水平，因为 ETE 已被证明与淋巴结转移风险增加有关。在第 8 版的 AJCC-TNM 分类系统中，腺外微侵犯被从 T_3 期肿瘤移除，必须充分审核病理报告，以确定是否存在腺外微侵犯，以准确分析术后风险[92]。

(3) ATA 高风险：广泛区域性疾病，包括双侧 N_{1b}、> 10 枚转移淋巴结、局部侵袭性疾病（T_4 期肿瘤）和有远处转移的患者，被认为是术后高风险。

对于持续性疾病的术后评估通常在手术后 6～12 周内进行，以确定哪些患者可能从进一步的治疗中获益，其中包括二次手术或术后的 [131]I 治疗。对于 ATA 低风险患者，可以考虑在术后立即进行 TSH 抑制 Tg 水平的治疗和颈部超声复查，而不是通过诊断性全身扫描（DxWBS）以显示激发状态下 Tg 水平。如果根据超声和（或）解剖成像（CT 或 MRI）发现 Tg 升高且没有明显疾病，则可在后续进行激发 Tg 和 DxWBS 检查[8, 89, 90]。

对于中、高危患者，推荐 TSH 激发 Tg 和 ^{123}I-DxWBS 来发现残留或转移性疾病。由于成像质量高、减少辐射暴露和防止晕眩，[123]I 的使用比 [131]I 更常用[93]。2～3 周之前，利用 DxWBS 碘甲状腺素（LT_3）或左旋甲状腺素（LT_4）将 TSH 调节到 > 30U/ml 的目标值。此外，患者还应接受低碘饮食（http：//www.thyca.org/pap-fol/lowiodinediet/ 和 http：//lidlifecommunity.org/）。这种方法通过钠碘共转运体和暂时性碘缺乏的 TSH 相关的表达增加，提高了 WBS 的敏感性且增加 RAI 治疗的疗效。有研究在儿童中使用典型的成人剂量（0.9mg，间隔 24h 服用）的重组人 TSH（rhTSH）而非甲状腺激素；然而，目前还没有关于 rhTSH 儿童治疗效果的资料。对于不能耐受内源性甲状腺功能减退或垂体 TSH 缺乏症的患者来说，rhTSH 是一个很好的选择[94, 95]。接受碘对比剂的儿童应等待 2～3 个月后再通过测量 24h 尿碘水平来确定是否有碘缺乏症[96]。

开始 [131]I 治疗应基于 TSH 激发 Tg 水平及 ^{123}I-DxWBS 获得的数据。TSH 刺激下 Tg < 2ng/ml 预测术后无复发为 94.9%[97]。若 TSH 刺激的 Tg 为 2～10ng/ml，对于存在甲状腺床摄取、浸润性组织学表现（dsvPTC、sPTC 和广泛浸润性滤泡变异型 PTC）、甲状腺外侵犯或肿瘤外侵犯或广泛区域转移（广泛 N_{1a} 或任何 N_{1b} 疾病）的患者应考虑 [131]I 治疗。如果 TSH 刺激的 Tg > 10ng/ml，则需要 [131]I 治疗。在 [131]I 给药之前，如果术后初期发现较大的肉眼可见的病灶，应进一步行手术。单光子发射计算机断层扫描与集成 CT（SPECT/CT）的应用可以提供更准确的解剖定位，以鉴别区域转移淋巴结与残余甲状腺组织[98]。

治疗性 [131]I 可以根据经验或基于骨髓限制剂量测定给药。经验性给药有两个公式：①按照儿童与成人体重比计算（kg/70kg）乘一个成人剂量[99, 100]；②根据局部或远处转移病灶的存在，剂量/体重（mCi/kg）的典型范围在 1.0～3.0mCi/kg[101]。对于年龄较小的儿童（< 10 岁）、肺部弥漫性转移及因其他恶性肿瘤接受放疗的患者应考虑剂量测定[102]。治疗后 WBS（RxWBS）应在所有 [131]I 治疗 5～7 天后进行，与 RxWBS 相比，治疗后 WBS 对检测持续性疾病的敏感性更高[103]。增加 SPECT/CT 可能有助于颈部残留病变的定位[8, 104]。

放射性碘治疗最常见的短期不良反应是唾液腺功能障碍（涎腺炎、口干、龋齿和口炎），其次是眼部干燥和鼻泪管阻塞。青春期后的男性如果有明显的肺转移或其他远处转移，可能会给予较高的累积剂量（≥ 400mCi），应该建议他们提前冻存精子[8, 105]。在接受 RAI 治疗的 3 个月内，伴随各种血液学指标的正常化，可能发生急性、放射性骨髓抑制[106]。儿童和青少年肺转移接受频繁、高剂量的 RAI 治疗可能会发生肺纤维化[107, 108]。对于弥漫性肺转移的儿童，尤其是考虑多重 [131]I 治疗时，应注意肺功能检查和胸部 CT 监测[8]。

即使限定 RAI 的传递活性和频率，仍需要长期的随访研究来验证先前关于发生 RAI 诱发的继发性恶性肿瘤（second primary malignancie, SPM）风险的报道[75, 88, 109, 110]。虽然总数不多，但许多 SPM 位于嗜碘腺（即唾液腺），或在生理清除期间被动暴露于 [131]I 的非嗜碘组织（骨髓、结肠、膀胱等）[75, 111]。因此，确定 SPM 是否与 RAI 相关或是否与甲状腺癌进展的危险因素相关仍是一个难题。临床医生不应因此而不敢使用 RAI；然而，有必要识别哪些患者可能受益于 [131]I 治疗，哪些患者的 RAI 风险大于获益。在儿科，必须评估达到缓解、避免复发的治疗目标与并发症的发生风险。

（一）儿童 PTC 的随访

一段时间内，血清甲状腺球蛋白水平和颈部 US 是监测 PTC 患者最有意义的检查。应同时测量所有样本的 Tg 和 TgAb 水平，因为多达 25% 的 DTC 患者出现 TgAb 干扰 Tg 结果的情况[112]。由于测定方法之间存在显著差异，因此使用相同的测定方法和实验室进行连续监测是至关重要的，实验室监测可以减少测定方法之间的差异，改善 Tg 和（或）TgAb 趋势的评估[113]。

在没有 TgAb 的情况下，基础（非 TSH 激发）Tg 水平低于 0.2ng/ml 与疾病缓解一致。对于术后未接受 [131]I 治疗的患者，TSH 抑制的 Tg 应在甲状腺全切除术后 1 年内降至 < 0.5ng/ml[114]。如果 Tg 仍然轻度升高，在 2～10ng/ml，则需要根据 Tg 随时间的变化趋势及影像学上的持续性或复发性疾病的证据继续监测[114]。Tg 升高（> 10ng/ml）或明显升高需要进一步评估以确定疾病的定位，并决定是否需要进行再次手术和（或）^{131}I 治疗[8]。

对于 ATA 儿童中、高危患者，应在术后 6 个月左右进行颈部 US 随访，对于 ATA 儿童中、高危患者，应间隔 6～12 个月进行术后首次颈部 US 随访，对于 ATA 儿童低风险患者，应每隔一年进行一次颈部 US。对于已有肺转移的患者，应采用 6～12 个月的胸部 CT 进行监测。使用 ^{18}F-FDG PET/CT 应限于经 RAI 治疗和 WBS 成像而怀疑为非 RAI 的持续性疾病的患者[115]。

无疾病状态（no evidence of disease，NED）定义为放射成像上无结构异常、未检测到异常 Tg 和 TgAb 水平。持续性疾病定义为 TSH 抑制＞ 1ng/ml 或 CT、MRI 平扫或功能成像（RAI 全身扫描或 ^{18}F-FDG PET/CT）上的任何颈部解剖性疾病的证据。复发性疾病是在既往被定为有 NED 的患者中发现新的生化指标或解剖异常[90]。

所有 DTC 患儿术后无论是否采用 ^{131}I 治疗，均应接受甲状腺激素抑制治疗，以 TSH ＜ 0.5U/L 为目标。TSH 抑制的程度应基于更新的 ATA 儿童风险等级[116]，避免造成甲状腺功能亢进。对所有儿童患者进行终身监测，因为约有 30% 的 DTC 儿童在首次手术后 20～40 年就出现了复发[117]。

（二）持续性和复发性疾病

颈部淋巴结是残余和复发 PTC 最常见的转移部位[117-119]。如果肉眼可见的颈部异常通过影像学确定并经 FNA 确认，手术优于 ^{131}I 治疗[120, 121]。术前经皮超声引导下亚甲基蓝注入转移性淋巴结可提高术中解剖的效率和准确性。对于碘缺乏的出现微小颈部病变的儿童可以考虑进行 ^{131}I 治疗，这取决于个体的风险效益比及有无远处转移[122]。如果 LN 位于颈部手术部位，应考虑区域淋巴结清扫。

超声引导下经皮乙醇注射或射频消融术可作为 PTC 颈部转移数量较少（1～2 个淋巴结）的患者的微创治疗选择，具体取决于转移淋巴结的位置[122-124]。据报道，乙醇注射和射频消融的治疗成功率在 70%～98%，通过术后 3～6 个月评估接受治疗的淋巴结的血流和处理后的淋巴结大小来评估手术成功与否[122, 123, 125]。

肺转移是疾病持续或复发的远处转移最常见的部位。与成人相比，有肺转移的儿童和青少年的疾病特异性死亡率较低，很可能是继发于持续性 RAI 的肺部病变[108, 126]。表现为肺部小结节的患儿很可能获得缓解[108, 118, 126]，然而，多达 1/3 的更严重的肺部转移患儿可能发展为长期持续的疾病，即使重复使用 ^{131}I 治疗也无法治愈[108]。根据最后一次 RAI 治疗后 1～2 年的平扫成像显示，先前已证明有改善但仍有持续性疾病的患儿，应考虑再次进行 ^{131}I 治疗以治疗嗜碘性肺腺癌。如果连续 6 个月的影像检查有疾病进展的证据，则需要更早进行相应治疗。再次 ^{131}I 治疗的时间应该间隔前一次的治疗时间至少 12 个月，因为一些研究表明，在前一次 RAI 治疗后，血清 Tg 水平持续下降长达至少 18～24 个月[126, 127]。

（三）RAI 难治性疾病的全身治疗

一小部分儿童和青少年会发展为 ^{131}I 难治的进展性 DTC。在过去的 10 年里，越来越多的口服药物系统疗法已经被纳入成人的类似疾病的临床实践。这些药物主要靶向酪氨酸激酶受体或丝裂原活化蛋白激酶（mitogen-activated protein kinase，MAPK）和磷脂酰肌醇 3- 激酶信号通路中的组成性激活蛋白激酶[128]。了解难治性肿瘤中的体细胞肿瘤基因驱动突变对于选择效果最佳的药物是至关重要的。多靶点酪氨酸激酶抑制药，包括索拉非尼、乐伐替尼等，靶向血管内皮生长因子受体及上皮生长因子受体、成纤维细胞生长因子受体、血小板衍生生长因子受体等药物，这些药物并不能杀死肿瘤，但是它们已经被证明可以减缓肿瘤进展并减轻肿瘤负担。然而，这种效果往往是短暂的，许多患者出现一些不良反应，包括高血压、腹泻、伴体重减轻的厌食症、皮炎和疲劳[129]。

与多酪氨酸抑制药相比，新型选择性抑制药的疗效更高，毒性更小。其中一些药物已经在临床使用了好几年，它们是从其他具有类似分子改变的癌症中重新利用的。这些分子靶向抑制药中最有效的，在携带 *BRAF*、*RET*、*NTRK*、*ALK* 或 *ROS1* 融合基因等基因突变的肿瘤中已显示出显著的临床疗效。拉罗替尼（LOXO-101）是一种选择性 NTRK 抑制药，已批准使用了 12 年。

对于携带 *BRAF* 或 *RAS* 突变的肿瘤患者，在选择性使用 *BRAF* 和 *MEK* 抑制药后，已经实现了肿瘤对 RAI 的再敏化[130]。对于进行性 MTC 患者，目前有选择性的 RET 抑制药（BLU-667 和 LOXO-292）正在进行临床试验，从初步数据来看，这些抑制药的治疗反应非常好[129]。

虽然这些药物能带来临床效益，但大多数是细胞抑制作用，而不是细胞毒性药物。肿瘤甚至会因此产生耐药性，当肿瘤对初始药物产生耐药性时，关于后续补救治疗的药物最佳选择的认识仍不充分。由于可能出现显著的不良反应，在治疗 RAI– 难治性（RAI-refractory, RAIR）甲状腺癌时，儿科患者应该被转诊到有使用这些药物经验的中心，以便优化治疗的各个环节包括开始治疗的时机、药物的选择、药物监测和治疗调整，同时最大限度地减少不良反应的风险[8, 129, 131]。

六、甲状腺髓样癌

MTC 是一种神经内分泌恶性肿瘤，起源于甲状腺的神经嵴、滤泡旁 C 细胞[132]。因此，与滤泡细胞来源的甲状腺肿瘤不同，MTC 细胞对 TSH 不敏感，不表达钠碘转运体，也不产生 Tg，而是分泌降钙素和癌胚抗原，这两种物质都是 MTC 的肿瘤标志物。大部分儿童和青少年的 MTC 与 2 型多发性内分泌瘤相关，这是一种常染色体显性肿瘤易感综合征，与 RET 原癌基因的种系突变相关，根据特定的突变命名为 MEN 2A 或 MEN2B[133, 134]。散发性 MTC 在儿童人群中不常见，并且与成人相似，它与 RET 和 RAS 的突变有关[132]。

ATA 将最常见的 RET 突变分为三种风险类别，即最高风险、高风险和中等风险，并考虑初始筛查的推荐年龄和预防性甲状腺切除术的时机，以达到手术缓解疾病的目标[132]。甲状腺全切除术的建议如下：高危突变（MEN2B，密码子 918）携带者，建议在出生 1 年内进行甲状腺全切；高危突变（MEN2A，密码子 634 和 883）的 5 岁或 < 5 岁携带者，或当血清降钙素水平呈上升趋势或家属、患者不希望继续进行长期的实验室和放射监测时，所有其他中度风险突

变建议行甲状腺全切[132]。对于中度突变的患者，从 C 细胞演变到 MTC 的过程可能相当缓慢，因为 MTC 直到 30—40 岁才会发展。对于基础降钙素 > 40ng/L 或有任何淋巴结转移迹象的儿童，建议进行中央淋巴结清扫[132, 135]。应该注意，儿童降钙素的生理水平在 6 个月前可达到 35ng/L，在大约 3 岁时降至成人水平[136]。

与 MEN2A 相比，密码子 918（MEN2B）的突变更多是从头合成的。因此，识别早期临床体征和症状对于诊断 MTC 的转移前综合征至关重要，MTC 转移可能发生在 1 岁之前，更常见的是 4 岁之前[137]。早期的临床体征和症状包括哭闹（流泪能力的丧失或减弱）、便秘（与神经节瘤病相关）和肌张力减退（进食困难而发育不佳、足畸形、髋关节脱位）。直到 5 岁左右的学龄儿童才出现更典型的症状，包括嘴唇和舌头出现神经瘤、身材较高、有马方综合征体态[46, 138]。

甲状腺切除术后，左旋甲状腺素是用来使 TSH 恢复正常的，而不是用来抑制 TSH 的。每隔 6～12 个月应监测降钙素和 CEA 水平作为肿瘤标志物，一旦确诊缓解，检测频率就会降低。最初有淋巴结转移或持续检测到降钙素水平的患者的监测可定期进行颈部超声。如果肿瘤标志物仍然很高或倍速增长，并且颈部超声提示信息不充分，则应考虑进一步影像学检查，如胸部 CT、肝脏 MRI/CT 增强扫描、骨扫描、中轴骨骼 MRI 或 18F-FDG PET/CT，以确定持续性疾病。

转移性 MTC 通常是不治之症，但可能表现为无反应的临床病程，并持续数十年。MTC 细胞不能产生降钙素，CEA 与降钙素不成比例地迅速上升，以及降钙素升高 2 倍的时间少于 6 个月等表现可预示更严重的进展和更差的预后[132, 139]。

对于有症状或有转移进展性的 MTC 患者，建议采用抑制 RET 或者抑制参与血管生成的其他酪氨酸激酶受体的分子靶向治疗。凡德他尼和卡博替尼已获 FDA 批准用于治疗成人进展性、转移性 MTC[128, 140]。有限的数据表明，凡德他尼在 MEN2B 治疗中对晚期 MTC 儿童有效且耐受性良好[141]。选择性 RET 抑制药（BLU-667 和 LOXO-292）目前正在进行临床试验，初步数据显示其治疗效果良好[129]。类似于 RAIR 患儿，对

晚期 MTC 患儿可能获益的系统性治疗的地方应该推荐到有相应用药经验以便确定治疗的时机、选择药物、可优化、监测和调整治疗、同时最小化的不良反应的风险的中心进行治疗。

遗传性 MTC 患者应接受持续的终身随访，包括遗传咨询、社会心理支持，以及嗜铬细胞瘤和原发性甲状旁腺功能亢进的前瞻性筛查。11 岁开始对 ATA 高危患者（密码子 918）每年进行一次尿液或血清中肾上腺素和影像学嗜铬细胞瘤筛查，对 ATA 高危和中危患者从 16 岁开始同时每年对 MEN 2A 患者进行甲状旁腺功能亢进症的筛查。

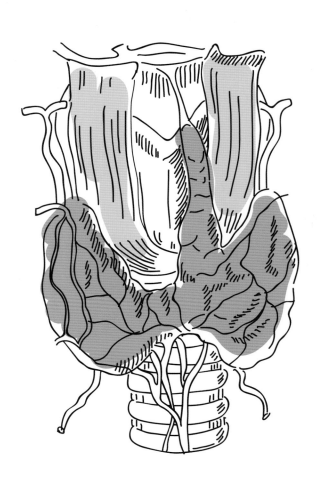

第二篇　甲状旁腺疾病和癌症

PARATHYROID DISEASES AND CANCER

第6章

钙、维生素 D、甲状旁腺激素代谢及钙敏感受体功能概述

Brief Overview of Calcium, Vitamin D, Parathyroid Hormone Metabolism, and Calcium-Sensing Receptor Function

Alexander Shifrin　著

龚　静　译

一、钙的代谢

钙、维生素 D、镁、磷酸盐和甲状旁腺激素参与了骨生理学并且在功能上互相补充。钙有两大功能：是强健骨骼的结构材料，也是重要的生理和神经肌肉调节器。骨骼是钙的储存库。钙对神经肌肉的调节机制非常复杂，取决于多种因素。血浆钙浓度必须控制在 $8.8 \sim 10.4 mg/dl$（$2.2 \sim 2.6 mmol/L$）的狭窄范围内，以防止产生严重的代谢失衡和对身体功能造成严重的生理后果。身体总钙含量取决于体重。在一个平均体型的成年人中，正常的钙含量为 $1000 \sim 1300 g$。钙含量在胎儿和新生儿中尤为重要。约 99% 的人体总钙存在于骨骼中，剩下的 1% 要么分布于细胞内，要么是循环于血浆中（细胞外）。血浆中钙的主要成分有三种：活性游离钙、蛋白结合钙和复合钙。游离钙约占血浆钙总量的 50%，40% 的血浆钙与血浆蛋白（主要是白蛋白）结合，10% 与碳酸氢盐、硫酸盐、磷酸盐、乳酸和枸橼酸盐等阴离子结合。正常情况下，血清离子钙浓度保持在 $1.1 \sim 1.3 mmol/L$。这一很窄的范围是维持正常的神经肌肉活动所必需的。血清总钙浓度应根据血浆白蛋白水平进行校正。每 $1 g/dl$（$10 g/L$）白蛋白结合约 $0.8 mg/dl$ 的钙。血清白蛋白浓度的降低会降低总钙浓度，而不影响游离钙浓度，因此不会产生任何低钙血症的迹象或症状。然而，如果真实（校正或电离）钙水平降低或升高，则可能出现低钙血症或高钙血症症状 [1-6]。白蛋白与钙的结合依赖于 pH。pH 越低，与白蛋白结合的钙越少（白蛋白对钙的结合位点越少）。这导致游离（未结合）钙浓度增加。pH 越高，游离钙浓度越低 [2, 7]。

钙稳态的调节包括以下机制：钙在胃肠道的吸收，钙在肾小管内的排泄，以及钙沉积于骨骼中或从骨骼中移除。血浆钙水平受到甲状旁腺激素、活性形式维生素 D[$1,25-(OH)_2D$]、甲状旁腺激素相关肽（PTH-related peptide，PTHrP）、血磷、成纤维细胞生长因子 23（FGF-23）的 5 个主要因素调节。血钙水平主要受到 PTH 的调节。正是甲状旁腺激素使得未结合（游离）钙的浓度维持在较窄的范围内。活性形式的维生素 D[$1,25-(OH)_2D$] 在钙调节中也起着重要作用，尽管其重要程度不及 PTH。降钙素和镁在钙调节中也起了一定的作用。PTHrP 影响钙在胃肠道和肾小管的跨膜转运 [1-4]。

钙转运有两种机制：细胞旁（被动）转运和跨细胞（主动）转运（图 6-1）。细胞旁（被动）转运主要发生在肾小管。饮食，如高钠、蛋

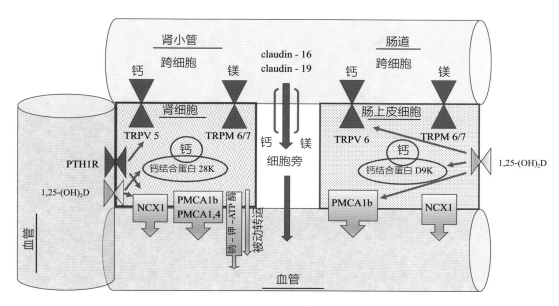

▲ 图 6-1　钙和镁的转运

钙和镁的转运是通过细胞旁（被动）和跨细胞（主动）机制进行的。在肠道，钙吸收的机制是通过细胞旁和跨细胞转运。细胞旁转运主要发生在肾小管，它由 claudin-16 和 claudin-19 蛋白促进。跨细胞（主动）转运包括三个步骤：钙通过 TRPV5（肾小管中）和 TRPV6（肠道中）进入细胞，钙与钙结合蛋白（肾小管：钙结合蛋白 28K；肠细胞：钙结合蛋白 D9K）结合，钙结合蛋白将钙扩散到基底膜，随后通过 ATP 依赖的钙 -ATP 酶（PMCA1b）和钠/钙交换蛋白（NCX1）（受 PTH 刺激）通过基底膜转运钙。还有一种机制是钙的被动扩散。TRPM6（在肾小管和肠细胞中）和 TRPM7（分布较广）促进镁的跨细胞吸收，在基底膜则由钠 - 钾 -ATP 酶转运。活化维生素 D[1,25-(OH)₂D] 通过其位于十二指肠细胞上的受体促进 ATP 酶和 TRPV6 的钙转运，并能刺激肾小管和肠细胞表达钙结合蛋白 D9K 和钙结合蛋白 28K。PTH 可调节 NCX1，并能影响 TRPV5 在肾小管的表达。NCX1. 钠离子 - 钙离子交换蛋白；PMCA1b. ATP 依赖的钙转运 ATP 酶（通过基底侧膜转运钙）；PTH. 甲状旁腺激素；PTH1R.PTH 受体（又称 PTH/PTHrP）；TRPM. 瞬时受体电位 melastatin 型；TRPV. 瞬时受体电位香草酸型

白质或酸，会增加钙排泄。在肾小球随血浆滤过的 Ca^{2+}，约 70% 在流经近端肾小管时连同钠一起被重吸收，20% 在髓襻被重吸收，5%～10% 在远端肾小管被重吸收[1-3, 6-8]。细胞旁转运依赖于浓度梯度，并由紧密连接蛋白促进，如紧密连接蛋白 -16（paracellin-1）和紧密连接蛋白 -19[3]。例如，紧密连接蛋白 -16 突变可导致肾脏失镁综合征和紧密连接蛋白介导的细胞旁镁、钙吸收受损[7, 9, 10]。肾小管中跨细胞（主动）钙转运受瞬时受体电位香草酸 5 型（TRPV5）[11, 12]和结合蛋白 calbindin28K 的促进[3]。在转运钙的同时，肾小管也促进镁的被动转运。

　　在肠道中，钙吸收的机制是被动（细胞旁）和主动（跨细胞）转运。吸收的主要机制是主动转运，它包括三个步骤：肠腔内的初始吸收、跨细胞转运和钙跨基底膜转运[1-3, 7]。钙结合蛋白 calbindin-D9K[7, 13]和瞬时受体电位香草酸型促进

了肠细胞内钙的跨细胞转运[3, 7, 8]。此外，钙离子的主动转运包括三个步骤，即钙离子通过 TRPV5 和 TRPV6 进入细胞，钙离子与钙结合蛋白结合并将之扩散到基底膜，钙离子通过 ATP 依赖的钙转运 ATP 酶（PMCA1b）和钠离子 - 钙离子交换蛋白（NCX1）通过基底膜转运[7, 8]。TRPV5 和 TRPV6 通道处于钙负反馈机制下，可被通过这些通道内流的钙下调[7]。NCX1 在不同器官中均有表达，包括远端肾单位。NCX1 在 PTH 和活性形式维生素 D[1,25-(OH)₂D₃] 的直接刺激下，可刺激远端肾单位的钙重吸收。NCX2 和 NCX3 仅存在于大脑和骨骼肌中[7, 14, 15]，PMCA 具有高亲和力钙外排泵，存在于四种不同的 PMCA1～4 亚型中。PMCA1 和 PMCA4（包括 PMCA1b）在肾脏中均有表达，而在小肠中只有 PMCA1b 是主要的表达亚型[7]。第三种机制是钙 - 钙结合蛋白复合囊泡的被动扩散或排出。活化形式维生素 D 通过

其在十二指肠细胞和小肠的受体刺激钙转运 ATP 酶（PMCA1b）和 TRPV6[1, 3, 7, 8]。

十二指肠和空肠上段是钙主动吸收（跨细胞转运）的主要部位，而经细胞旁转运的钙吸收则贯穿整个肠道[7, 16]。当食物通过肠道时，仅需短暂的时间即可通过十二指肠，剩余的时间通过小肠远端。当钙摄入量高时，被动转运（细胞旁）是肠道钙吸收的主要机制。当钙摄入量较低时，跨细胞（主动）钙转运是钙吸收的主要机制[7, 17, 18]。

非常重要的一点是，不要低估镁对钙代谢的影响。血镁是 PTH 正常分泌所必需的。低镁血症会导致 PTH 分泌不足，不加镁单独补钙是无法将之纠正的。正常血清镁含量为 0.7～1.2mmol/L[3]，小肠吸收镁的过程与吸收钙的过程相似。在肾小管中，镁的重吸收主要是被动的，与钙的再吸收一起发生在髓襻上升环中[3, 8, 19]。跨细胞镁吸收由两种蛋白质促进，即瞬时受体电位 melastatin6 型（TRPM6）（在肾小管和肠细胞中）和瞬时受体电位 melastatin7 型（TRPM7）（广泛分布，与 TRP 通道家族中参与钙转运的蛋白相似[3, 8]。镁在基底侧膜表面通过钠 – 钾 –ATP 酶转运[3]。

妊娠期间，在妊娠晚期，钙通过合体滋养层细胞（分离母体和胎儿循环的上皮层）经由胎盘从母体循环主动转运到胎儿循环（图 6-2）[7, 20]。TRPV6 的表达似乎明显高于 TRPV5[21]。钙通过与钙结合蛋白 calbindin-D9K 和钙结合蛋白 calbindin-28K 的结合在这些细胞中扩散。随后，钙经由 ATP 依赖的 Ca-ATP 酶等被主动转运过胎儿面基底膜[22, 23]。妊娠的最后 7 天，calbindin-D9K 的表达可增加 100 倍以上，PMCA 可增加 2 倍以上[24]。

二、钙敏感受体

钙与甲状旁腺上的钙敏感受体（calcium binds to the calcium-sensing receptor，CaSR）结合并改变 PTH 的分泌。除钙外，CaSR 还与镁结合，并以与钙类似的方式影响 PTH 的分泌。CaSR 不仅存在于甲状旁腺，也存在于其他器官。例如，在胃肠道中，CaSR 通过刺激胃壁细胞和 G 细胞分泌胃酸和胃泌素发挥"食物传感器"的作用。CaSR 通过在肠神经系统的肌间神经丛和

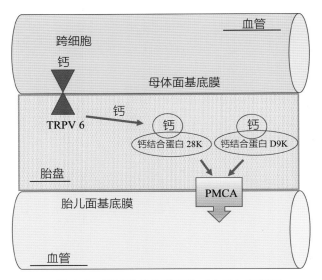

▲ 图 6-2 通过胎盘的跨细胞（主动）钙转运

PMCA. ATP 依赖的 Ca-ATP 酶；TRPV6. 瞬时受体电位香草醛 6 型

黏膜下神经丛中的表达，影响胰腺外分泌，调节大肠内的液体潴留，影响肠道蠕动。CaSR 也存在于肾小管、骨和软骨等组织中。在肾脏中，它调节肾素的释放，从而可以调节血压和体液平衡[1, 3, 4]。在骨骼中，它调节矿化，并能控制成骨细胞的分化、增殖和活性。CaSR 在中枢和外周神经系统也发挥着作用。最后，它在乳腺组织、卵巢、子宫、睾丸和前列腺中也有表达。

CaSR 的突变会导致受体的激活或失活。CaSR 基因的失活、异质性突变会导致家族性低尿钙性高钙血症（familial hypocalciuric hypercalcemia，FHH）。这种疾病会导致钙依赖性抑制的肾钙再吸收功能的丧失，导致低钙尿，并能改变钙依赖的 PTH 分泌的反馈抑制，进而导致血清 PTH 水平轻度升高及相关的高钙血症[1, 3, 4, 25]。

新生儿 CaSR 基因的失活纯合突变或复合杂合突变表现为新生儿重度甲状旁腺功能亢进（neonatal severe hyperparathyroidism，NSHPT），导致严重的高钙血症、血清 PTH 水平显著升高和钙介导的甲状旁腺激素分泌反馈控制的几乎完全丧失[25, 55]。这会导致骨骼脱矿和病理性骨折[26, 27]。骨丢失可通过甲状旁腺切除术来逆转[28]。

CaSR 有两种激活突变：常染色体显性遗传性低钙血症（autosomal-dominant hypocalcemia，ADH）和 Bartter 综合征 5 型。ADH 是一种良性

慢性疾病，常在血常规检查中偶然发现[29]。患有该病的患者有长期的感觉异常、间歇性肌束震颤和儿童癫痫发作的历史。ADH 诊断的建立基于低血钙，不相匹配的正常或非常低的血清甲状旁腺激素水平，以及因肾钙重吸收的强化抑制导致的高钙尿。相关发现还包括低镁血症、高磷血症和低钙尿[30]。其他发现还包括肾脏钙重吸收功能正常，但肾小球游离钙滤过率降低[31, 32]。

Bartter 综合征 5 型由 CaSR 的严重激活突变导致，伴有肾性盐耗综合征、低钙血症、血清 PTH 水平受抑、低钙尿、高磷血症、异位矿化和白内障。髓袢升支粗段腔膜上 CaSR 的激活阻止了 NaCl 的重吸收。CaSR 通常通过抑制肾磷排泄和 PTH 诱导的对磷再吸收的抑制来促进磷的潴留[33-36]。这种综合征通过给予 CaSR 的负性调节剂，即解钙剂来治疗[37, 38]。

三、维生素 D 代谢

维生素 D（钙化醇）是一种脂溶性维生素。由于其在钙稳态和骨代谢中的调节作用，它作为激素或激素原发挥作用。与甲状旁腺激素相比，它对钙稳态的影响要小得多。维生素 D 的吸收有两种不同的形式：维生素 D_2（麦角钙化醇）和维生素 D_3（胆钙化醇）。人体 80% 的维生素 D 来源于阳光照射后生成的维生素 D_3，其余的来自于食物中的维生素 D_2。两者的代谢方式相似，而且效力相同。皮肤黑素细胞吸收波长 270～300nm 的紫外线，后者作用于胆固醇的前体（7- 脱氢胆固醇），打破了类固醇分子的 B 环，产生一种分泌激素。随后，通过体温作用，这种分泌激素被转化为胆钙化醇（维生素 D_3）。维生素 D_3 的合成高峰是在最大程度地暴露于阳光下的 6 周后。皮肤较深的人需要比皮肤较浅的人多 6 倍的阳光照射才能合成与皮肤较浅的人相同数量的维生素[39]。

维生素 D_2 来自植物和食物，如鱼、肝油、脂肪鱼、蛋黄、肝脏和添加维生素 D_2 的牛奶[1-3, 40]。它是由麦角甾醇合成的，在结构上不同于胆钙化醇。维生素 D 活性形式的产生过程包括三个步骤：合成，在肝脏中转化为主要循环形式的 25- 羟维生素 D，最后在肾脏中通过 1α 羟化酶将之转化为生物活性形式 1,25- 羟维生素 D（图 6-3）。合成后，维生素 D 与维生素 D 结合蛋白（D-binding protein，DBP）结合，通过肝脏时被细胞色素 P_{450} 酶代谢为 25- 羟维生素 D，并以与 DBP 蛋白结合的形式在血浆中循环。通过肾脏时，25- 羟维生素 D 被 1α- 羟化酶转化为其活性激素形式，即 1,25- 双羟维生素 D。1α- 羟化酶的活性是由甲状旁腺素的 cAMP 蛋白激酶作用和低钙血症来调控的。维生素 D 储存在肝脏和脂肪组织中。肥胖者脂肪中储存的维生素 D 较多，但循环中维生素 D 含量较低。1,25- 羟维生素 D 的主要作用是刺激肠上皮细胞内钙结合蛋白的形成，这有助于肠内钙的吸收（图 6-3）。它也有助于磷的吸收。1,25- 双羟维生素 D 还能刺激肾小管中钙结合蛋白 -D9K 和 NCX1 的表达和肠细胞中钙结合蛋白 -D28K、PMCA1b 的表达[7]。

最佳的血清 25- 羟维生素 D 水平在 30～50ng/ml[41-46]。低于 20ng/ml 的水平被认为是不够的，并且不利于骨骼健康。低于 10ng/ml 的水平被认为是严重不足。25- 羟维生素 D 缺乏可能是由于饮食摄入不足、吸收不良、靶器官抵抗或 25- 羟维生素 D-1α 羟基化受损所致。高浓度的 25- 羟维生素 D（高于 50ng/ml）可能会存在毒性[41]。高浓度时，25- 羟维生素 D 可刺激成骨细胞产生细胞因子，进而导致破骨细胞的产生增加，从而导致骨吸收[40]。

四、甲状旁腺激素代谢

甲状旁腺在维持细胞外钙浓度方面起着关键作用。甲状旁腺由两类细胞组成：主细胞和嗜酸性细胞[47]。甲状旁腺主细胞是甲状旁腺的主要细胞，产生甲状旁腺激素。嗜酸性细胞产生 PTHrP、骨化三醇和其他一些因子[48]。Sestamibi 扫描的敏感性依赖于保留在富含线粒体的细胞中的放射性同位素，这些细胞主要是嗜酸性细胞（不产生 PTH 的细胞）。这就解释了为什么 Sestamibi 扫描在甲状旁腺腺瘤的诊断中有时并不准确的原因。当甲状旁腺腺瘤中甲状旁腺嗜酸性细胞含量＞ 25% 时，检测后期 Sestamibi 扫描的敏感性要高得多（嗜酸性细胞含量＞ 25% 的腺瘤敏感性约为 78%，嗜酸性细胞含量为 1%～25%

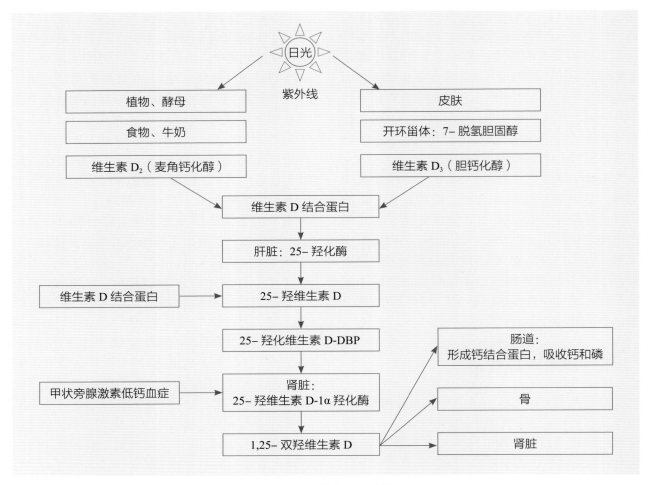

▲ 图 6-3　维生素 D 代谢

的腺瘤敏感性为 33%），对无嗜酸细胞腺瘤的敏感性为 0%[49]。

　　甲状旁腺素是由甲状旁腺主细胞内的 115 个氨基酸多肽的前甲状旁腺激素原（pre-pro-PTH）合成的含有 84 个氨基酸残基的多肽。甲状旁腺素的合成是恒定的，分泌是通过甲状旁腺细胞膜持续进行而不是散发的，并且具有昼夜节律和脉冲的方式[1-3, 6]。几乎没有激素是储存在腺体自身的。在 84 个氨基酸残基中，只有 34 个氨基酸末端才是激素发挥活性作用所必需的。在低钙血症发作期间，PTH 可通过胞吐的方式在数秒内被释放。PTH 在血液中的半衰期是 3～4min。Maier 等研究了甲状旁腺切除术中甲状旁腺素的清除动力学，并发现 PTH 的半衰期为 3.43min，而游离钙在腺瘤切除后 30min 开始减少。PTH 在肾脏和

肝脏中清除。一旦分泌，它会迅速被肝脏吸收，切割成片段，随后被肾脏清除。现代方法检测完整甲状旁腺素水平的基础是识别血流中的这些片段。在肝脏中，PTH 通过两种机制降解。其一，在肝巨噬细胞（Kupffer 细胞）中通过酶促反应遵循米氏动力学（Michaelise-Mentgen kinetic，已知的最佳的酶动力学模型）被降解。其二，PTH 进入 Dissé 间隙（肝细胞和肝血窦内皮细胞之间的窦周间隙）和细胞内间隙，被肝细胞吸收后调节其内葡萄糖和氨基酸代谢，不再重新进入循环。40% 的甲状旁腺激素代谢发生在肾脏，在肾脏中过滤后并在近端肾小管细胞中被重新吸收，在那里它被降解而不再重新进入循环。PTH 通过两个受体发挥作用：PTH1R 和 PTH2R。PTH1R（也称为 PTH/PTHrP 受体）可以结合两个分子，即

PTH 和 PTHrP，但只有 PTH 分子可与 PTH2R 结合。PTH1R 主要在骨骼和肾脏中表达。PTH2R 只存在于中枢神经系统。PTH 的主要功能是调节钙稳态。PTH 的主要靶器官是骨骼和肾脏（通过 PTH1R）[1-7, 50, 51]。

在骨骼中，在生理环境下，PTH 通过成骨细胞上的受体促进骨形成。在低钙血症期间，甲状旁腺激素刺激骨吸收以维持正常的钙平衡并恢复正常血钙水平。PTH 可改变破骨细胞产生的核因子 κ-B 配体（receptor activator of nuclear factor kappa-B ligand，RANKL）受体激活剂和成骨细胞产生的骨保护素（osteoprotegerin，OPG）受体的表达之间的平衡。PTH 具有分解代谢或合成代谢效应，这取决于 PTH 信号的剂量和周期性。在原发性甲状旁腺功能亢进症中，持续暴露于甲状旁腺激素会促进骨骼的分解代谢。甲状旁腺素改变 RANKL 和 OPG 之间的平衡，有利于骨吸收和脱矿：RANKL 的编码增加，OPG mRNA 的编码减少[1-6]。PTH 对 RANKL 和 OPG 的这种作用在甲状旁腺切除术约 1 年后减弱[6, 52]。低剂量、间断性 PTH 分泌可产生合成代谢效应[6]。

在肾单位的近端小管中，PTH 的主要作用是激活 25- 羟维生素 D-1α 羟化酶，后者可将 25- 羟维生素 D[25-(OH)D] 转化为其活性形式 1,25-(OH)$_2$D，进而促进肠吸收钙和磷酸盐[2, 3, 7, 53, 54]。在远端小管中，它通过 PTH1R 受体促进钙、镁的重吸收和磷酸盐的排泄[3]。PTH 与 PTH1R 结合的这种机制涉及刺激腺苷环化酶和增加激活磷脂酶 C 途径的环磷酸腺苷（cAMP）浓度。PTH 对近端小管中碳酸氢盐和氨基酸重吸收也有影响。这导致与甲状旁腺功能亢进有关的轻度 Fanconi 综合征（近端小管的普遍功能障碍表现为多尿、低血钾、糖尿、低磷血症和低分子蛋白尿）。这在甲状旁腺功能亢进逆转时也可以得到解决[1, 3, 6]。

第7章 原发性甲状旁腺功能亢进症的诊断和外科治疗进展

Advances in the Diagnosis and Surgical Management of Primary Hyperparathyroidism

Alexander Shifrin 著

徐浪宇 译

一、概述

经典的原发性甲状旁腺功能亢进症是指血钙水平持续升高和相应的血清甲状旁腺激素水平升高。这是由于异常的甲状旁腺自主产生过量的PTH所导致的。除了上述的PHPT的经典类型外，PHPT还有另外两种类型：血钙正常的和激素正常的PHPT。正常生理环境下，血钙和PTH中任意一个升高都会反馈抑制钙或PTH。血钙水平正常的PHPT是指血清PTH升高而总血钙和离子钙水平仍保持在相对正常的水平（正常范围的中高范围）且不被抑制。要诊断这一类型的PHPT应先排除如维生素D缺乏症、原发性高尿钙症、慢性肾脏疾病、钙吸收不良及服用可能引起PTH水平升高的药物（如噻嗪类利尿药、锂剂、抗惊厥药、双膦酸盐和地诺单抗）等继发因素[1]。Bilezikian等通过对这一类型的PHPT患者进行了平均4年的随访，发现22%的患者会出现高钙血症。激素正常的PHPT是指血钙水平升高，而血清PTH水平相对正常且不被抑制。近年来，PHPT的症状逐年减轻，并且很少出现严重的病症[1-4]。在过去的10年中，PHPT的外科治疗发生了巨大的变化，例如对大多数患者进行微创的单一腺体（腺瘤）定向治疗（单一甲状旁腺切除术）而非四腺探查（甲状旁腺全切术）[1, 5, 6]。

二、诊断

PHPT的诊断主要依靠各项生化检验。血清钙、PTH、维生素D、磷酸盐、肌酐水平、肾小球滤过率、碱性磷酸酶活性、24h尿钙对于确诊PHPT具有重要意义，离子钙水平在某些情况下也可以帮助诊断[1, 5, 6]。双能X线（DEXA）扫描测试骨密度（bone mineral density，BMD）主要用于评估腰椎、股骨和腕部的骨质疏松症，尤其是腕部，这是PHPT相关的骨质疏松症最常见的累及部位。肾脏超声、腹部X线片或CT等影像学检查可用于评估肾结石或肾钙质沉着[1]。此外，如果怀疑骨折（应力性骨折）的可能性，可以利用特定的放射学检查。若要诊断血钙正常的PHPT，不仅需要测定总血清钙，还要测定血清离子钙水平。在血钙正常的PHPT患者中，钙离子水平是正常的[1-4]。

根据第四届国际研讨会的总结报告中的关于无症状PHPT的最新治疗指南和美国内分泌外科医师协会（American Association of Endocrine Surgeons，AAES）关于原发性甲状旁腺功能亢进症的明确治疗指南，PHPT的外科治疗指征有：血清钙高出正常上限1.0mg/dl（0.25mmol/L）；DEXA扫描测定BMD提示骨质疏松症，腰椎、全髋、股骨颈，尤其是桡骨远端1/3的T值<−2.5（未

绝经女性和 50 岁以下男性应使用 Z 值代替 T 值）；X 线片、CT、MRI 或 DEXA 等影像学检查提示椎骨骨折；24h 尿钙超过 400mg/d（10mmol/d）和结石生化分析提示肾结石风险增加；X 线片、CT 或超声发现肾结石或肾钙化；50 岁以下患者 [1, 5, 6]。

AAES 指南和第四届国际研讨会建议，如果怀疑与遗传相关，应该对患者进行基因检测。以下的患者应考虑进行基因检测：40 岁以下的甲状旁腺功能亢进患者，有家族史且怀疑家族性综合征，存在多发性内分泌腺疾病，发现甲状旁腺癌或非典型腺瘤 [1, 5]。据报道，超过 10% 的 PHPT 患者可能患有以下一种家族性综合征：1 型多发性内分泌肿瘤（multiple endocrine neoplasia，MEN）、2 型 MEN、3 型 MEN、4 型 MEN、甲状旁腺功能亢进 – 颌骨肿瘤综合征、遗传性孤立性甲状旁腺功能亢进（familial isolated hyperparathyroidism，FIHPT）、新生儿重度 PHPT、1 型遗传性低钙尿高钙血症（familial hypocalciuric hypercalcemia，FHH）、2 型 FHH、3 型 FHH、非综合征性 PHPT（nonsyndromic PHPT，nsPHPT）[7, 8]。

（一）甲状旁腺切除术前最佳的影像学检查是什么

约 85% 的 PHPT 患者罹患单个甲状旁腺腺瘤，其余患者则罹患双腺瘤或增生。放射定位检查虽然不能确诊 PHPT，但可以在微创手术中帮助定位腺瘤。若患者未进行影像学检查来定位甲状旁腺腺瘤，但其符合手术标准，则该患者仍需考虑进行甲状旁腺探查术 [5]。准确定位甲状旁腺腺瘤有助于用微创手术达到以下效果：最大限度地减少因进行更大范围的探查术而引起的并发症的风险，减少术后疼痛和不适，减少手术时间，并获得最佳的美容效果。超声是进行甲状旁腺腺瘤术前定位的最安全的影像学检查，因为它没有放射性暴露的风险（图 7–1）。所有 PHPT 患者在进行甲状旁腺切除术前都应进行甲状旁腺超声检查，而不仅仅是颈部或甲状腺超声检查。超声检查是所有甲状旁腺腺瘤定位检查中最便宜的检查。医生可以在超声检查时对甲状腺进行评估，将颈部的软组织和甲状旁腺可视化。与由放射科医生进行的超声检查相比，由内分泌外科医

生进行的特定甲状旁腺超声检查有更大的概率发现甲状旁腺腺瘤 [9-11]。研究显示，若由放射科医生进行超声检查，则高分辨率超声的灵敏度为 51%～89%。而外科医生进行超声检查能够正确识别出 74%～90% 患者的甲状旁腺腺瘤，并且其灵敏度为 87%，特异度为 88% [10, 11]。双同位素减影 SPECT-CT 是一种较新的诊断技术，其效果优于 Sestamibi 扫描（图 7–2）。最新的研究表明：SPECT-CT 扫描对甲状旁腺腺瘤的检测和定位的敏感性为 95%，特异性为 89%，预估阳性预测值为 97%，阴性预测值为 83%。据报道，该技术在检测甲状旁腺腺瘤方面的准确率为 80%～94%，并且准确定位某一腺体而不仅仅是定位某一侧的准确率达 92% [1, 10, 12]。

外科医生应自己评估 Sestamibi 扫描图像，而不能仅仅依赖放射科医师的报告（图 7–3）。如果由放射科医师对扫描图像进行分析，则 ^{99m}Tc-Sestamibi 扫描的灵敏度为 39%～90% [11]。M.Zeiger 等研究发现外科医生能够更加仔细地评估术前 ^{99m}Tc-Sestamibi 扫描图像的细节和"阴影"，从而将放射科医师最初诊断为"阴性"的影像结果重新诊断为甲状旁腺腺瘤阳性。M. Zeiger 等还报道，影像报告"阴性"的患者中 41% 发现了细微异常或阴影，而影像报告"不确定"的患者中这一比率为 76%。在本组患者中，91% 的患者成功地接受了微创甲状旁腺切除术，治愈率为 99% [13]。

当患者的 Sestamibi 扫描结果被真正诊断为"阴性"时，实则其在术中发现多腺疾病的可能性远高于单腺瘤。瑞典隆德大学的一项回顾性研究评估了这类患者，发现这些患者术前尿钙水平较低，骨钙素水平较高，也更容易患糖尿病 [14]。A. Harari 等的研究表明，如果术前 Sestamibi 扫描显示一侧持续摄取，但术前超声未能对腺瘤进行定位，则患者更有可能患有位于后上方的甲状旁腺腺瘤 [15]。接受锂治疗的患者很可能患有不对称增生的多腺体疾病，而不是单腺瘤，所以确定 PHPT 患者是否进行过锂治疗或有无辐射暴露史非常重要。因此，术前影像学检查仅发现单个腺瘤可能具有误导性。所以建议术前应进行双侧颈部探查 [16]。相比之下，接受放射治疗的患者后续更有可能罹患单腺瘤，而成

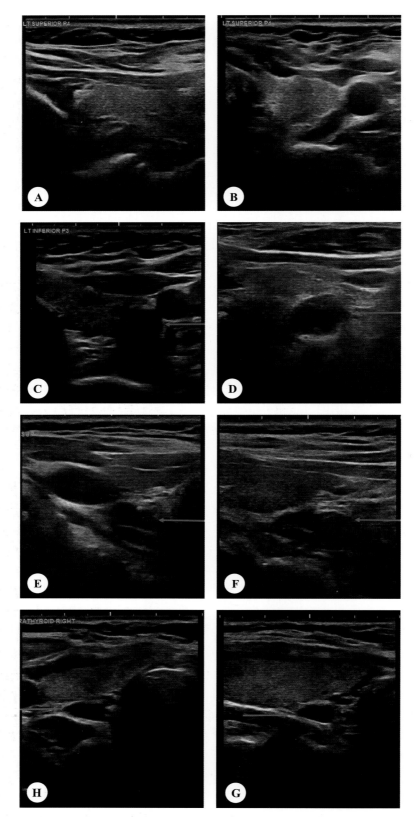

▲ 图 7-1 超声显示甲状旁腺腺瘤

A. 左上腺瘤，横切面；B. 左上腺瘤，矢状面；C. 左下腺瘤，横切面；D. 左下腺瘤，矢状面；E. 右上下行腺瘤，横切面；F. 右上下行腺瘤，矢状面；G. 右下下行腺瘤，横切面；H. 右下下行腺瘤，矢状面

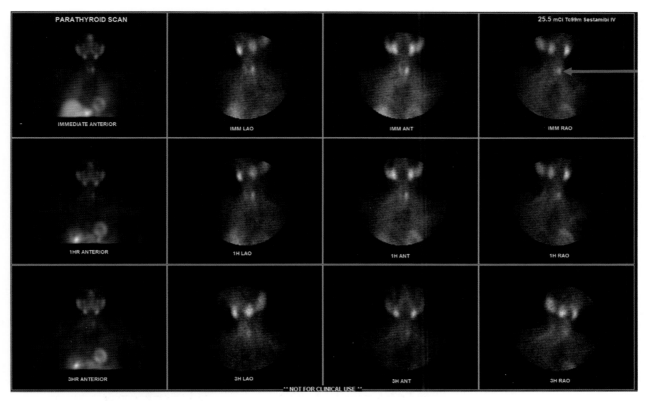

▲ 图 7-2　SPECT-CT Sestamibi 扫描显示左下甲状旁腺腺瘤（下排图像为在注射示踪剂后 3h 看到甲状旁腺腺瘤持续摄取同位素）

功进行甲状旁腺切除术后的患者数年后可能会出现异时性疾病。因此，必须对患者进行终身随访[17]。

　　N. Perrier 等的研究评估了患者在 PHPT 手术治疗前接受常规术前 4D-CT 的扫描结果。与未接受术前 4D-CT 扫描的患者相比，接受术前 4D-CT 扫描的患者的住院时间较短（0.61d vs. 0.23d）。原因是通过 4D-CT 扫描来精准定位甲状旁腺腺瘤的患者接受的手术的探查范围较小，而不是四腺探查术[18]。运用合适的定位检查或联合应用不同的检查方式，如 4D-CT 扫描和超声检查，有助于最大限度地提高 PHPT 患者微创手术的成功率[9]。

　　薄层 CT 扫描（2.5mm 层厚）是定位隐匿性甲状旁腺腺瘤的成熟技术之一（图 7-4）。A. Harari 等研究发现，术前 Sestamibi 扫描呈阴性而随后进行了薄层 CT 扫描的患者，正确地发现腺瘤患侧的敏感性为 85%，特异性为 94%，并且对预测病变腺体的确切位置还具有 66% 的灵敏度和

89% 的特异性[19]。我们的项目已经使用薄层 CT 扫描超过 12 年（与前文参考文献的放射位置相同）并且取得了巨大的成功。我们发现薄层 CT 扫描对于复发性或持续性的 PHPT 患者，或术前 US 和 Sestamibi 扫描呈阴性的患者的术前检查非常有帮助。对一些持续性 PHPT 患者，常在纵隔（图 7-5）或侧颈上部发现异位甲状旁腺腺瘤（图 7-4）。因此，即使在需要二次手术的病例中，薄层 CT 扫描的精确定位也可以帮助我们进行重点颈部探查。

　　总结：超声是术前甲状旁腺腺瘤定位最安全的影像学检查，因为它没有辐射暴露风险。在进行甲状旁腺切除术之前，应始终进行术前超声检查。第二个可以用于确诊的检查应该是 SPECT-CT Sestamibi 或 4D-CT 扫描。专门由外科医生进行的甲状旁腺超声检查比放射科医生进行的超声检查具有更高的灵敏度。在进行甲状旁腺切除术前，外科医生必须亲自评估 Sestamibi 扫描结果，寻找可能导致影像学检查中最初被放射科医生描

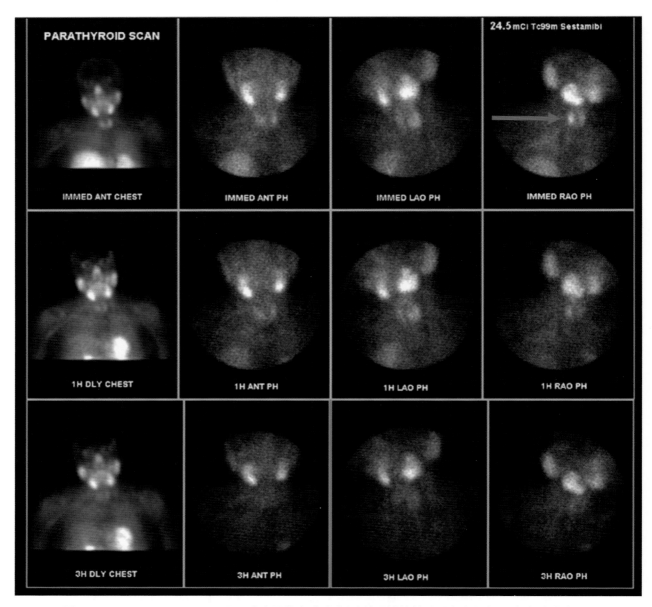

▲ 图 7-3　SPECT-CT Sestamibi 显示右上甲状旁腺腺瘤（该结果被放射科医生诊断为"甲状旁腺腺瘤阴性"）

述为"阴性"的甲状旁腺腺瘤的细微末节或有意义的"阴影"。薄层 CT 可用于持续性、复发性 PHPT 或难以定位的甲状旁腺腺瘤患者。

（二）甲状旁腺定位影像检查所需成本分析

一些研究着重分析术前甲状旁腺定位检查的成本效益。虽然最便宜的检查是超声检查，但定位甲状旁腺腺瘤最经济、有效的策略是超声联合 SPECT-CT Sestamibi 扫描同时加做或不做 4D-CT 扫描，或者直接超声联合 4D-CT 扫描。

超声联合 4D-CT 扫描是最便宜的方式，预估成本为 5901 美元 [9, 20]。成本效益最低的检查是单独做 SPECT-CT Sestamibi 扫描 [21]。术前 4D-CT 扫描不会缩短手术时间，也不会显著降低手术失败率，但可以降低术后的住院时间 [18]。联合超声和 SPECT-CT Sestamibi 扫描进行甲状旁腺腺瘤定位的敏感性和特异性在 91%～96% [10]。SPECT-CT 的阳性预测值高于 90%，准确度约为 83%，它在预测多腺疾病方面也更准确（36%）[22]。在比较 CT 扫描和 Sestamibi 扫描的费用时，动

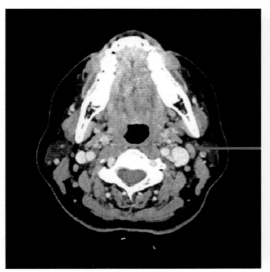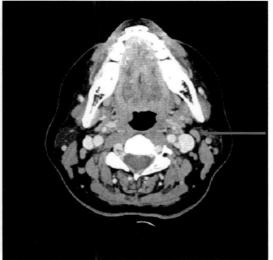

▲ 图 7-4　薄层 CT 扫描显示颈动脉分叉上方 2cm 处颈动脉鞘内异位的左下甲状旁腺腺瘤

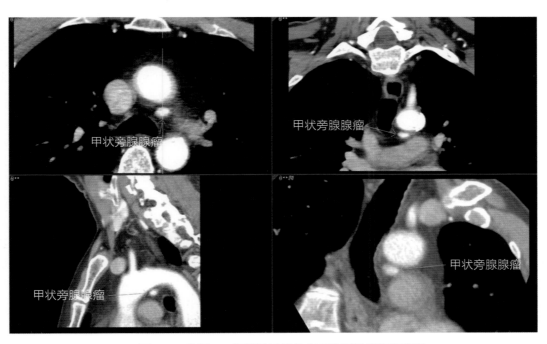

▲ 图 7-5　薄层 CT 扫描显示异位左下纵隔甲状旁腺腺瘤

态 CT 扫描（纽约西奈山医学中心）的费用为 1296 美元，而 Sestamibi 扫描的费用约为 1112 美元，根据注射的放射性示踪剂的类型和量的不同，其价格在 669～1156 美元波动。甲状旁腺 CT 扫描也是最快的检查，平均检查时间不到 5min，而 Sestamibi 扫描需要约 306min（在 50～538min）[23]。鉴于以上数据，如果是超声和

Sestamibi 扫描呈阴性或二次手术的病例，建议可以做更进一步的检查，如高灵敏度的薄层 CT 或 4D-CT 扫描等。

（三）甲状旁腺定位影像检查的辐射暴露风险

了解不同放射诊断检查相关的辐射暴露风险

非常重要。例如，孕妇禁止 Sestamibi 扫描，儿童也应该慎用[24, 25]。甲状旁腺定位影像检查的有效辐射量（effective radiation doses，ERD）如下，动态甲状旁腺 CT 扫描的 ERD 为 5.56mSv。三维 CT 扫描的平均 ERD 约为 15.9mSv，四维 CT 扫描的平均 ERD 介于 20~28mSv，明显高于甲状旁腺 Sestamibi 扫描的 ERD 测量值（3.3~5.6mSv）。然而，这些辐射暴露的终身癌症风险极低，与无辐射暴露时的发病率相当。多次 CT 扫描后患肺癌的最高风险约为 0.03%；据报道，Sestamibi 扫描后患结肠癌的最高风险为 0.06%[26, 27]。相比之下，普通美国人每年从自然环境和宇宙辐射中接收到的 ERD 约为 3mSv。而在往返航线飞行期间接收到的来自宇宙辐射的 ERD 约为 0.03mSv。胸部 X 线的 ERD 为 0.1mSv，这等于 10 天的自然环境中的辐射。使用或不使用对比剂的头部 CT 扫描的 ERD 相差约 4mSv，等于 16 个月的自然环境辐射。骨密度测定法（DEXA）的 ERD 为 0.001mSv，等于 3h 的自然环境辐射[28]。

总结：超声是甲状旁腺定位最便宜和最安全的检查。定位甲状旁腺腺瘤的最具成本效益的方法是超声后进行 SPECT-CT Sestamibi 扫描，进而选择性加做 / 不加做 4D-CT 扫描，或超声后直接进行 4D-CT 扫描。特殊人群尤其是孕妇和儿童在进行影像学检查之前应考虑辐射暴露的风险。

（四）术中 PTH 检测

Maier 等研究了甲状旁腺切除术后 PTH 激素代谢动力学，发现腺瘤切除后 PTH 的半衰期为 3.43min，而离子钙在腺瘤切除后 30min 才开始下降。PTH 在肾脏和肝脏中清除，并且与血浆浓度成正比。PTH 水平下降的最低点在腺瘤切除后 5h，并术后第 2 天再次开始上升[29]。

由 Nussbaum 于 1988 年初次报道，由 G. Irving 等采用的术中 PTH（intraoperative PTH，IOPTH）监测彻底改变了 PHPT 的手术方法。它旨在去除单个甲状旁腺腺瘤而不是双侧颈部探查的微创靶向甲状旁腺切除术成为可能[30-32]。此后，甲状旁腺切除术成为一种非常重要的手术，手术范围小并且仅切除受影响的腺体。它不再像过去一样仅

仅依靠外科医生的手术视野，而是辅以 IOPTH 监测[33]。新一代 PTH 检测的发展使得快速 IOPTH 检测成为可能。早期的检测主要针对 N 端、中区或 C 端中的一个，而新一代的检测技术使用的是两种对（1~84）PTH 的 N 端和 C 端具有特异性单克隆抗体[34]。尽管对 IOPTH 测定的时间和最佳标准存在一定的争议，但由 Irving 的团队提出的，甲状旁腺腺瘤切除后 5min 和 10min 的 PTH 水平下降 50% 被认为是 IOPTH 的金标准。尽管有不同的文献对其提出质疑，但这一标准已被大多数有临床经验的内分泌和头颈外科医生采用[35-37]。已有研究表明，IOPTH 监测可准确预测 96.3% 患者的手术成功或失败。一些学者还建议在甲状旁腺切除术后 20min 额外测定一次 IOPTH 水平，这可以将手术成功率提升至 97.3%[38]。早期的 IOPTH 检测数据表明，即使最后一次 IOPTH 水平仍高于正常水平的上限，但 IOPTH 水平下降 50% 足以达到生化治愈的程度[39]。然而最近的数据表明，IOPTH 水平下降 50% 是不够的，它必须下降到正常范围。因此，建议 IOPTH 的目标水平应低于 40pg/ml。对甲状旁腺切除术后 2 年的患者的研究表明，与 IOPTH 水平在 40~59pg/ml 的患者相比，最后一次 IOPTH 水平低于 40pg/ml 的患者的病情持续和复发的比率较低。最后一次 IOPTH 水平在 41~65pg/ml 的患者更可能由于隐匿甲状旁腺腺瘤或增生而导致疾病持续存在。据报道，最后一次 IOPTH ≥ 60pg/ml 的患者复发率为 5.9%，病情持续率为 5.4%，而 IOPTH 水平 < 40pg/ml 的患者复发率为 1.3%，最低的病情持续率为 0.2%[40, 41]。H. Chen 等的回顾性研究表明，IOPTH 水平下降超过 70% 可以预防复发[42]。

治疗血钙正常或激素正常的 PHPT 患者仅依靠 IOPTH 水平是不够的，因此治疗这样的患者具有一定的挑战性。已有研究表明，血钙正常 PHPT 的患者罹患多腺疾病的可能性为 12%。激素正常的 PHPT 患者罹患多腺疾病的可能性高达 58%（其中 44% 有增生），因此，在围术期选择手术方式时可以考虑双侧甲状旁腺探查[43, 44]。与典型 PHPT 患者相比，激素正常的 PHPT 患者经常出现 Sestamibi 扫描阴性（18.3% vs. 4.8%）。激素正常的 PHPT 患者的治愈率为 88%，而典

型患者为 96%。激素正常的 PHPT 患者中术前 PTH ≤ 55pg/ml 的治愈率为 83%，术前 PTH 水平在 56～65pg/ml 的患者治愈率为 96%[45]。利用 IOPTH 监测的微创手术失败的主要原因不是 IOPTH 技术本身的问题，而是外科医生对 IOPTH 结果的错误解读及未能识别所有异常甲状旁腺导致的[46]。

总结：IOPTH 监测自引入后就成为甲状旁腺切除术的重要部分。IOPTH 监测的目的是实现甲状旁腺功能亢进症的术中实时生化指标检测。IOPTH 检测最大限度地缩小微创手术的手术范围，从而最大限度地减少手术创伤。IOPTH 检测的理想时间点如下：T_b 为基线（甲状旁腺切除术前）；T_0 为在甲状旁腺腺瘤操作期间；T_5 为腺瘤切除后 5min；T_{10} 为腺瘤切除后 10min；T_{20} 为腺瘤切除后 20min，一般仅在术前初始 PTH 水平非常高且 PTH 水平下降缓慢的情况下加做 T_{20}。IOPTH 监测的目标 PTH 水平不仅仅是切除后（T_5 和 T_{10}）较切除前（T_0 和 T_b）下降 50%，还要使最后一次 IOPTH 值降至正常范围，并且在理想情况下术后 PTH 水平低于 40pg/ml。

三、手术方法

目前，微创手术是指给患者进行的颈部小切口或无切口的手术，女性患者的选择率更高。这也是患者转诊的主要趋势。微创手术的目的是最大限度地减少手术创伤并且通过小切口成功进行甲状旁腺切除术[47]。微创甲状旁腺手术是由这种方法的创始人 JF Henry 所定义的。他将微创甲状旁腺切除术定义为通过长度 < 3cm 的切口进行的手术，通过该切口能够直接进入甲状旁腺并进行解剖操作。他的定义中最重要的一点是"手术侵入性"的概念。他指出微创手术不仅由皮肤切口的长度和部位来定义，还包括手术过程中受手术影响的所有皮下内部的组织、麻醉类型、手术持续时间、术后疼痛、并发症和成功率[48]。

D. Schneider 等对 10 年间 1368 次 PHPT 甲状旁腺手术病例中微创手术与标准开放式颈部手术的结果进行了研究，他们的结果表明：微创组和开放组之间的复发率没有差异（2.5% vs. 2.1%）[49]。

H. Chen 等对 196 名患者进行的超过 10 年随访的回顾性队列研究也得到了类似的结果[42]。

据报道，有 2.5%～5% 的 PHPT 患者病情持续或复发，这与微创手术相关[23, 47]。在第一次行标准的颈部四枚旁腺探查术后因病情持续或复发而再次手术的患者的并发症发生率为 44%，明显高于第一次行微创甲状旁腺切除术患者的 15%[50]。

近期，相关的指南已经确立了治疗无症状 PHPT 的手术适应证[1, 5]。此外，15 年的随访结果显示，在非手术治疗后 40% 的患者出现至少一种手术适应证[51]。文献显示接受治疗性甲状旁腺切除术的无症状 PHPT 患者的预后有所改善，因此建议大多数的 PHPT 患者，即使是不符合手术适应证的患者，仍应考虑进行甲状旁腺切除术[51, 52]。因此，美国内分泌外科医师协会的 PHPT 治疗指南明确指出，甲状旁腺切除术适用于所有有症状的患者，大多数无症状患者应考虑进行甲状旁腺切除术。甲状旁腺切除术比临床观察或药物治疗更具成本效益。对于所有符合手术适应证的患者，无论术前定位检查的结果如何，均建议进行甲状旁腺切除术。使用 IOPTH 监测时，微创甲状旁腺切除术可实现高达 97%～99% 的治愈率[5]。微创手术的复发率与开放手术相比没有差异[49]。

在过去的 20 年中，出现了几种新的甲状旁腺切除术微创手术，包括微型开放式、视频辅助和完全腔镜的方法。这些术式的优点包括靶向甲状旁腺腺瘤切除，以及无须转换为标准的开放手术就能够进行颈部探查，进而决定是否开展甲状腺叶切除术。这能达到令人满意的美观和治疗效果[53, 54]。最近发展的经口腔前庭入路的腔镜甲状旁腺切除术（transoral endoscopic parathyroidectomy vestibular approach，TOEPVA）是在口腔前庭做三个切口，这可供想要避免颈部切口的患者选择[55]。机器人辅助经腋窝甲状旁腺切除术在已发表的小系列文章中已经有所描述，但其作用和益处（如果有的话）仍有争议。以不在颈部留下瘢痕为优点的经腋窝或锁骨下区切口的手术路径是具有难度的，因为必须进行更大的内部解剖才能通过这种远程方法到达甲状旁腺，并且手术时间很长。相比之下，机器人辅助胸腔镜手术将是治疗异位纵隔甲状旁腺腺瘤患者的最佳手术方式[56]（图 7-5）。寻找甲状旁腺腺瘤的挑战促进不同的技术的不断探索。例如，一项研究使用绿色荧光血管造影术来帮助术中甲状旁腺定位。在这项研究中，静脉注射吲哚菁绿荧光血管造影，有助于定位患者的腺瘤并指导手术进展，准确率达 100%[57]。近红外（near-infrared，NIR）自发荧光先用于体外再用于体内可以在手术过程中帮助识别甲状旁腺。基于甲状旁腺自发荧光的实时 NIR 能够识别 98.8% 的甲状旁腺[58]。2018 年 11 月，美国食品药品管理局批准了两种可在术中提供甲状旁腺组织实时定位并无须对比剂的设备。Fluobeam 800 临床成像设备（Fluobeam 800 Clinic Imaging Device）可以检测甲状旁腺组织，因为当组织暴露于该设备的光源时会发出荧光。甲状旁腺检测 PTeye 系统（Parathyroid Detection PTeye System）通过荧光的探针可以检测 93% 的甲状旁腺组织，并评估组织对荧光的反应[59]。

关于甲状旁腺切除术后的长期复发风险，H.Chen 等的回顾性研究报道其 10 年复发率为 14.8%，复发时间中位数为 6.3 年。初次甲状旁腺切除术后的前 5 年的复发率为 41%；术后 10 年内的复发率为 65.5%，术后 10 年以上的复发率为 34.5%[42]。Oltmann 等对 1371 名接受甲状旁腺切除术超过 10 年的患者的研究发现复发率取决于最后一次的 IOPTH 值。IOPTH 下降至 < 40pg/ml 的患者 1 年复发率为 0.5%，2 年复发率为 1.5%，5 年复发率为 4.3%。相比之下，IOPTH 水平高于

60pg/ml 的患者，1 年复发率为 3.7%，2 年复发率为 9.5%，5 年复发率为 25.2%[41]。

切除的甲状旁腺腺瘤是否应该进行术中冰冻切片？ AAES 指南建议第 7-2 条指出，冰冻切片分析可用于确认甲状旁腺组织的切除（弱推荐；低质量证据）[5]。尽管指南中陈述了术中冰冻切片是低质量的证据，但当外科医生不能肯定切除的是甲状旁腺腺瘤时，进行术中冰冻切片可能会有所帮助。甲状腺卫星结节或淋巴结看起来可能与甲状旁腺腺瘤相似。有经验的病理学家可以在冰冻切片上观察正常甲状旁腺组织边缘附近的增生性甲状旁腺内甲状旁腺腺瘤，从而确定甲状旁腺腺瘤。这有助于诊断腺瘤并且与弥漫性甲状旁腺增生相鉴别（尽管也可能出现 4 个甲状旁腺的多灶性微腺瘤）（图 7-6）。

总结：微创甲状旁腺切除术的长期效果与标准开放式颈部探查相比没有差异。使用 IOPTH 监测时，微创甲状旁腺切除术的治愈率可达到 97%～99%。"微创手术"的概念强调不仅要通过小切口进行手术，还要实现手术操作微创。其目的包括限制内在手术剥离的范围，减少手术持续时间，最大限度地减少术后疼痛和并发症发生率，并实现长期治愈。

（一）经验丰富的外科医生关于手术的经验和标准

外科医生的经验对甲状旁腺切除术的成功起着决定性作用。当经验丰富的外科医生进行甲状旁腺切除术时，其成功率更高，并且并发症的发生率、住院时间和成本更低。美国内分泌外科医

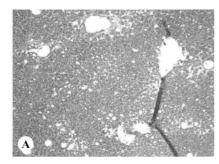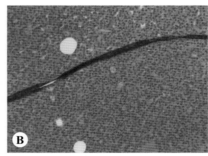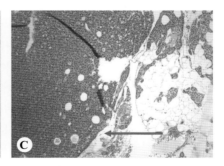

▲ 图 7-6　甲状旁腺腺瘤的 HE 染色显示腺瘤区域和正常甲状旁腺之间的组织边缘（C 中红箭所示）

A. 甲状旁腺腺瘤，100×；B. 甲状旁腺腺瘤，400×；C. 左侧甲状旁腺腺瘤和右侧甲状旁腺正常部分，40×

师协会关于原发性甲状旁腺功能亢进症明确治疗指南的第 3-11 条建议指出，甲状旁腺切除术应由在 PHPT 治疗方面经过全面培训的并且经验丰富的外科医生进行。该指南指出，每年进行少于 10 次甲状旁腺切除术的外科医生的成功率低于每年进行 10 次以上甲状旁腺切除术的经验丰富的外科医生[5]。

手术量大的或经验丰富的外科医生每年远不止进行 10 次甲状旁腺切除术。J. Sosa 等的早期研究认为，经验丰富的外科医生应该每年进行 50 次以上甲状旁腺切除术。据报道，初次手术后总手术治愈率为 95.2%，二次手术后总治愈率为 82.7%。正如预测的那样，经验丰富的外科医生的术中并发症发生率为 1.0%，明显低于经验不足的外科医生的 1.9%。经验丰富的外科医生的二次手术率为 1.5%，经验不足的外科医生的二次手术率为 3.8%。经验丰富的外科医生的院内死亡率低于 0.04%，而经验不足的外科医生的院内死亡率为 1.0%[60]。考虑到医院的规模，每年进行少于 20 次甲状腺切除术或甲状旁腺切除术的医院称为低手术量的医院，每年进行 20 例以上的称为高手术量的医院[61]。同样，H. Chen 等认为高手术量的医院应该每年进行 50 次以上的甲状旁腺切除术。作者指出与低手术量的医院相比，高手术量的医院在正常解剖位置的甲状旁腺出错的概率更小（13% vs. 89%）[62, 63]。在 M. Yeh 等的一项研究中，大手术量医院被定义为每年进行超过 100 次甲状旁腺切除术的医院[64]。在 M. Yeh 等最新发表的研究中，作者根据甲状旁腺切除术的数量将医院分类为以下几类：非常低为每年 1~4 次手术，低为 5~9 次，中为 10~19 次，高为 20~49 次，非常高为每年 50 次或更多。大手术量甲状旁腺切除术的医院与小手术量医院相比，前者的术后并发症和二次手术率更低[65, 66]。

总结：为了尽量减少并发症的发生率，并降低病情持续和复发率，甲状旁腺切除术应由经验丰富的甲状旁腺外科医生进行。一位大手术量的甲状旁腺外科医生每年要进行 50 次以上的甲状旁腺切除术。这个定义比 AAES 指南中规定的每年 10 次要更具有实际意义。

（二）术后低钙血症的监测与治疗

"暂时性甲状旁腺功能减退症"和"骨饥饿综合征"是指甲状旁腺切除术后血清钙水平急性下降。Allendorf 等发表的对 P. Logerfo 17 年期间的 1112 名患者的研究指出术后一过性低钙血症的发生率为 1.8%。所有患者都接受了双侧颈部探查[67]。Mittendorf 等的研究表明，在 132 名 PHPT 患者中，42% 的患者发生了甲状旁腺切除术后低钙血症[68]。J. Sosa 等总结 2014—2017 年内分泌手术质量协助改进计划（CESQIP）的结果显示，治疗性甲状旁腺切除术后低钙血症发生率为 10.5%，指引性甲状旁腺切除术后的发生率为 2.4%[69]。据报道，初次手术后患永久性甲状旁腺功能减退症的发生率高达 3.6%，并且双侧颈部探查术后发生率会增加[5]。

研究表明，术后即时 PTH 水平可以预测术后低钙血症的发展[70]。因此，一些学者着力于研究手术后哪个时间点测量 PTH 水平能够最好的预测术后低钙血症。一项对甲状腺切除术后患者的研究表明，在手术后 1h 与手术后 24h 测量 PTH 水平在预测术后低钙血症方面没有统计学显著差异[71]。为了准确预测甲状腺手术后的低钙血症，Barczynski M 等试图制订术中 IOPTH 检测标准。他们对甲状腺切除术后患者的研究表明，术后 4h PTH 水平低于 10pg/ml 可以准确预测术后血清钙水平低于 8.02mg/dl（2.0mmol/L）[72]。术中或术后早期 PTH 水平都低于 15pg/ml 会增加出现术后低钙血症的风险。N. Crea 等指出，PHPT 患者中 IOPTH 水平降低 85% 可预测甲状旁腺切除术后低钙血症的发生[73]。在甲状旁腺切除术后第 1 天测量的 PTH 水平能够最好地预测暂时性甲状旁腺功能减退。但评估骨饥饿综合征的最佳时间是术后第 5~7 天。大多数医院将甲状旁腺切除术作为在门诊进行的日间手术。因此，患者在出院之前难以评估术后长时间的 PTH 水平。由于无法预测骨饥饿综合征的发展，为了预防术后低钙血症，我们建议术后常规经验性预防性的口服钙剂和维生素 D，以避免在术后早期出现低钙血症[5, 70, 74]。最近的美国临床内分泌学家协会和美国内分泌学会声明建议给甲状旁腺切除术后的所有患者口服钙剂，并且依情况补充骨化三醇的常规预防性治疗，以预防暂时性低钙血症的发生[75]。口服钙补充剂似乎是最简单有效的方法。如果在甲状旁腺切除术后 20min 或更长时间测得的 IOPTH 值 > 15ng/ml，患者可以出院回家预防性服用口服钙剂，500～1000mg，每天 3 次。如果 IOPTH 水平 < 15ng/ml，除了补充钙剂和按需补充镁剂外，还应补充骨化三醇 0.0005～0.001mg，每天 2 次。患者需要在医院过夜观察。并且为了确定骨化三醇有效，可能需要观察长达 72h。对于出现术后低钙血症的严重症状的患者，需要将 1～2g 的钙溶于 50ml 5% 葡萄糖溶液中，静脉输注 20min。如果补钙后严重低钙血症仍未缓解，则以 50ml/h 的速度静脉输注总量 1000ml 的 11g 葡萄糖酸钙和生理盐水或 5% 葡萄糖溶液组成的混合液，并及时调整输注速度以确保钙水平维持在正常范围内[75]。

继发性和三发性甲状旁腺功能亢进症的诊治进展

Advances in Diagnosis and Management of Secondary and Tertiary Hyperparathyroidism

Willemijn Y. Van Der Plas   Liffert Vogt   Schelto Kruijff   著

郑乐葳   译

第 8 章

一、概述

甲状旁腺功能亢进症（hyperparathyroidism，HPT）是甲状旁腺分泌过多甲状旁腺激素引起的一种疾病。在原发性 HPT 中，这种 PTH 的过度分泌往往是由单发的腺瘤增生引起的[1]。而继发性 HPT（secondary hyperparathyroidism，SHPT）和三发性 HPT（tertiary hyperparathyroidism，THPT）是由外部刺激引起的甲状旁腺激素紊乱所导致的。继发性 HPT 最常见病因是终末期肾病（end-stage renal disease，ESRD）。除此之外，钙吸收不良（如维生素 D 缺乏、减重手术、乳糜泻等）、使用襻利尿药、双膦酸盐或地诺单抗等也会引起继发性 HPT[2]。本章重点讨论了由 ESRD 引起的继发性和三发性 HPT。

关于继发于肾衰竭的 HPT 最早出现于 1930—1940 年的病例报道。当时 ESRD 普遍预后较差，患者的生存期不足以进展为严重的 HPT。直到 1943 年荷兰医生 Willem Johan Kolff 制造了第一台人工透析器后，肾衰竭患者的预期寿命才开始延长[3]。得益于 Belding Scribner 医生在 20 世纪 60 年代早期开创的动静脉瘘技术，长期血液透析技术取得了进一步发展[4, 5]。随之，患者的寿命显著延长，继而也开始出现之前没有出现

过的继发于慢性肾衰竭的新并发症，其中就包括继发性 HPT。

甲状旁腺最早是由 Sir Richard Owen（1804—1892）在解剖伦敦动物园死亡的动物时发现的[6]。1849 年，一只被称为 Clara 的印度犀牛在被圈养了 15 年后，在与一头大象的争执中过程中死亡。Sir Richard Owen 花了 12 个月的时间解剖这只重达 2000kg 的动物，调查它的死因[7]。Clara 似乎存在多发肋骨断裂及其导致的气胸。在他的详细解剖报告中描述了"一个小而实性的黄色腺体附着在甲状腺上[6]"。随后，瑞典医科学生 Ivor Sandström（1852—1889 年）依次在犬类、其他动物标本（包括 50 个人体标本）中鉴定出甲状旁腺，并为其命名[8]。

二、甲状旁腺是骨骼和肾脏的反馈系统

（一）钙和磷酸盐

钙和磷的平衡由甲状旁腺、骨骼和肾脏所构成的复杂反馈系统调节的。细胞外的钙只占人体总钙的 1%，而 99% 的钙是储存在骨骼中的。钙在凝血途径、信号传导和肌肉收缩中起着至关重要的作用[9]。同样，大部分磷酸盐也储存在骨骼

中。磷酸盐在成骨、神经脉冲传导、能量代谢（如 ATP）中起着重要作用，并且参与构成磷脂。在健康个体中，血清钙、磷酸盐浓度稳定维持在一个很窄的范围内。营养摄入是体内钙和磷补充的唯一来源。钙主要在十二指肠、空肠和回肠中被吸收。1,25-(OH)$_2$D 通过影响钙在肠腔细胞内紧密连接的渗透性来调节肠道的钙吸收速率。在肾功能正常的健康机体中，肾小球滤过 99% 的钙在肾小管中被重吸收。磷酸盐的稳态也由肾脏调节，原尿中 80% 的磷主要在近端小管被重吸收。磷酸盐最主要在近端小肠吸收，这一过程也受维生素 D 的影响。

（二）PTH 和甲状旁腺

血清钙、磷水平受 PTH 对骨骼、肾脏和肠道的影响来调控。在骨骼中，PTH 通过复杂的配体依赖途径与成骨细胞上的受体结合，促进破骨。反过来，破骨细胞增强骨吸收，由此使得钙释放入血[10, 11]。PTH 刺激肾远端小管中钙的主动重吸收，而对磷的作用相反。它还抑制近端小管对磷酸盐的吸收。此外，PTH 增强了 25- 羟基胆钙化醇，将其活化为 1,25-(OH)$_2$D（维生素 D 的活性代谢物）。如前所述，钙在肠道中的吸收受 1,25-(OH)$_2$D 的调节。所以，PTH 的净效应是降低血清磷酸盐水平，同时提高血清钙水平（图 8-1）。甲状旁腺主细胞对 PTH 的分泌有严格的调控并可迅速改变。甲状旁腺能够通过甲状旁腺细胞上的钙敏感受体（calcium-sensing receptor，CaSR）感知细胞外的钙水平。CaSR 通过调节甲状旁腺主细胞分泌 PTH，使细胞外钙浓度稳定在一定范围内[12, 13]。细胞外钙的增加通过抑制甲状旁腺释放含有 PTH 的分泌颗粒来增加尿钙排泄，并能促进降钙素的分泌，从而使得血清钙水平下降[14]。除了减少 PTH 分泌之外，CaSR 的刺激还会减少 PTH 的合成及甲状旁腺细胞的增殖。因此，血清 PTH 水平与钙水平之间存在着直接的关系，其调控机制的敏感性也证明了这一点[16, 17]。CaSR 在肾脏中也很重要，因为它抑制了肾 1,25-(OH)$_2$D 的生成和钙在肾小管升支粗段的重吸收[15]。此外，CaSR 存在于参与骨代谢和形成的几种细胞的膜上。随着 1,25-(OH)$_2$D 水平的增加，成骨细胞和破骨细胞分泌成纤维细胞生

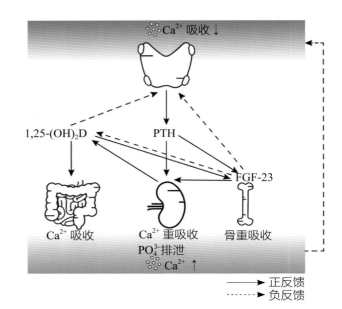

▲ 图 8-1 甲状旁腺 / 骨骼 / 肾脏反馈系统
PTH. 甲状旁腺激素相关肽

长因子 23（fibroblast growth factor 23，FGF-23）。在膜结合蛋白 Klotho 的帮助下，FGF-23 反过来作用于肾近端小管的钠 - 磷共转运体，使得磷的重吸收减少、排泄增加。因此，FGF-23 的净效应是增加尿磷排出[18-20]。

1. 定义

继发性和三发性 HPT 的确切定义和区别，多年来一直存在争议。一般来说，继发性 HPT 的特征是终末期肾病（end-stage renal disease，ESRD）伴有低钙和高磷血症合并甲状旁腺激素水平升高。而在三发性 HPT 中，由于长期继发性 HPT 造成的反馈系统紊乱，患者出现 PTH 水平升高，以及高钙血症和高磷血症。根据肾病预后质量倡议（Kidney Disease Outcome Quality Initiative，K/DOQI）指南[21]，慢性肾病（chronic kidney disease，CKD）根据严重程度可分为五个阶段。1 期定义为肾小球滤过率 [GFR > 90ml/（min·1.73m^2）] 正常或升高的肾脏损害。2～4 期是指 GFR 随病情严重程度逐渐下降。5 期为肾衰竭期（也称为 ESRD），GFR < 15ml/(min·1.73m^2)，需要透析。

2. 继发性、三发性 HPT 的发病机制

在 ESRD 发生的早期，肾脏重量降低导致近端小管磷排泄减少和肾脏合成 [1,25-(OH)$_2$D] 的减少，从而引起高磷血症[22, 23]。同时血清钙浓度

降低且 FGF-23 水平的升高，刺激甲状旁腺分泌 PTH，以期恢复稳态 [23]。

在 ESRD 中，甲状旁腺长期暴露于这种外部环境刺激，首先可导致甲状旁腺出现多克隆增生，继而是单克隆增生 [24]。尽管分泌性主细胞的数量和甲状旁腺细胞的总数增加，但这些形态学上的改变常伴随 CaSR 和维生素 D 受体表达的减少 [25, 26]。

最终，这一过程导致与血清钙浓度无关的自主 PTH 的合成和分泌，造成甲状旁腺 – 骨 – 肾反馈环路紊乱，导致严重的高钙血症、高磷血症和 HPT，也称为三发性 HPT。如前所述，三发性 HPT 通常是 ESRD 患者伴有长期继发性 HPT 的结果，可通过是否存在高钙血症来区分。单克隆增生常伴有结节，使得甲状旁腺重量增加。成功的肾移植（kidney transplantation，KTx）后，三发性 HPT 症状缓解最为明显。通过 KTx 消除相关的代谢和生化紊乱后，外部刺激引起的甲状旁腺产生和分泌 PTH 增高的现象可以得到解除。然而，通常仅有约 60% 的患者在 KTx 后会出现 HPT 的自行消退，其余 40% 患者的 PTH、钙、磷水平仍会持续升高 [27]。本章将进一步讨论 KTx 在继发性、三发性 HPT 治疗方面的效果和治疗时机。

3. ESRD 和 HPT 的患病率与发病率

ESRD 的全球患病率为 0.1% [28]。近十年来，需要肾脏替代治疗（renal replacement therapy，RRT）的 ESRD 患者的发病率相对稳定 [29, 30]。超过 80% 的 GFR 低于 20ml/(min·1.73m²) 的患者会出现 PTH 水平高于正常上限 [31]。ESRD 患者中 HPT（PTH > 300pg/ml）的患病率数据在不同国家不尽相同，如日本的发病率约 12%，美国的发病率高达 54% [32, 33]。

4. 临床表现

严重高钙血症的患者可有多种表现，包括皮肤瘙痒、骨痛、钙化防御、病理性骨折和肌无力。然而，许多高 PTH 和高钙的患者还表现出一系列非特异性的症状，如注意力难以集中、情绪低落和健忘（图 8-2）。1998 年，Pasieka 等将这些症状纳入甲状旁腺切除术后评分，最初用于甲状旁腺切除术后的原发性 HPT 患者疾病预后的评估工具 [34]。2 年后，该问卷也被用于继发性和三发性 HPT 的患者评估 [35]。问卷包括以下症状：骨痛、易疲劳、情绪波动、感到情绪低落或

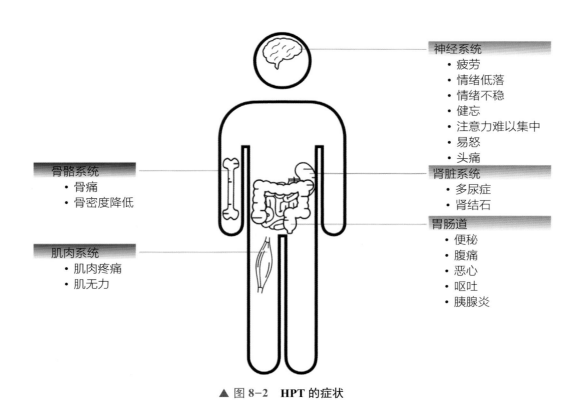

神经系统
• 疲劳
• 情绪低落
• 情绪不稳
• 健忘
• 注意力难以集中
• 易怒
• 头痛

肾脏系统
• 多尿症
• 肾结石

胃肠道
• 便秘
• 腹痛
• 恶心
• 呕吐
• 胰腺炎

骨骼系统
• 骨痛
• 骨密度降低

肌肉系统
• 肌肉疼痛
• 肌无力

▲ 图 8-2　HPT 的症状

抑郁、腹痛、虚弱、烦躁、关节疼痛、健忘、难以从坐位转为站立位、头痛、皮肤瘙痒和口渴等[34]。上述症状往往会导致患者生活质量的显著下降。除此之外，PTH 介导的高钙血症与大部分 ESRD 患者的器官功能障碍相关[36]。这些严重的临床症状多种多样，有些表现为骨转换增加相关的进行性骨质流失[37]，有些则表现为因心血管钙化增加而导致的心血管疾病和死亡风险升高[38-41]。长期高 PTH、高钙、高磷对肾脏的影响，特别是对后期肾脏移植的影响，目前还存在争议。ESRD 患者的 HPT 是引起移植肾损伤和移植后 GFR 下降的独立危险因素，我们将对此进行进一步讨论[42, 43]。最后，继发性和三发性 HPT 均与全因死亡率增加相关[41, 42]。

三、诊断

对于继发性和三发性 HPT 的诊断评估应该纳入到每一位 CKD 患者的矿物质与骨异常（mineral and bone disorder，MBD）诊断检查中。根据改善全球肾病预后组织（KDIGO）对 CKD-MBD 的指南，临床医生应该每 6～12 个月对 CKD3 期患者进行血清 PTH、钙、磷和碱性磷酸酶浓度的常规测定[44]。对于需要 RRT 的 CKD5 期患者，应每 3 个月监测一次血钙、血磷和 PTH。对于疾病进展迅速、症状发生改变或治疗干预期间密切监测的指标发生变化的患者，建议进行更为频繁的检测。目前 KDIGO CKD-MBD 工作组还没有给出明确的诊断 HPT 的数值或阈值，尽管如此，仍建议重点关注实验室检查的变化趋势，而不是依靠单一指标来评估 HPT 的进展。

（一）血清维生素 D

由于 ESRD 患者中维生素 D 缺乏常见，因此建议对 25-(OH)₂D 的基线水平和治疗干预后的水平进行重复检测。但在临床实践中，25-(OH)₂D 的补充剂量通常不参考其血清水平，因此该值重复检测的价值可能很低。维生素 D 缺乏通常被定义为血清 25-(OH)₂D 值低于 10ng/ml（或 25nmol/L）[45]。需要注意的是，维生素 D 包括维生素 D_2（麦角钙化醇）和维生素 D_3（胆钙化醇），前者的主要来源是食物，而后者主要是靠皮肤暴露于太阳紫外线辐射后的合成，它提供了人体所需维生素 D 的 90%。维生素 D_2 和 D_3 都是无生物学活性的，只有在肝脏中经羟基化后生成的 1,25- 双羟基胆固醇 [1,25-(OH)₂D] 才能发挥生物学功能（图 8-3）[46]。

（二）血钙和血磷

血清中有一半的钙与白蛋白结合，使其处于非活性状态。血清游离钙不与白蛋白结合，因此具有生物学活性。因此，根据白蛋白的浓度对测定的血钙进行校正是十分必要的。校正后的血钙计算公式如下。

校正血清钙（mmol/L）= 测量血清钙（mmol/L）+0.025 × [40- 白蛋白（g/L）]

校正血清钙参考范围为 8.5～10.5mg/dl 或 2.1～2.6mmol/L。健康个体的血磷浓度维持在 2.5～4.5mg/dl 或 0.81～1.45mmol/L。在继发性 HPT 早期发病时血钙水平会降低，而在更严重的

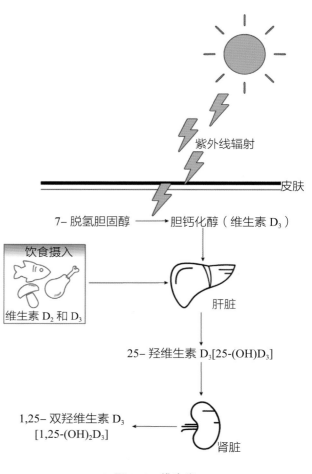

紫外线辐射

皮肤

7- 脱氢胆固醇 → 胆钙化醇（维生素 D_3）

饮食摄入

维生素 D_2 和 D_3

肝脏

25- 羟维生素 D_3[25-(OH)D_3]

1,25- 双羟维生素 D_3
[1,25-(OH)₂D_3]

肾脏

▲ 图 8-3　维生素 D

继发性和三发性 HPT 时血钙水平会升高。

（三）PTH

现代 PTH 的测定方法越来越精准，既检测其 N 端的 1–84– 氨基酸，也检测其 C 端。由于 PTH 的半衰期只有几分钟，因此循环中 PTH 的水平常作为评价体内甲状旁腺功能的可靠指标。PTH 的参考范围与其测定方法有关。健康人血清 PTH 一般低于 65pg/ml 或 7pmol/L。ESRD 患者 PTH 水平常 > 65pg/ml 或 7pmol/L，提示存在继发性 HPT。建议重复检测 PTH 来评估 HPT 的进展。PTH 水平的持续攀升上提示三发性 HPT、心血管疾病和骨矿物质疾病的发生风险也更高。KDIGO 指南建议 CKD-MBD 患者 PTH 目标值小于正常范围上限的 2～9 倍，但实际临床中可能较难实现。一项应用国际透析预后与实践模式研究（Dialysis Out-comes and Practice Patterns Study，DOPPS）数据的大型研究，对 35 000 多名透析患者进行了调查，发现 PTH 水平超过 300pg/ml 的患者的全因死亡率风险增加。此外，研究还发现血清 PTH 水平 > 600pg/ml 与心血管死亡、全因和心血管住院的风险增加相关[47]。KDIGO CKD-MBD 工作组建议将血清 PTH 水平控制在正常上限的 2～9 倍（130～585pg/ml），然而这一建议的证据水平很弱，持续升高的 PTH 水平的长期影响仍不清楚。

（四）甲状旁腺显像检查

关于甲状腺旁腺肿大的影像学检查，如 99mTc-Sestamibi 扫描、计算机断层扫描、磁共振成像并不是必需的，也并不会为确诊继发性或三发性 HPT 提供额外的价值。因此，继发性和三发性 HPT 往往靠生化结果进行诊断。后面将讨论需行 PTx 患者术前检查中影像学的作用。

（五）鉴别甲状旁腺功能亢进和高钙血症

在 PTH 水平升高的 ESRD 患者中，应鉴别原发性 HPT。因为 PTH 和钙的浓度在原发性和继发性 HTP 都可以升高，因此两者很难区分。然而，继发性 HPT 患者在发生高钙血症之前，必须有初始血钙水平下降和 PTH 浓度升高的表现。

此外，PTH 水平在继发性 HPT 患者中往往升高更明显。其他导致继发性 HPT 的原因包括长期服用抗抑郁药物锂盐、单纯性维生素 D 缺乏、吸收不良（如减重手术或乳糜泻），以及服用襻利尿药、双膦酸盐或地诺单抗。

高钙血症的鉴别诊断更为广泛。在院外，90% 的高钙血症合并 PTH 水平升高的病因来自于原发性 HPT[48]。另一个罕见的引起 PTH 依赖性高钙血症的原因是小细胞肺癌或神经内分泌肿瘤导致的异位 PTH 分泌。恶性肿瘤，特别是转移性癌，是住院患者因骨吸收增强出现高钙血症的主要原因[48]。在这种情况下，升高的血清钙水平抑制甲状旁腺分泌 PTH，因此测量 PTH 水平往往正常或偏低。其他内分泌疾病也可引起高钙血症，如甲状腺毒症、嗜铬细胞瘤和肾上腺功能减退。像家族性低尿钙高钙血症一样，慢性肉芽肿性疾病（如结节病）有时会导致钙水平升高。最后，高钙血症可能是遗传性内分泌综合征的一部分，如多发性内分泌瘤病 1 型（MEN1）和 2 型（MEN2）、家族性孤立性甲状旁腺功能亢进和甲状旁腺功能亢进 – 颌骨肿瘤综合征[48]。

四、治疗

继发性 HPT 的阶梯式治疗方法主要根据肾衰竭的阶段、生化水平的严重程度和疾病的临床特征来制订。治疗方案包括维生素 D 补充剂、磷结合剂、拟钙剂和甲状旁腺手术。因为需要控制钙 – 磷 – 甲状旁腺激素 – 维生素 D 轴中的所有变量，所以继发性 HPT 的管理十分复杂。如前所述，在这些情况复杂的患者中，基于证据的血清 PTH 的目标值迄今是不确定的，并且想要达到钙、磷的目标水平往往很难。尽管现有多种治疗方案对生化指标的影响已被充分研究，但大多数治疗方案缺乏反映患者预后的证据，如生活质量、总生存期、肾衰竭进展和肾移植存活期。仅有少数研究比较了现有的治疗方案单用和组合应用的影响。因此，CKD-MBD KDIGO 工作组提出的大部分建议是基于 2 级（弱）和 B 级或 C 级（中等或低质量）的证据[44]。

（一）维生素 D

补充维生素 D 是预防和治疗继发性 HPT 的首要步骤之一。尽管大部分人充分暴露在阳光下，但几乎 90% 的透析前患者都有维生素 D 缺乏 [49]。天然维生素 D 有以下几种：麦角钙化醇、胆钙化醇、25-(OH)$_2$D 和骨化三醇。1927 年，默克公司和拜耳公司为佝偻病患者生产了第一个合成维生素 D，但直到 20 世纪 60 年代才被用于继发性 HPT 的治疗。有以下一些合成维生素 D$_3$ 类似物可供选择：阿法骨化醇（alfacalcidol）、马沙骨化醇（maxacalcitol）和氟骨三醇（falecalcitriol）。对于低维生素 D 的患者，补充维生素 D 可以预防和治疗无动力性骨病，可预防骨折，尤其是对于绝经后女性 [50, 51]。关于补充维生素 D 在预防和治疗心血管疾病、内分泌紊乱（如糖尿病、神经系统疾病和一些癌症）方面的作用有不同效果 [46]。此外，尚未有前瞻性随机对照试验来评估补充维生素 D 对 ESRD 人群死亡率、心血管事件、生活质量及骨折率的影响。据报道，在 ESRD 人群中，服用维生素 D 可降低 PTH，减少骨转化和蛋白尿的产生 [52-55]。

KDIGO CKD-MBD 指南建议（中度证据级别）使用骨化三醇或维生素 D 类似物来降低 PTH。在一般人群和 ESRD 人群中，维生素 D 补充剂的最佳目标浓度和最佳剂量尚未达成共识 [56]。由于胆钙化醇（维生素 D$_3$）的半衰期较长，每周或每月的用药即可以有效维持 25-(OH)$_2$D 水平。每月 5 万～10 万 U 的剂量大致可以维持大多数患者的血清 25-(OH)$_2$D 水平 [56]。

因维生素 D 过量引起中毒 [血清 25-(OH)$_2$D 浓度 > 150ng/ml] 的情况虽然非常罕见，但也不排除这种可能，可表现为高钙、高磷血症，以及恶心呕吐、厌食、心律失常等相关临床表现 [46, 57]。因此，维生素 D 补充的最大剂量应该是每天 4000U [58]。

（二）磷酸盐结合剂

为了控制高磷血症，主要靠低磷饮食（每天不超过 1000mg），但患者往往难以坚持，因此仅依靠低磷饮食似乎不够。所以，几乎每个 ESRD 患者都使用磷酸盐结合剂。它可分为含钙磷酸盐结合剂和不含钙磷酸盐结合剂。第一种可能诱发医源性高钙血症现象，而几乎没有证据表明它们优于不含钙的磷酸盐结合剂。然而，与不含钙磷酸盐结合剂相比，含钙磷酸盐结合剂的成本更低。KDIGO CKD-MBD 指南建议将升高的血磷浓度降低到正常范围内 [44]。虽然高磷血症与死亡率和发病率的增加相关，但尚无随机对照试验来研究降低血磷水平对患者相关结局（如全因死亡率、心血管事件或生活质量）的影响 [59, 60]。

由于磷酸盐潴留是肾排泄障碍和继发性 HPT 的最早表现之一，因此一旦 PTH 和 FGF-23 水平开始升高，就可以开始应用磷结合剂。

（三）拟钙剂

对继发性 HPT 的治疗来说，拟钙剂是较新的药物。拟钙剂是 CaSR 的别构调节剂，它不仅能激活 CaSR 本身，还能提高 CaSR 对细胞外钙的敏感性。其作用结果使得甲状旁腺合成和分泌 PTH 受到抑制 [61]。拟钙剂可分为口服（西那卡塞）和静脉注射（依替卡列肽）。目前大多 SHPT 患者正接受药物治疗。

1. 西那卡塞

西那卡塞是第二代拟钙剂，有 30mg、60mg 和 90mg 三种片剂。初始剂量为每天 30mg，根据血钙、PTH 水平和不良反应情况来调整剂量方案。西那卡塞的半衰期为 30～40h，大约 7 天达到稳定状态。西那卡塞的每天最大剂量是 180mg。

西那卡塞于 2004 年被批准用于治疗继发性 HPT。最初的研究表明，应用西那卡塞可降低血清 PTH、钙和磷水平，尽管降低程度一般 [62]。一项 Meta 分析对共包括 10 000 名以上透析患者的 24 项随机对照试验进行了比较，得出结论表明西那卡塞可显著降低 PTH（加权均数差为 –206.5pg/ml）、钙（加权均数差为 –0.73mg/dl）、磷（加权均数差为 –0.38mg/dl）[63]。西那卡塞治疗也显著降低了循环 FGF-23 水平。然而，西那卡塞会产生许多不良反应的，如恶心、呕吐和腹泻，还可使用药患者发生低钙血症的风险增加 8.2 倍（与安慰剂组相比）[63]。对需要多药治疗的 ESRD 患者来说，该药的依从性是一个问题。在实际临床工作中，拟钙剂对临床生化值的影响可能不如对研究

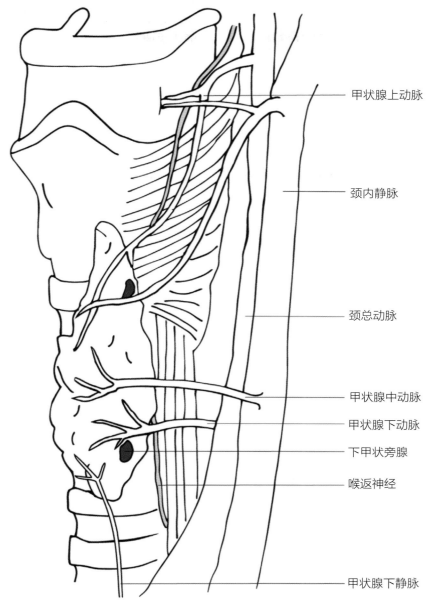

甲状腺上动脉

颈内静脉

颈总动脉

甲状腺中动脉
甲状腺下动脉
下甲状旁腺
喉返神经

甲状腺下静脉

▲ 图 8-4　甲状旁腺解剖

血清钙和磷浓度迅速下降到正常范围内 [83, 89, 90]。观察性研究表明，PTx 可显著降低死亡率、心血管事件风险和骨折风险 [91-95]。

tPTx 不加 AT 也已成为治疗选择之一。然而，考虑到慢性甲状旁腺功能减退和低钙血症的负面后果，这种方法会使患者出现完全的甲状旁腺功能减退，因而是不可取的。

7. KTx 的作用和 PTx 的手术时机

由于慢性肾衰竭是造成继发性和三发性 HPT 的重要原因，这些患者的最终治疗是肾移植。事实上，肾移植后已发现甲状旁腺功能降低 [96]。一项关于 1690 例接受 KTx 治疗的 HPT 患者的研究显示，KTx 治疗 1 年后 30% 的病例 HPT 得到治愈，2 年后有 57% 治愈。因此，对于 KTx 后有持续 HPT 的患者，从实用角度来说，移植后建议至少等待 2 年再进行 PTx。此外，有报道称在 KTx 后 1 年内接受 PTx 的患者移植物功能下降 [97, 98]。另外，KTx 之前的 HPT 已被确定为移植肾失功和移植患者全因死亡的独立危险因素 [42]。因此，对于 KTx 而言，PTx 的最佳时机仍有争议，应该对每个患者进行仔细评估。

五、预后

ESRD 患者长期 HPT 的临床后果很严重，PTH 水平 > 600pg/ml 升高已被证明是全因、心血管死亡和住院治疗的独立危险因素[47]。此外，SHPT 的低钙血症与 CKD 的快速进展相关[99]。其次，高钙血症患者与钙正常的患者相比有更高的死亡风险[100]。血管钙化在血磷浓度升高的患者中更为常见[101]。总之，HPT 会引起短期和长期的并发症，应充分治疗。轻度至中度 HPT 患者将受益于维生素 D 类似物、磷结合剂和拟钙剂等药物治疗。症状严重的、长期的 HPT 应采用 PTx 治疗，PTx 是非常安全有效的。

六、结论

HPT 是 ESRD 的常见并发症。继发性 HPT 的特征是磷潴留导致的 PTH 升高、维生素 D 下降和血钙下降，以及肾排泄障碍导致的 FGF-23 浓度升高。THPT 是在 SHPT 长期进展后发生的，其定义为 PTH 自主生成和分泌，并伴有钙和磷的增加。HPT 的体征和症状包括腹痛、便秘、恶心和呕吐、胰腺炎、疲劳、抑郁、注意力难以集中、易怒、肌无力和疼痛、骨质疏松及关节和骨骼疼痛。这些临床表现导致并发症多的患者生活质量下降。ESRD 相关 HPT 导致全因和心血管死亡率、血管和血管外病变、骨质疏松、骨折风险增加，以及未来 KTx 不良结局风险增加。

本病可通过长期、多次测定血清 PTH、钙、磷和维生素 D 浓度来确诊。这些生化指标的演变过程对指导个体化治疗方面至关重要。甲状旁腺影像学检查在明确 HPT 的诊断中并不一定需要，但可以在术前检查中使用。

截至 2018 年，唯一的继发性和三发性 HPT 国际治疗指南来自 KDIGO 工作组的单一学科 CKD-MBD[44]。对于不同治疗方案的使用，肾病学家和外科医生之间尚未达成共识。一般而言，肾衰竭进展至终末期肾病的患者应补充维生素 D 以纠正其低 1,25-(OH)$_2$D 状态。在 ESRD 早期应使用磷结合剂，以降低血磷浓度并遏制 SHPT 的进展。不幸的是，在大多数患者中，维生素 D 类似物和磷结合剂不足以阻止 HPT 的进展。低钙血症可以通过补钙来治疗。对于 THPT 患者（如 HPT 合并高钙血症），应以拟钙剂作为初始治疗。口服拟钙剂西那卡塞每日最多可给予 180mg，可明显降低 PTH 和钙浓度[62, 63]。EVOLVE 试验表明，西那卡塞并不能降低全因和心血管死亡的风险[65]。西那卡塞似乎可以降低矿物质骨病（mineral and bone disorder，MBD）的某些生化指标水平，但目前尚不清楚这是否会降低骨折风险，对改善症状和生活质量的积极影响也尚未得到证实[44]。2004 年西那卡塞的引入改变了 ESRD 相关的 HPT 的治疗决策[21, 441, 102]。自从拟钙剂问世以来，甲状旁腺手术率显著下降[103-106]。一项评估拟钙剂对 ESRD 相关 HPT 治疗影响的研究得出拟钙剂的引入导致手术治疗延迟 2 年[107]。然而，对于严重 HPT（> 600~800pg/ml）、无法控制的高钙血症、症状严重和有 MBD 症状的患者，PTx 仍适用[44, 74]。在生化值的改善、症状持续性或复发的风险方面，sPTx 和 tPTx+AT 结果相似[88]。PTx 术后死亡率、心血管事件风险和骨折风险显著降低[91-95]。

目前仅一项随机对照试验直接比较在 KTx 术后合并持续 HPT 患者中西那卡塞和 PTx 的疗效[108]。在治疗 12 个月后，发现 PTx 在控制高钙血症和降低 PTH 方面优于西那卡塞治疗。目前急需一项多中心随机对照试验对透析患者进行研究，但迄今为止尚未进行[104, 109]。一项系统综述比较了拟钙剂和 PTx 对生活质量的影响，结论是 PTx 可显著提高生活质量，而拟钙剂并无明显改善[66]。

未来 ESRD 相关 HPT 的治疗策略将不断发展。新的静脉注射拟钙剂盐酸依特卡肽的作用还有待探索。其次，改善透析和增加供体肾的可用性可能会降低 HPT 的发生率。

甲状旁腺癌的外科诊治进展

Advances in the Diagnosis and Surgical Management of Parathyroid Carcinoma

Tal Yalon Michal Mekel Haggi Mazeh 著

何玉琨 译

第 9 章

一、概述

甲状旁腺癌是一种罕见的内分泌恶性肿瘤，约占所有癌症的 0.005%。这些肿瘤绝大多数是功能性的，可以分泌甲状旁腺激素；然而，在所有甲状旁腺功能亢进的患者中，只有不到 1% 的患者被诊断为甲状旁腺癌[1-5]。病例数量少，缺乏大规模的数据库，导致对疾病的自然进程、诊断、治疗效果和预后的了解有限。大多数研究是单一机构的小型回顾性研究，数据相互矛盾。缺乏适当的循证管理指南和共识声明，使得这种疾病难以得到有效治疗[6]。

发病率、流行病学和遗传学

瑞士外科医生 Fritz De Quervain 于 1904 年首次描述了甲状旁腺癌，他描述了一种无功能的转移性甲状旁腺癌[7]。后来在 1933 年，Millot 和 Sainton 发表了第 1 例转移性功能性甲状旁腺癌的病例[8]。自这些文章发表以来，在英国医学文献中共发表了 1000 多例病例，其中大部分是相当小的回顾性研究（表 9-1）[9]。

导致甲状旁腺癌发生的因素仍不清楚，大多数病例被认为是散发性的。据报道，一些甲状旁腺癌病例与多发性内分泌肿瘤综合征 1 或 MEN2A、孤立的家族性甲状旁腺功能亢进症和甲状旁腺功能亢进症颌骨肿瘤综合征

（hyperparathyroidism jaw tumor syndrome，HPT-JT）等遗传突变有关。HRPT2 抑癌基因的体细胞突变在散发性甲状旁腺瘤患者中并不常见，但在甲状旁腺癌患者中却很常见，这可能是未被诊断的 HPT-JT。与 MEN1 基因突变和生殖系 HRPT2 基因突变有关的情况在甲状旁腺癌患者中很少见。迄今为止，除了提示与既往的颈部放疗有关外，还没有报道有明显的诱发因素[1, 10, 11]。

甲状旁腺癌在所有癌症中只占极少数（0.005%），在所有甲状旁腺功能亢进患者中诊断率不到 1%[1, 3-5, 12]。发病率最高的国家是日本，在那里有高达 5% 的甲状旁腺功能亢进症患者被确诊为甲状旁腺癌[2]。根据美国国家癌症数据库（National Cancer Data Base，NCDB）和国家监测、流行病学和最终结果数据库（Surveillance Epidemiology and End Result，SEER）的研究，甲状旁腺癌性别分布均衡，而良性甲状旁腺瘤的女性比例为 3 : 1～4 : 1[3, 4, 13, 14]。发病高峰为 50—60 岁，约比良性病因的患者提前 10 年[1]。在 SEER 研究中发现的唯一例外的人口统计学参数是种族分布，白人受影响的程度是其他种族的 8 倍[4]。

二、甲状旁腺癌临床特征

大多数甲状旁腺肿瘤具有激素活性，绝大多

表 9-1 甲状旁腺癌的大型回顾性研究

研究, 年份, 国家	患者人数	数据来源	主要结论
Wynne 等, 1992, 美国 [22]	43	单一机构	• 45% 可触及的颈部肿块 • 平均 PTH X10 的正常值 • 60% 再次手术 • 14% 放射治疗
Sandelin 等, 1992, 瑞典 [37]	95	瑞典癌症登记处	• 甲状腺切除术/卵巢切除术与较长的 OS 和 DSF 有关 • 反复的手术干预是有益的
Hundahl 等, 1999, 美国 [3]	286	NCDB	• 肿瘤大小和淋巴结状态是重要的预后因素
Busaidy 等, 2004, 美国 [20]	27	单一机构	• 22% 的放射治疗改善了局部复发情况 • 所有的死亡都与高钙血症有关
Lee 等, 2007, 美国 [4]	224	SEER	• 12.5% 的整块切除术提高了生存率 • 年轻人、女性和没有远处转移的生存率提高
Talat 和 Schulte, 2010, 英国 [25]	330	多中心	• 局部切除或无中央区淋巴结切除后，1.5~2 倍的局部复发率 • 多次手术导致高并发症率（主要是 RLN 损伤）
Harari 等, 2011, 美国 [45]	37	单一机构	• 远处转移是一个强有力的死亡率预测因素 • 转移瘤切除术可以控制血钙水平 • 在大样本的中心有更好的结果
Schaapveld 等, 2011, 荷兰 [28]	41	荷兰癌症登记处	• 高血清 PTH，严重的高钙血症，可触及的颈部肿块，应警惕甲状旁腺癌
Villar-del-Moral 等, 2014, 西班牙 [35]	62	多中心	• 91% 的 10 年 DSF 和 69% 的 10 年 RFS • 前 5 年所有复发的病例 • 71% 的整块切除术 • 外科医生的表现和术前诊断是 RFS 的关键因素
Sadler 等, 2014, 美国 [14]	1022	NCDB	• 81% 5 年 OS • 12.6% 放射性——治疗生存率较低 • 肿瘤大小/R₁ 切缘不是 OS 的预测因素 • >1 次手术并不影响 OS
Asare 等, 2015, 美国 [13]	733	NCDB	• 淋巴结状态与死亡率无关 • 肿瘤大小>4cm 与较高的死亡率有关 • 5 年和 10 年的 OS 分别为 82% 和 66%

NCDB. 国家癌症数据库登记处；SEER. 监测，流行病学和最终结果数据库；OS. 总生存率；DFS. 无病生存；RFS. 无复发生存；RLN. 喉返神经；PTH. 甲状旁腺激素

数的甲状旁腺癌病例都表现为原发性甲状旁腺功能亢进[12, 15]。少于 5% 的病例被认为是无功能的肿瘤，迄今为止，英文医学文献中报道的无功能的甲状旁腺癌病例不到 40 例。由于非功能性肿瘤缺乏激素活性，其典型表现为颈部可触及的肿块，无其他生化改变或系统性表现。由于缺乏系统性表现，这些亚群的患者往往在晚期才被诊断出来。由于缺乏生化指标，诊断和随访都很困难[16-18]。

功能性甲状旁腺肿瘤，无论是良性的还是恶性的，都会以一种不受控制的方式产生和分泌 PTH。PTH 是钙平衡的关键因素，通过多种机制发挥其作用，即激活破骨细胞，增加肾小管对钙的重吸收，增加肾脏中维生素 D 向其活性形式 1,25- 二羟胆钙化醇的转化，增加磷酸盐的肾脏排泄，促进胃肠道对钙的吸收。以上机制都会导致血清钙水平的升高。

与其他许多实体器官肿瘤不同，与甲状旁腺肿瘤相关的症状和体征主要是由于肿瘤的生化特征（即甲状旁腺功能亢进和高钙血症），而不是肿瘤本身的质量效应。与良性甲状旁腺瘤不同的是，甲状旁腺癌在体检时几乎无法辨别，它可能表现为可触及的颈部肿块，同时由于组织压迫或肿瘤浸润到周围组织而产生局部肿块效应。据报道，在多达 70% 的甲状旁腺癌病例中，出现了因喉返神经浸润导致的声音嘶哑、吞咽困难和呼吸困难等症状[5, 15]。

在 PHPT 患者中，高钙血症表现为多个器官系统的非特异性体征和症状，包括肾脏（肾结石、慢性肾脏疾病）、肌肉骨骼（骨质疏松、病理性骨折、骨痛、肌痛）、神经系统（抑郁、紧张、记忆问题和注意力减退）和胃肠道（便秘、腹痛、消化性溃疡病和胰腺炎）症状[1, 2, 19-22]。这些非特异性体征和症状在 PHPT 患者中常常同时出现，与良性肿瘤的患者相比，甲状旁腺癌患者更常出现骨骼和肾脏受累[15]。

与良性甲状旁腺瘤患者症状轻微甚至没有症状相比，甲状旁腺癌患者由于血清 PTH 和钙水平较高，往往症状更为明显[1, 5]。有些患者甚至会出现高钙血症危象（称为甲状旁腺功能亢进症），即血清钙水平明显升高并伴有终末器官功能障碍[23]。

关于发病时淋巴结受累的数据是不充分的。基于 SEER 和 NCDB 的患者分析，有 62.3% 和 75.4% 的患者初始结节状态不明[3, 4, 13, 14]。在其他研究中，诊断时有区域淋巴结受累的报道，高达 32% 的患者有区域淋巴结受累[24-26]。高达 1/3 的患者出现肺、肝和骨骼的远处转移[5, 12]。

三、诊断

在大多数情况下，因为没有特异的诊断性体征和症状、生化标志物或影像学技术，甲状旁腺癌的术前诊断具有挑战性。大多数患者会出现与 PHPT 相似的体征、症状和实验室检查。这种症状的重叠使得甲状旁腺癌的术前诊断变得非常困难。大多数情况下，仅在术中怀疑为恶性肿瘤，并在病理报告中得到证实，甚至在病理报告首次发现[4, 27]。尽管如此，在手术前或手术中，有几个因素可能会引起外科医生的怀疑。术前血清 PTH 和（或）钙水平极高，存在可触及的颈部肿块或令人担忧的影像学特征，都应引起对可能的甲状旁腺癌诊断的怀疑，这一点将在本节讨论。

（一）生化指标检测

PHPT 的诊断是基于其生化指标，同时应与甲状旁腺癌相鉴别。由于激素的产生和分泌不受控制而不能充分抑制血清钙水平的升高，PHPT 患者常表现为血清 PTH 水平升高。甲状旁腺癌通常表现为非常高的血清 PTH 和钙水平[15]。甲状旁腺癌的 PTH 水平通常达到实验室检测的正常上限的 3～10 倍[1]。Talat 等报道 PTH 水平为实验室正常值上限的 1～76 倍，平均为 4.5 倍[25]。此外，有人认为血清 PTH 水平超过正常值上限的 10 倍应高度怀疑为甲状旁腺癌（阳性预测值为 84%）[28]。甲状旁腺癌患者的血清钙水平远远超过良性病变的 PHPT，范围在 2.2～6.0mmol/L（8.8～24mg/dl），发病时平均为 3.6mmol/L（14.4mg/dl）[15, 25]。

（二）影像学

一般来说，影像学检查在严格诊断 PHPT 患者方面没有作用，只是出于定位的目的作为术前评估和计划的一部分。由有经验的甲状旁腺超声医生进行颈部超声检查，^{99m}Tc 甲氧基异丁基异腈 SPECT 和（或）四维颈椎 CT 被认为是定位甲状旁腺肿瘤的最经济有效的策略[15]。尽管没有任何影像学指标可以区分良性和恶性病变，但有几个特征可能表明存在潜在的恶性肿瘤。据报道，甲状旁腺癌的平均大小为 3cm，远远超过了良性甲状旁腺瘤的大小[13, 14, 25]。诊断时肿瘤的大小是一个独立的因素，应在术前充分考虑甲状旁腺癌的诊断[15]。除了大小之外，还可以利用以下几个放射学特征。

- 将甲状旁腺癌与良性病变区分开来的超声特征包括：不规则的形状、圆形的外观、不规则的病变、没有明确显示供应血管的放射状血管、钙化、结构异质性和浸润。组织浸润被认为是诊断甲状旁腺癌的组织病理学标志。超声上的周围组织浸润特征包括增厚、粗大的囊状物，或病变边界相对于邻近的实体器官和血管的浸润[29]。
- ^{99m}Tc 是用于甲状旁腺闪烁扫描法的主要放射性同位素，对甲状旁腺组织中的线粒体有很高的黏附性。^{99m}Tc（甲氧基异丁基异腈）扫描被认为是一种高度特异性的局部检查，尽管目前尚无明确的吸收参数来区分良性和恶性疾病[15, 30]。尽管如此，人们发现 ^{99m}Tc 扫描在诊断和定位转移性甲状旁腺癌方面很有用[31]。
- CT 和磁共振成像等横断面成像可以提供额外信息，包括解剖关系、周围器官受累的程度和转移灶的识别。当术前怀疑有甲状旁腺癌时，这些信息在手术计划中占有重要地位，尽管这种情况比较少见[5]。在一个小系列中，^{18}F-FDG PET/CT 已被报道为术前评估疾病范围和远处转移的有用工具，以及用于术后评估残余病灶和复发[32]。

（三）细胞学

当怀疑有甲状旁腺癌时，出于几个原因细针抽吸细胞学检查不作为 PHPT 常规评估和推荐使用的诊断方式。首先，FNA 不能可靠地区分甲状旁腺癌和良性腺瘤。其次，理论上存在恶性细胞沿活检通道播种的风险。最后，还有一个额外的

可能风险是 FNA 导致的出血或感染，掩盖了解剖平面[15, 33, 34]。

（四）术中所见

除了前面提到的术前检查外，一些术中发现可能会提高恶性肿瘤的考虑，并影响手术的范围，导致局部区域疾病进展和复发的减少。除了大小和硬度外，厚包膜、纤维性肿块和韧带下粘连的存在（例如与甲状腺、带状肌、食管、气管和筋膜的粘连）都是存在恶性肿瘤的一个重要预测因素[15, 27]。

四、治疗

在讨论治疗方案之前，必须对疾病的自然进程和行为学有更多的了解以指导和促进治疗。在大多数情况下，甲状旁腺癌表现为缓慢生长的惰性疾病过程，只有少数病例有侵袭性转移行为[1, 15, 35]。导致发病和死亡的主要原因是慢性顽固性高钙血症继发的代谢并发症，而不是恶性细胞侵袭导致的质量效应和器官功能障碍[12, 36]。因此，解决甲状旁腺功能亢进应该是主要的治疗目标。

由于本病是一种罕见的内分泌疾病，可靠的数据非常缺乏[6]。作为一种罕见病，所有数据的收集都依赖于回顾性研究，受试者的数量相对较少（表 9-1）。尽管有一些关于流行病学的可靠信息，但没有足够的数据，也不可能进行临床试验来指导证据级别较高的最佳的治疗方案。

（一）手术

迄今为止，唯一的共识是，手术被认为是治疗的主要手段，在手术中进行肿瘤完全切除、保证切缘阴性是获得治愈性结果的最佳机会[1, 4, 5, 9, 12, 15, 25, 36]。

当术前或术中怀疑有甲状旁腺癌时，大多数专家都认为对肿瘤进行整体切除（即同侧甲状腺叶、带状肌和任何受累的邻近结构）并保证阴性切缘是金标准[13, 15]。这样做的同时应避免破坏肿瘤包膜，从而避免恶性细胞在切除区域的扩散和种植[5, 15]。不幸的是，如前所述，大多数情况下，恶性肿瘤的存在仅在术后才被发现，因此，大多

数患者都没有得到最佳治疗。在这种情况下，尽管不完全的局部切除被报道为增加了 1.5～2 倍的复发风险，但与完全不进行手术治疗相比，接受手术切除，无论其范围如何，都显示出生存率的改善[13, 25]。

尽管大多数论文对区域淋巴结转移的数据不够充分，但在发病时这种情况被认为是很低的，而且即使存在，也通常局限于中央区[13, 14, 25, 26]。目前，由于发病率的增加，不建议进行预防性的淋巴结切除术，这对患者的生存率没有帮助。然而，当术前或术中怀疑颈部淋巴结受累时，治疗性淋巴结切除术是有意义的[15]。

（二）再次探查

如前所述，大多数患者是在接受了次优手术方式后被诊断出来的。这就提出了是否需要进行第二次颈部探查及探查部位的问题。此外，甲状旁腺癌是一种复发率高达 42%～60% 的疾病，大多数复发发生在第一次手术后的 2～5 年[4, 25, 37, 38]。

对复发疾病进行再次手术是可行的，但由于瘢痕和解剖结构的扭曲，手术并发症的风险较高[15]。反复的手术干预已被证明益处有限，而且接受一次以上的手术对总的生存率没有明显的影响[4, 14, 37]。考虑到治疗目标（即控制继发于甲状旁腺功能亢进症的并发症），重复手术虽然不能根治，但在生化和临床缓解方面有重要作用，并可延长生存期。这种情况下，必须利用定位研究来进行识别可切除疾病的大小和位置[15, 38, 39]。

（三）放射治疗

通常认为甲状旁腺癌对放疗并不敏感，没有证据支持使用外照射对这种肿瘤进行主要治疗[1]。然而，在一些小的研究中已经建议使用辅助放疗来减少局部复发率。虽然在减少局部复发方面有一些不同程度的成功报道，但这些研究缺乏统计学意义[20-22, 27, 40]。在其他较大的人群研究中，放疗与生存率的提高没有关系[4, 14]。如前所述，甲状旁腺癌患者再次手术的概率很高，术后放疗的使用可能会增加再次手术的难度和发病率。美国内分泌外科医师协会（American Association of Endocrine Surgeons，AAES）目前提出的建议是，不应将外照射作为常规的辅助措施，而应保留作

为姑息性治疗的选择[15]。

（四）化疗

由于这种疾病的罕见性，没有有效的细胞毒剂或治疗方案被证明对治疗甲状旁腺癌有效，所有的数据都来自传闻中的病例报道。目前，化疗在辅助治疗和非切除性疾病的治疗中还没有确定的作用[1, 5, 12, 15, 36]。

（五）随访

在患者的随访方面没有达成共识。目前 AAES 的建议是，在尝试过治愈性手术后，功能性甲状旁腺癌患者应通过生化指标来随访复发情况。监测应包括每隔 3～6 个月对血清钙和 PTH 水平进行检测。对疑似复发者应进行补充定位检查[15]。正如预期，目前没有关于非功能性肿瘤的指南，也没有关于生化指标用于随访的说明。在这些罕见的情况下，应反复进行影像学检查，包括超声、CT 或 MRI。

五、预后

根据较大的人群癌症数据库，甲状旁腺癌患者的总生存率在 5 年内为 78%～85%，10 年内为 50%～66%[3, 13, 14, 37]。据报道，1 年后癌症相关死亡率为 4.4%，5 年后为 9%[4]。

（一）预后因素

多年来，有几个预后因素与较差的总生存率有关。远处转移的存在（如颈部中央区和侧颈区发现的转移）被一致认为是一个强有力的预测结果[41]。初次诊断时的高龄和性别为男性也被一致认为是不良预后的预测因素。肿瘤大小、淋巴结受累和切除边缘阳性的预后价值仍有争议[4, 13, 14, 25, 35, 37]。术中肿瘤破裂和溢液也与局部复发增加有关[35, 42]。相反，由于可能导致并发症的增加，激进的手术切除和重复手术切除似乎并不能提高总的生存率[13, 14]。由于所有与甲状旁腺癌有关的研究都受到小样本的限制，而且都被 AJCC 认为是低级别证据Ⅲ（即现有证据级别有问题），因此这些因素应当谨慎对待[41]。

（二）分期

在过去的几年中，人们曾多次尝试建立一个分期系统，以提供标准化的术语，并帮助指导临床实践中的分期和预后。Shaha 和 Shah 在 1999 年提出了 TNM 分期，该系统依赖于肿瘤的大小（对于 T_1 和 T_2）和周围组织的侵袭程度（对于 T_3 和 T_4）[43]。后来，Talat 和 Schulte 在 2010 年提出了另一个分期系统，随后 Schulte 等在 2012 年进行了验证。在他们的 TNM 分期系统中，原发肿瘤的定义（T 类）是基于侵袭的程度而不是其大小。此外，他们进一步将肿瘤分为低风险和高风险癌症，依据是局部浸润的风险。这种风险分层的依据是表现为血管侵犯、重要器官侵犯、淋巴结受累或远处转移的癌症被认为是高危肿瘤[25, 44]。在这两个系统中，区域淋巴结状态（N 类）和远处转移（M 类）方面没有差异。

2017 年，AJCC 提出了他们对甲状旁腺癌的 TNM 定义，该定义是基于肿瘤的侵袭程度和根据解剖位置对淋巴结受累进行的分类（表 9-2）。由于缺乏足够的数据，到目前为止还没有对甲状旁腺癌的解剖学分期和预后分组进行描述[41]。

表 9–2　AJCC 2017 年建议的 TNM 分期 [41]

TNM 分期	
T 类	**T 标准**
T_x	无法评估原发肿瘤
T_0	没有原发肿瘤的证据
Tis	非典型甲状旁腺肿瘤（恶性潜能不确定的肿瘤）
T_1	局限在甲状旁腺，扩展范围限于软组织
T_2	直接侵入到甲状腺中
T_3	直接侵入喉返神经、食管、气管、骨骼肌、邻近淋巴结或胸腺
T_4	直接侵入主要血管或脊柱
N 类	**N 标准**
N_x	不能评估区域淋巴结
N_0	无区域淋巴结转移
N_1	区域淋巴结转移
N_{1a}	转移到Ⅵ区（气管前、气管旁和喉前 /Delphian 淋巴结）或上纵隔淋巴结（Ⅶ区）
N_{1b}	转移到单侧、双侧或对侧的侧颈区（Ⅰ、Ⅱ、Ⅲ、Ⅳ或Ⅴ区）或咽后结节上
M 类	**M 标准**
M_0	无远处转移
M_1	远处转移
组织学分级（G）	
G	**G 定义**
LG	低级别。圆形单形核，仅有轻度至中度的核大小变化，核仁不明显，染色质特征类似于正常甲状旁腺或腺瘤的特征
HG	• 高等级。更多的多形性，核大小变化＞ 4∶1，突出的核膜不规则；染色质改变，包括染色质的超色性或边缘化，以及突出的核小体 • 高级别的肿瘤显示出几个不连续的具有核变化的区域

六、结论

甲状旁腺癌是一种罕见的内分泌恶性肿瘤，其证据数据有限且均为回顾性。其症状和体征常与 PHPT 相似，术前极高的 PTH 和钙水平可能是术前诊断的唯一线索。一旦确诊或怀疑，建议进行肿瘤完整切除并作为主要治疗手段。不幸的是，尽管外照射放射治疗可能是一种可缓解的选择，但目前还没有有效的辅助治疗方法。发病和死亡的主要原因是慢性顽固性高钙血症引起的代谢并发症。5 年的总生存率为 78%～85%，10 年为 50%～66%。

第10章 MEN1 型综合征引起的原发性甲状旁腺功能亢进症的诊治进展

Advances in the Diagnosis and Management of Primary Hyperparathyroidism due to MEN Type 1 Syndrome

Priscilla Nobecourt Angelica M. Silva-Figueroa Nancy D. Perrier 著
李承欣 译

一、概述

(一) 定义

多发性内分泌肿瘤综合征 1 型又被称为 Wermer 综合征[1]。Paul Wermer 博士于 1954 年首次将该疾病描述为"家族性内分泌腺瘤病……，该家族病由显性程度很高的显性常染色体基因引起"[1]。半个多世纪后，我们仍然引用 Wermer 博士的观点，"MEN1 综合征是一种遗传性综合征，具有常染色体显性遗传模式，其特征是位于 11q13.2 号染色体上的 MEN1 基因突变"[2]。该基因是抑癌基因，并编码 menin 蛋白。该蛋白在转录调控、细胞周期调控、基因组稳定性、细胞信号传导、细胞骨架结构和表观遗传调控中发挥作用[2, 3]。在 MEN1 基因中已鉴定出 1100 多个胚系突变，其中大多数是失活突变，但仍在不断发现新的突变[2, 3]。

知道了 MEN1 基因中存在着多种可能的突变，因此 MEN1 综合征中具有超过 20 种不同的内分泌和非内分泌肿瘤的表现也就不足为奇了[4]。遵循有关 MEN1 的最新临床实践指南，有三种诊断 MEN1 综合征的方法。临床诊断是通过诊断三个主要的 MEN1 相关内分泌肿瘤中的两个，即甲状旁腺肿瘤、肠胰腺内分泌肿瘤和垂体肿瘤。除了最初临床上被诊断为 MEN1 综合征的最初患者之外，作为一级亲属且至少患有上述一种主要 MEN1 相关内分泌肿瘤时，才进行家族诊断。如果患者在 MEN1 基因中具有胚系突变且无症状，并且在诊断时没有肿瘤存在的证据，则进行 MEN1 综合征的遗传诊断[5]。

(二) 流行病学和预后

MEN1 综合征在全世界每 30 000 例新生儿中就有 1 例发生[6]。在 85% 的患者中，该综合征的首发表现是甲状旁腺肿瘤[3]，原发性甲状旁腺功能亢进症是并发的最常见的内分泌疾病，50 岁时外显率接近 100%[5]。在其他 15% 的患者中，首发表现很可能是胰岛素瘤或催乳素瘤[3]。在美国，零星散发和遗传性的 PHPT 每年大约发生 100 000 例[7]。

在男性和女性的 MEN1 综合征患者中并发 PHPT 的概率相当，有 1%~18% 的 PHPT 患者患有 MEN1 综合征[3, 7]。

未经治疗的 MEN1 综合征患者的预期寿命短，50 岁时与恶性肿瘤相关的死亡风险为 50%[3]。胸腺类癌占 MEN1 患者死亡病因的 25%，胰腺神经内分泌肿瘤占死亡病因的 60%。因此，预防、早期诊断和治疗对这种疾病至关重要。

二、临床表现

如上所述，大多数 MEN1 综合征患者的首发表现是 PHPT。首发表现通常出现在 20—25 岁，比散发性甲状旁腺腺瘤患者早 30 年。MEN1 综合征患者并发 PHPT 的最常见的首发表现是高钙血症，在常规实验室检查中诊断[7]，并且与 20—30 岁患者的与血钙水平不相符的正常或升高的全段甲状旁腺激素水平相关。

患者可能出现无症状的高钙血症。然而，高钙血症的体征和症状可包括虚弱、疲劳、便秘、骨骼和关节疼痛、注意力集中问题、睡眠障碍、抑郁症、社交互动减少、肾结石、骨密度降低、恶心、呕吐、多尿、脱水、高血压、Q-T 间期缩短、厌食或高钙尿症等[8-10]。

在与 MEN1 综合征相关的 PHPT 中，所有甲状旁腺组织均受到影响，因此是一种多腺体疾病。它与 4 个甲状旁腺的不对称和非同步的生长有关[11]，表现为甲状旁腺组织的细胞过多，并且经常存在额外的腺体[7]。

三、检查和诊断

PHPT 的生化诊断标准为血钙为正常高值或高于正常值，同时伴有与血钙值不符合的正常 PTH 或升高的 PTH 水平。诊断 PHPT 的困难在于确定这些患者同时患有的 MEN1 综合征。当年轻患者（＜ 40 岁）诊断出 PHPT，并且患有多腺体或复发性疾病、家族病史或存在其他内分泌疾病或肿瘤时，医生应高度怀疑 MEN1 综合征[12]。这些患者术前确诊 MEN1 综合征对于选择最合适的手术治疗并筛查其他 MEN1 综合征相关并发症至关重要[7]。一旦诊断为 PHPT，并且高度怀疑 MEN1 综合征，则应对患者进行基因检测。当对 MEN1 进行症状前诊断时，除骨密度扫描检查外，患者还应定期接受血清钙和 PTH 水平监测，直至确诊 PHPT，以便进行早期治疗。

鉴于这些患者中散发性疾病的发生率较低，某些机构对患有 PHPT 的儿科患者进行常规 MEN1 基因检测。这样就可以诊断出因仅仅根据临床标准而漏诊的各种患者[7]。

根据最新的 MEN1 综合征指南，无论其症状如何，每位诊断为 MEN1 综合征的患者及其一级亲属都应接受基因检测[5]。如果确实已经鉴定出胚系 MEN1 基因突变，则应该通过遗传咨询进行该检测，并且应在任何其他筛查之前进行该检测。准确的基因检测方法可以鉴定 70%～95% 的 MEN1 综合征患者[7]，并识别有风险的家庭成员，从而为他们提供早期治疗。值得注意的是，存在散发性非家族性的 MEN1，其中约 10% 的患者中鉴定出 MEN1 基因的从头突变[3]。如果 MEN1 基因的突变已经被确认，但不属于已知的致病性 MEN1 基因突变的一部分，那么群体遗传学可以提供帮助。此外，在可能的情况下，应在一级家族成员中对任何新发突变进行评估，以确定是否与疾病相关。开放获取的基因组测序数据库数据对于验证罕见疾病患者的遗传变异至关重要[2]。

由于我们讨论了 MEN1 综合征的早期基因检测对于这些患者的早期治疗和改善预后至关重要，因此也有可能应对已知 MEN1 综合征的患者进行植入前基因诊断。在受精后第 5 天或第 6 天通过囊胚活检进行体外受精。测试是在胚胎中进行的，异常的胚胎不应被植入母亲体内[2]。极体试验也可以在胚胎形成前对患有 MEN1 综合征的女性进行，有些患者可能对这一试验更敏感。利用体外技术对卵母细胞进行分离和受精，并在受精卵分裂前进行检测。如果 MEN1 基因突变检测结果为阴性，则合子发育成胚胎并植入。这种技术不能检测父亲一方的异常[2]。

一旦 PHPT 的生化诊断和 MEN1 综合征的基因诊断确立了，对这些患者进行甲状旁腺疾病相关影像学检查就没有什么价值了。术前研究，如颈部超声或 ^{99m}Tc 甲状旁腺显像，由于假阴性率高[13, 14]和缺乏成本效益，在鉴别多发性甲状腺疾病或异位甲状旁腺疾病方面的作用有限[15]。这两种影像学方法的结合仅有 30% 的多发性疾病的识别成功率[16]。唯一一项对患者治疗有价值（定义为获益大于成本）的研究是颈部超声检查，因为在大多数情况下，它有助于确定伴随的甲状腺疾病或胸腺外异位腺的存在[15]。无论术前定位研究如何，这些患者的治疗方式均由双侧颈部探查决定。

在接受甲状旁腺切除术前，患者应进行基线

骨密度扫描，以评估其术后和随后几年的骨再矿化情况。大多数患者已经做了这一检查，因为它通常是作为 PHPT 初始检查的一部分进行的。

在男性患者中，胸腺类癌的患病率为 2%～3%[17, 18]。他们通常在病情进展时被诊断出来，预后很差。因此，一旦确诊 MEN1 综合征，对这些患者进行胸腺肿瘤筛查是非常重要的。目前的指南建议，从 25 岁开始，每隔 3～5 年筛查一次胸腺类癌[4]。然而，一些研究显示肿瘤进展迅速，因此建议每年进行胸部 CT 扫描筛查[19]。在接受甲状旁腺切除术前，应确保患者没有伴随的恶性胸腺肿瘤。如果这些患者同时发生胸腺肿瘤，我们建议根据胸部的 CT 或 MRI 进行同步成像，以适当规划手术方案。

四、治疗

甲状旁腺功能亢进症患者的主要治疗方法是甲状旁腺切除术。最佳手术时机仍有争议。这些建议通常基于无症状散发性原发性甲状旁腺功能亢进症的指南，但对于 MEN1 综合征相关的 PHPT 无明确定义[20]。一般来说，手术治疗只适用于高钙血症患者（钙水平高于正常上限 1mg/dl，同时 PTH 水平不受抑制）和有症状患者[5, 21]。PHPT 的症状通常由高钙血症引起，表现为骨密度降低、肾功能减退、肾结石、神经认知症状和病理性骨折[20]。这将有助于避免这些患者的重复性颈部手术，降低他们的神经损伤或甲状旁腺功能减退的风险。另外，对这类患者早期进行手术干预可以减少长期暴露于 PTH 水平升高的风险，并预防其早期并发症[22-24]。Burgess JR 等发现，在 MEN1 综合征相关 PHPT 晚期骨质减少患者中，年龄相关的骨量恢复是不可能实现的，在一项比较研究中，Silva A 等观察了这些患者在 40 岁时的早期骨丢失[24]。此外，研究还表明，肾脏损伤和骨密度降低在疾病进展的早期就开始了[10, 25]，对于被认为无症状但有神经认知症状的患者，已证实手术可以改善他们的生活质量[20]。作者赞成 PHPT 和已知 MEN1 综合征患者早期接受甲状旁腺切除术，因为这些数据表明甲状旁腺功能亢进症的负面影响发生在它相关临床表现之前，甚至可能是不可逆转的。

（一）手术选择

MEN1 综合征相关 PHPT 患者的治疗目标如下：①尽可能长时间纠正高钙血症；②避免永久性甲状旁腺功能减退；③手术探查复发风险，Carling 和 Udelsman 首次描述了这一点[26]。到目前为止，这些仍然是 MEN1/HPT 患者手术治疗的主要目标。为了实现这些治疗目标，有必要通过双侧颈部探查去除 MEN1 综合征患者的所有过度活跃的甲状旁腺，因为这 4 个腺体受到增生或腺瘤的影响。迄今为止，仅在 4 名 *MEN1* 基因胚系突变的患者中报道了与甲状旁腺癌的关联[27-29]，这一关联涉及整体切除的选择。

对于目前已经提出了几种治疗性手术选择，其中的争议点我们将在后文进行探讨。

1. 甲状旁腺次全切除术

对应于至少切除 3～3.5 个甲状旁腺，选取肉眼观最正常的甲状旁腺保留不超过 50mg 的甲状旁腺组织。作者赞成残留组织为正常甲状旁腺的 1.5～2 倍。保留的甲状旁腺用金属夹或不可吸收的缝合线标记，理想情况下，手术区域应远离喉返神经，以防止再次手术时损伤神经。这种手术技术旨在防止永久性甲状旁腺功能亢进的发展。当术中无法找到第 4 枚甲状旁腺，甚至在类似的专科中心实践时，这也是一种可行的选择[30-32]。这种外科手术有几个技术难题。保留残留腺体是一项艰巨的任务，过程中不得损害剩余组织的血管分布。甲状旁腺血管可能因其后的手术发生永久性、不可逆性损伤，从而导致甲状旁腺功能减退症的进展，但必须留下适量的甲状旁腺以尽可能延迟复发时间。此外，残余理论的实践使患者面临更大的甲状旁腺细胞种植风险，这将导致 MEN1 综合征患者 HPT 的复发。

上述因素可以解释迄今为止发表的多项研究中发现的广泛复发率，为 7%～65%，以及手术后甲状旁腺功能减退率在 10%～35%（表 10-1）。

2. 小于甲状旁腺次全切除术

包括切除细长的甲状旁腺。通常，移除 2～2.5 个腺体，原位保留 1.5～2 个甲状旁腺。这些残余腺体用钛夹或不可吸收的结构标记，以便在再次手术时更容易识别。过去，由于颈部根治性手术中永久性甲状旁腺功能减退的高发生率，

表 10-1　多发性内分泌肿瘤 1 型甲状旁腺功能亢进症次全甲状旁腺切除术后的治疗效果

发表年度	试验年份	患者数量	平均随访时间（年）	持续 HPT 的患者比例（%）	复发 HPT 的患者比例（%）	发生甲状腺功能减退患者比例（%）	文献来源
1979	1959—1979	55	3.9	13	0	35	Edis 等 [33]
1983	1960—1980	45	NA	6.7	6.7	45	Van Heerden 等 [34]
1991	1986—1990	18	NA	11	0	0	Goretzki 等 [35]
1992	1982—1991	34	8.9	0	27.3	12	Hellmann 等 [36]
1993	1970—1991	54	10	0	16	8	O'Riordain 等 [37]
2001	1986—1997	174	NA	16.8	NA	NA	Goudet 等 [31]
2001	1986—1998	25	4.5	NA	12	12	Dotzenrath 等 [38]
2002	1972—2001	66	4	0	11	13	Arnalsteen 等 [39]
2003	1960—2002	63	6.1	0	33	26	Elaraj 等 [40]
2005	1973—2004	16	4	0	7	0	Lambert 等 [32]
2006	1974—2002	29	7.4	0	4.8	57	Hubbard 等 [41]
2008	1970—2005	40	7.2	12	44	10	Norton 等 [42]
2010	1980—2008	69	6.3	0	13	4.3	Salmeron 等 [43]
2011	1967—2008	17	12	7	65	18	Schreinemakers 等 [9]
2012	1990—2009	23	4.3	17	—	39	Pieterman 等 [44]

NA. 数据缺失

这项技术得到了广泛的支持。目前，普遍认为 LSPx 是与 MEN1/HPT 患者的术后持续发病有关，并且复发率可达到 23%～61%；因此，不建议这些患者选择这一手术 [9, 30, 38-40, 42, 45]。

微创甲状旁腺切除术与 sHPT 的护理标准相对应，尽管其在 MEN1/HPT 中的适用性正在选定的病例中进行评估。Versnick 等在 2013 年比较了 MIP（n=6）和甲状旁腺次全切除术（n=46）的随访情况，结果显示 MIP 组复发率、永久性甲状旁腺功能减退和喉神经麻痹发生率均为 0%，MIP 的临床随访间隔为 1.6 年，甲状旁腺次全切除术的临床随访间隔为 8.8 年（P < 0.001）[46]。最近，Kluijfhout 等评估了甲状旁腺次全切除术（n=16）和单侧切除术（n=8）之间的临床结果，MEN1/HPT 患者利用 Sestamibi 和超声一致性成像检测单个增大的甲状旁腺。接受次全甲状旁腺切除术的患者比接受单侧切除术的患者年轻。在这些接受全甲状旁腺切除术的患者中，1 名患者出现持续性甲状旁腺功能亢进，5 名患者复发，2 名患者出现永久性甲状旁腺功能减退症。在单侧清除的患者中，1 例持续存在，1 例复发，未发生永久性甲状旁腺功能减退症。临床随访的平均值分别为 47 个月和 68 个月（P=0.62）[47]。

3. 甲状旁腺完全切除术

甲状旁腺完全切除术包括完全切除甲状旁腺、自体移植新鲜或冷冻保存的甲状腺旁组织。文献中广泛报道，这种手术方式的复发率范围很广，为 4%～23%，手术后甲状旁腺功能减退症的复发率为 22%～66%（表 10-2）[11, 36, 40, 44, 45, 48-50]。通常位于非优势前臂胸椎间肌的单个囊袋中的自体移植可以避免术后服用维生素 D。此外，如果高钙血症复发，可以在局部麻醉下取出自体移植

表 10–2 全甲状旁腺切除术治疗多发性内分泌肿瘤 1 型甲状旁腺功能亢进症的临床疗效

发表年度	试验年份	患者数量	平均随访时间（年）	持续 HPT 的患者比例(%)	复发 HPT 的患者比例(%)	发生甲状腺功能减退患者比例(%)	文献来源
1986	1961—1982	18	2	0	0	27.8	Malmaeus 等 [48]
1992	1982—1991	23	8.9	0	22	30	Hellmann 等 [36]
1998	1969—1996	15	11.3	0	20	47	Hellmann 等 [45]
2003	1960—2002	16	7	0	23	46	Elaraj 等 [40]
2007	1990—2006	45	6.7	0	11	22	Tonelli 等 [11]
2010	1987—2009	23	7	4	4	22	Waldmann 等 [49]
2012	1987—2011	45	NA	NA	14.3	40	Montenegro 等 [50]
2012	1990—2009	32	4.3	19	—	66	Pieterman 等 [44]

NA. 数据缺失

物 [11, 51, 52]。通常，为了制备新鲜或冷冻保存的组织，应将碎片切成尽可能小的尺寸，理想情况下约为 1mm³，以便于植入 [51]。要植入的碎片数量仍然是临床争论的问题，但通常认为 20～25 个碎片是最佳的。其他系列不超过 12 个甲状旁腺碎片，并且具有 20%～30% 的无功能甲状旁腺移植物 [33, 53, 54]。虽然不确定哪些因素与成功的自体移植相关，但通常取决于移植技术，植入部位和甲状旁腺组织病理学因素。

建议采用经颈部胸腺切除术（transcervical thymectomy，TCT）及 MEN1 相关甲状旁腺切除术。这可以去除胸腺内甲状旁腺，并可能有助于预防 MEN1 综合征患者可能发生的胸腺类癌 [55]。尽管如此，据估计 TCT 仅去除胸腺的 30%～40%，导致某些作者质疑其预防价值 [56]。

（二）甲状旁腺次全切除术对比甲状旁腺完全切除术

对于有 PHPT 的 MEN1 患者，我们首选的治疗方式是甲状旁腺次全切除术。它避免了患者可能突然出现的严重低钙血症并依赖钙补充。然而，我们将讨论 MEN1 综合征相关 HPT 患者两种手术方案的优缺点。较早的研究显示复发率和术后甲状旁腺功能减退率相似，尽管

SPx 是专门的内分泌外科中心选择的治疗方法之一。两项特别的调查试图解决这个问题：其中一项由 Lairmore 等在 2014 年随机研究，另一项是 Schreine-makers 等在 2011 年进行的 Meta 分析 [9, 57]。

在 Lairmore 等的随机研究中，分析了 1996—2012 年 33 例 MEN1-HPT 患者，其中 17 例随机分配到 SPx，15 例分配到 TPx。TPx 组术后低钙血症发生率较高，达到 47%，而 SPx 组为 35%。SPx 组 2 例（12%）和 TPx 组 1 例（7%）诊断为永久性甲状旁腺功能减退（P 值无显著差异）。SPx 组仅有 1 例患者持续 PHPT，后来接受了 TCT 切除异位纵隔甲状旁腺。SPx 组 4 例（24%）术后随访复发，TPx 组 2 例（13%）分析无差异。因此，两组在临床结局方面无差异，如持续性 HPT、复发性 HPT 和永久性甲状旁腺功能低下 [57]。但是，该研究并未评估由于大量口服钙补充剂从而导致患者生活质量改变的时间。

在 Schreinemakers 等 2011 年进行的系统评价中，选择了 12 项研究（52 例患者），其中包含 MEN1/HPT 患者接受的不同手术治疗的完整、原始和可用信息。这些研究选自 Medline、Embase 和 Cochrane。根据手术切除类型将其分组为 LSPTx（29 例）、SPx（17 例）和 TPx（6 例），

分析了与 PTH 持续复发和术后永久性甲状旁腺功能减退有关的临床结果。当进行 SPx 和 TPx 之间的 Meta 分析时，表明与 TPx 相比，SPx 中不会增加复发性 HPT 的风险（OR=2.15，95%CI 0.82～5.61，P=0.12）。两组患者持续 HPT 的风险也没有增加（OR=2.37，95%CI 0.54～10.44，P=0.25）。然而，SPx 后，患者永久性甲状旁腺功能减退的风险低于 TPx 患者（OR=0.25，95%CI 0.11～0.54，P=0.0004）[9]。

（三）术中甲状旁腺激素监测可预测多腺甲状旁腺疾病

术中甲状旁腺激素（intraoperative parathyroid hormone，IOPTH）监测由于其高灵敏度（超过 95%）已成为散发性原发性甲状旁腺功能亢进症手术治疗的重要辅助工具[58]。然而，它尚未被证明是监测多腺体疾病患者的直接工具。在大多数情况下，单个甲状旁腺腺瘤切除后 15min 内 IOPTH 可恢复正常，在多腺体切除中，这种激素水平下降是进行性的，并且在切除所有受影响的甲状旁腺后 15min 内很少可以恢复正常水平[59, 60]。

各种研究试图评估在多腺体或增生性甲状旁腺疾病中使用 IOPTH 的可靠性，如表 10-3 所示，假阳性百分比为 9%～75%[32, 39, 54, 61-63]。此外，Thompson 等[61] 和 Clerici[63] 等证实甲状旁腺切除术后 20min IOPTH 下降≥70% 的假阳性率降低。作者在多腺体疾病中不常规使用 IOPTH，因为它

不会指导手术切除范围的选择，即术中会移除全部 4 个腺体，并且使用 IOPTH 将增加成本和手术时间。

（四）甲状旁腺的鉴别

多腺体甲状旁腺疾病双侧颈部探查的困难之一是能够识别所有 4 个（或更多）甲状旁腺。我们使用字母表命名系统来标准化我们的探查[64]。上甲状旁腺一般位于喉返神经的外侧，可以在甲状腺包膜后面（A 型）、在甲状腺叶后面的气管食管沟（B 型）或气管食管沟后面并向下朝向锁骨（C 型）找到。偶尔，腺体可能沿着喉返神经走行，通常在与甲状腺下动脉（D 型）交界处的 1cm 范围内。在甲状腺下极（E 型）的侧边缘附近或在甲状腺韧带或胸腺（F 型）中可以发现下副甲状腺。如前所述，我们术前使用颈部超声将有助于识别甲状腺内腺体（G 型）。我们相信，通过使用这种系统的方法，所有异位甲状旁腺都可以被识别。

（五）手术技巧

如前所述，我们倾向于在患有 PHPT 的 MEN1 综合征患者中进行 SPx。以下是我们对接受第一次颈部手术的患者的 SPx 技术及我们处理残余甲状旁腺过程的描述。

手术时患者采用半坐卧位，使颈部过度伸展。我们在初次手术中不使用神经监测仪，因为它没有被证明可以降低神经损伤的风险。我们在

表 10-3　甲状旁腺切除术后多腺体甲状旁腺疾病的不同术中甲状旁腺激素方案

发表年度	患者数量	最后一个腺体移除后的时间（min）	PTH 临界值	真阳性患者数	假阴性患者数	假阳性患者数	真阴性患者数	文献来源
1999	11	10	≥ 50%	9	1	1	1	Thompson 等[61]
2001	14[a]	10	≥ 50%	8	0	2	4	Kivlen 等[54]
2002	7	10	≥ 50%	0	0	2	5	Jaskowiak 等[62]
2002	20[b]	5	≥ 50%	18	1	0	1	Arnalsteen 等[39]
2004	8	10	≥ 50%	0	0	6	2	Clerici 等[63]
2005	14[b]	NA	减少至≤ 60pg/ml	12	0	2	0	Lambert 等[32]

NA. 数据缺失；a. 所有再手术的 MEN1/HPT 患者；b. 所有 MEN1/HPT 患者

患者右侧开始手术，以确保与我们的手术团队保持一致。切口选择在胸骨中线和锁骨上方两个手指处，然后逐步分离皮下组织和颈阔肌。带状肌向内侧牵引，胸锁乳突肌侧向牵引。然后将两个 Kocher 放置在距离任一极 1/3 的右侧甲状腺叶上，并以上下方式将腺体向外牵拉并远离主刀医生（图 10-1），从而显露喉返神经和右侧甲状旁腺。2 个腺体都用双极装置解剖，注意不要破坏周围的血管。

首先，我们开始选择保留残余腺体。最常见的是保留右下甲状旁腺，因为在复发的情况下，下旁腺更容易解剖。在选择留下哪个腺体作为残留腺体时，考虑各种因素，例如大小、结节性、肉眼观最正常，以及相对于喉返神经和胸腺的位置。一旦选择了残留腺体，就开始通过在腺体的远端 1/3 处放置一个大的钛夹来标记它。我们握住夹子并用手术刀快速切除远端。如果需要，钛夹留在原地以便于以后识别。将标本送去冷冻切片以确认甲状旁腺组织的存在。然后用双极装置取出上旁腺。

我们将注意力集中在患者的左颈部并继续进行胸腺切除术。胸腺用直角牵开器牵拉，从纵隔牵拉至颈部。我们钳夹显露的胸腺的最下部并用电烙术切除它。如果右侧胸腺在解剖学上与左侧分开，则将其横切。如果我们认为通过右侧胸腺切除术会危害残留腺体的存活能力，我们可能会跳过这一步。然后我们进行左甲状腺的解剖分离并将甲状腺做上下牵拉。一旦其他两个甲状旁腺被解剖，但在它们切除之前，我们重新评估保留腺体的存活可能。到这个时候，至少已经过去了 20min，使我们能够适当地评估保留腺体的灌注，可以从冷冻切片确认甲状腺旁组织中得到结果。然后，我们用双极装置切除最后两个甲状旁腺。如果我们随时担心残留腺体的存活能力，我们会从一个左甲状腺选择另一个残留腺体并移除原始残留腺体。将所有移除的组织送去进行病理学检查。

五、随访

手术后，应定期随访患者。在我们的实践中，我们在术后 1 年内每 6 个月后对患者进行完

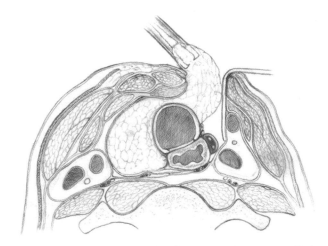

▲ 图 10-1　甲状旁腺切除术中的"上下"运动，甲状腺收缩，甲状旁腺显露

整的 PTH 和钙水平检测，然后每年进行一次复查。此外，他们在术后 1 年进行骨密度扫描，然后每 2 年进行一次。

六、诊断为 MEN1/HPT 且接受过治疗的患者的复发

据报道，由于疾病复发率高，因此这些患者的手术效果通常比散发性原发性甲状旁腺功能亢进差。这种高复发率是由各种因素造成的。首先，在超过 10% 的病例中，这些甲状旁腺在手术时肉眼观是正常的[11]。此类 MEN1 种系突变仅在另一个体细胞突变（二次打击）[65-67] 或表观遗传学改变[68] 发生后时才可能导致腺体性状改变，因此导致未识别的甲状旁腺的再生长，这主要因为 MEN1 基因的失活。此外，高达 20% 的与异位甲状旁腺[11, 45] 相关的病例在首次手术中未被注意到。

人们普遍认为，MEN1/HPT 患者的组织病理学特征是甲状旁腺增生，伴随着甲状旁腺腺瘤的顺序形成[4]。此外，MEN1 胚系突变导致大小、重量和外观的不对称，这不一定是同步的，还增加了异位甲状旁腺的发病率[45, 69]。所有这些提到的因素都与此类患者复发最重要的因素之一有关，即延长的临床随访[31, 37, 45]。MEN1/HPT 患者再探查手术对于任何内分泌外科医生来说都是一个挑战。再探查的适应证与主要干预措施相

似，如严重的高钙血症、症状或骨矿物质密度改变。对于这些情况，必须进行彻底的术前临床检查，包括主要手术方案和病理报告，以及术前影像学检查（颈部超声、甲氧异腈甲状旁腺显像），以最大限度地降低颈部再次介入的固有风险，如喉返神经损伤、术后甲状旁腺功能低下、乳糜漏和颈部血肿 [26, 44, 54, 70]。此外，这种再探查可能包括切除异位甲状旁腺、切除一个或多个增生性甲状旁腺、经颈部胸腺切除术或切除前臂甲状旁腺移植物 [43, 71]。所有患者在进行重复颈部探查之前都应进行声带功能评估，因为这可能会影响手术方案。在 MEN1-HPT 患者的再次颈部探查中，IOPTH 的使用争议较少。在他们的回顾性研究中，Keut-gen 等发现，这些患者术后再手术中的 IOPTH 对术后血钙的真阳性预测值为 92%，其中 13% 的患者存在持续性 PHPT[71]。作者在 MEN1-HPT 患者甲状旁腺切除术中使用 IOPTH，因为这将指导他们进行颈部探查。此外，由于这些患者相关的瘢痕和神经损伤的高风险，他们经常使用术中神经监测。

七、结论 / 讨论

由于对疾病的病理生理学有了更深入的了解，以及更先进成像技术和新技术的引入，MEN1/HPT 的甲状旁腺手术正在不断发展。MEN1/HPT 患者手术治疗的基本目标为，恢复并维持长期正常血钙，避免术后甲状旁腺功能减退症和所有相关手术并发症，发生复发或持续性 HPT 时方便再次探查。因此，选择的手术治疗应关注每个病例的特殊性，但最重要的是应考虑患者所面临的风险和益处的平衡。

MEN1/HPT 患者通常接受 SPx 或 TPx 立即自体移植，因为 TPx 后永久性甲状旁腺功能减退的风险较高，MEN1/HPT 中 LSPx 后持续 / 复发率较高。根据已有证据，我们建议对诊断为 MEN1/HPT 的患者进行次全甲状旁腺切除术作为初始手术治疗。此外，对于所有 MEN1/HPT 患者，应在初始手术的基础上进行经颈胸腺切除术，主要是为了控制胸腺内甲状旁腺异位的风险，但不是为了预防这些患者神经内分泌肿瘤的发展。

由于目前有关 MEN1/HPT 患者再次手术的证据有限，面对这种具有挑战性的手术，推荐的方案有多种。首先是在任何外科检查之前确认 HPT 的诊断。其次，需要详细回顾以前的手术记录和组织病理学报告，以获得更多关于解剖和潜在残留腺体的信息。再次，术前影像学用于排除甲状腺癌等伴随疾病，应该通过它来确定肿瘤的最精确位置。最后，如果切除的组织被认为是最后存在的功能组织，则在再次手术时应考虑冷冻保存。如果是这种情况，应立即进行自体移植，以防止永久性甲状旁腺功能减退。

MEN2 型综合征引起的原发性甲状旁腺功能亢进症的诊治进展

Advances in Diagnosis and Management of Primary Hyperparathyroidism due to Multiple Endocrine Neoplasia (MEN) Type 2 Syndrome

James A. Lee　Sarah S. Pearlstein　著

周　瑞　译

一、概述

虽然 MEN2 综合征的特征性表现为甲状腺髓样癌，但原发性甲状旁腺功能亢进症仅仅与 MEN2A 有关，而不是家族性甲状腺髓样癌或 MEN2B。PHP 即一个或多个甲状旁腺自主产生过量甲状旁腺素。MEN2A 出现 PHP 的风险因素为特定的密码子突变。有 10%～35% 伴随 C634R[1] 突变的 MEN2A 患者会发生 PHP，而密码子 609～620 的突变导致 2%～12% 的患者发生 PHP[2]。MEN2A 中 80% 以上的 PHP 表现为多发性甲状旁腺瘤[3]，与 MEN1 中侵袭性更强的 PHP 不同，MEN2A 中的 PHP 常无症状或症状较轻[4]。MEN2A 极少伴有甲状旁腺癌。

二、诊断

（一）一般人群甲状旁腺功能亢进症的诊断

与诊断散发性 PHP 一样，应尽量获得详细病史，以及可能的症状包括肾结石、脆性骨折、骨质疏松症、胃肠道不适和神经精神障碍。正如"石头、骨头、呻吟，还有心灵的暗示"（stones, bones, groans, and psychic overtones）速记法所

总结的 PHP 典型表现，以及钙代谢异常，但这些典型症状变得越发不常见。高达 68%～85% 的患者表现无症状[2, 6]。除了详细的病史和系统回顾外，详细的家族史尤为重要。40 岁以下的散发性 PHP 患者应进行遗传学评估[4]。对于有症状或遗传性综合征家族史如 MEN2A 的患者应进行基因检测。如果患者的一名家庭成员有已知的密码子突变时，可对该突变进行特异性筛查。

MEN2A 患者的 PHP 诊断流程与散发性 PHP 相同，测定 25- 羟基维生素 D、总血清钙、PTH 和肌酐，这在相应的章节中有更详细的介绍。24h 尿钙测量可用于区分 PHP 和家族性低尿钙高钙血症[4]。应对可能发展为 PHP 的 MEN2A 患者进行终身筛查。

除详细的病史、体格检查和生化检查外，患者还应进行骨密度测量、肾结石检查和隐匿性骨折尤其是腰椎骨折的筛查。

（二）确诊为 MEN2A 患者甲状旁腺功能亢进症的诊断

甲状旁腺功能亢进症很少作为确诊 MEN2A 的依据，因为甲状腺髓样癌诊断的特异性更高，典型发病年龄为 25—35 岁。尽管少见且并不典

第 11 章　MEN2型综合征引起的原发性甲状旁腺功能亢进症的诊治进展

Advances in Diagnosis and Management of Primary Hyperparathyroidism due to Multiple Endocrine Neoplasia (MEN) Type 2 Syndrome

型，仍有甲状旁腺功能亢进症作为 MEN2A 首发症状的病例报道[7]。在 MEN2A 中，甲状旁腺功能亢进症确诊的平均年龄为 33—37 岁，年龄范围在 12—70 岁。然而，随着分子检测的发展，自 20 世纪 90 年代以来，确诊年龄逐年下降[2]。基于遗传学或其他临床表现的 MEN2A 的诊断将在另一章进行讨论。简言之，MEN2A 的遗传学诊断通常是采用 RET 测序[8]。总的来说，对 MEN2A 患者，美国甲状腺协会建议在 8 岁时开始进行甲状旁腺功能亢进症的生化筛查[9]，包括每年进行钙、甲状旁腺激素和白蛋白测定。此外，甲状腺髓样癌进行甲状腺切除术之前，应对患者进行 PHP 筛查，若为阳性，可同时进行甲状腺切除术和甲状旁腺切除术。

（三）定位

由于与 MEN2A 相关的 PHP 中甲状旁腺增生和多发性甲状旁腺瘤的发生率高，所以术前影像学检查并非必要。然而，在许多情况下，术前影像学检查有助于甲状旁腺定位并决定手术方式。另一章对各种影像学技术进行了更详细的介绍。然而，美国内分泌外科医师协会的甲状旁腺指南建议，外科医生应该基于对影像科医生技术和经验的了解，来决定采用一种 / 多种影像学检查，因为不同医院的影像学检查的敏感性和特异性有一定差异。

^{99m}Tc– 甲氧异腈（^{99m}Tc-MIBI）双时相显像常用于甲状旁腺成像。甲氧异腈是一种单价阳离子，在线粒体中堆积，对甲状旁腺有特殊的亲和力。^{99m}Tc-MIBI 显像技术越来越多地用于 SPECT，以更好地了解解剖结构及识别微小病变。然而，甲氧异腈显像剂对多发性甲状旁腺瘤的敏感性较低，而多发性甲状旁腺瘤在 MEN2A 中又十分常见[10]。

由于具有无创、便宜及能评估甲状腺疾病的优势，超声已经越来越多地被用于甲状旁腺疾病的检查。超声高度依赖于操作人员，并且无法可视化纵隔结构，对微小病变及气管食管沟的病变（因为气管组织存在空气界面）的诊断也不够准确。然而，联合超声和甲氧异腈显像剂，识别单个甲状旁腺瘤的敏感度可从 80% 增加到 95%。在最新的美国内分泌外科医师协会指南中，建议将颈部超声检查纳入大部分患者的手术方案，以便评估甲状腺疾病[4]。

甲状旁腺 4D-CT 是 15 年前出现的影像学技术，在多个对比度增强层面使用多探头 CT 采集图像。4D-CT 可同时获得解剖学和功能学信息，以帮助确定甲状旁腺的解剖位置。4D-CT 中的第四个维度是不同组织中随时间变化的特征对比度增强。4D-CT 能定位超声难以发现的非典型部位的病变，如纵隔。对 MIBI 为阴性的原发性甲状旁腺功能亢进患者，4D-CT 对患侧腺体灵敏度为 85%，特异度为 94%。判断具体位置的灵敏度为 66%，特异度为 89%[11]。比较不同影像学检查，4D-CT 能定位 93.9% 的异常腺体，超声为 71.2%，MIBI 为 61.5[12]。4D-CT 对单个甲状旁腺瘤的灵敏度为 85%，特异度为 92%；对多发性甲状旁腺瘤的灵敏度为 55%[13]。由于灵敏度和特异度高，4D-CT 成为部分患者甲状旁腺瘤定位的首选或次选的影像学检查。

甲状旁腺活检可能导致腺瘤发生纤维化，使最终的病理检查难以与甲状旁腺癌鉴别，因此应尽量避免。然而，甲状旁腺细针穿刺活检可以用来确认不常见部位（如未下降、甲状腺内等）的病灶是否为甲状旁腺组织。当进行甲状旁腺活检时，甲状旁腺细胞与甲状腺滤泡细胞肉眼上非常相似，因此送检的标本因用 PTH 冲洗。

（四）术前处理

建议患者术前服用成人每日钙的正常摄入量，为 1000～1200mg。同时建议维生素 D 缺乏的患者补充维生素 D[4]。

患者术前应进行喉镜检查，对任何主观的声音变化、颈外伤或可能危及迷走神经或喉返神经的手术进行明确的客观评估[4]。术前还应进行甲状腺超声检查评估甲状腺情况。

三、治疗

一般来说，有三种手术方式：选择性甲状旁腺切除、甲状旁腺次全切除术（即 3 个半旁腺切除术）及甲状旁腺全切除术 + 自体旁腺移植。甲状旁腺全切除术及自体移植是治疗 MEN2A 的传统方法。然而，最近的指南表明，对于没有 4 个甲状旁腺均增大或突变高风险的患者可能存在过度治疗。最新的 ATA 指南建议甲状旁腺次全切除术仅适用于 4 个腺体均增大或基于 RET 突变的高危甲状旁腺功能亢进的患者 [9]。此外，ATA 建议，低危甲状旁腺功能亢进患者在甲状腺切除术中意外切除了正常的甲状旁腺，应在胸锁乳突肌上行甲状旁腺自体移植。高危突变患者应进行甲状旁腺次全切除术或甲状旁腺全切除术 + 自体移植到异位肌床，如前臂 [9]。尽管非常罕见，仍有自体移植甲状旁腺在组织增殖的病例报道，因此应密切监测甲状旁腺组织 [6]。对于腺体病变少于 4 个和低风险突变的患者，术中 PTH 测定可指导切除的腺体数目 [4]。

一项包含 119 名患者的回顾性研究对三种手术方式（选择性、次全切和甲状旁腺全切术）进行了比较，Herfath 等发现甲状旁腺全切除术 + 自体移植的术后复发率为 0%，选择性切除术为 9%，次全切除术为 14% [14]。甲状旁腺次全切除术与自体移植 + 甲状旁腺全切除术术后发生永久性甲状旁腺功能减退无显著性差异（29% vs. 20%）。由于较低的复发率和甲状旁腺功能减退发生率，作者推荐甲状旁腺全切除术 + 前臂上甲状旁腺自体移植。然而，移植组织需要进行血管重建，接受甲状旁腺全切除术 + 前臂上甲状旁腺自体移植的患者术后存在暂时性的、可能较为严重的甲状旁腺功能减退。对手术方式的选择可由外科医生根据其对不同手术方式的熟练度及不同患者的临床情况决定。

需要特别注意的是 MEN2A 患者通常因甲状腺髓样癌有甲状腺切除史。再次手术前必须进行患侧腺体定位，尽可能减少手术范围。

并发症

MEN2A 患者甲状旁腺切除术的并发症与一般人相似。术中充分止血避免出血和颈部血肿，需全程识别并显露喉返神经，并注意神经附近的热损伤，因为病灶区域通常透热值更大。由于许多 MEN2A 患者有颈部手术史，解剖结构可能受到破坏，层次难以辨认，应注意避免损伤喉返神经和喉上神经。不同手术方式所致的甲状旁腺功能减退的风险已在前文讨论。

四、预后

血钙保持 6 个月以上正常则可认为治愈 [4]。然而，MEN2A 患者应每年检测血钙，终身随访。与 MEN1 相关的 PHP 不同，与 MEN2A 相关的 PHP 经规范治疗预后良好，并且大部分可长期维持血钙正常。

妊娠期原发性甲状旁腺功能亢进症诊治进展

Advances in Diagnosis and Management of Primary Hyperparathyroidism During Pregnancy

第 12 章

Alexander shifrin　著

周安悦　译

原发性甲状旁腺功能亢进症在怀孕期间可能对母亲和胎儿造成严重后果。因文献资料有限，故仅有单病例或小样本病例报道。由于怀孕时的生理变化掩盖了疾病的早期症状，因此在怀孕期间较难早期诊断 PHPT。孕期 PHPT 患病率为 0.15%～1.4%[1-3]。在怀孕期间，母体的钙稳态环境为胎儿提供钙。正常妊娠时母体的生理性低钙血症可能有以下原因，包括血管内液增多导致血液稀释，低蛋白血症、肾小球滤过率增加及胎盘钙转移，但母体内活性钙离子水平保持不变[3, 4]。母体肾小球滤过率增高会导致高钙尿。PTH 相关蛋白是一种由胎盘和胎儿分泌的蛋白，它介导活性钙通过胎盘。这一转运与母体的甲状旁腺激素分泌无关[5]。母体怀孕期间对体内钙需求的增加是靠肠道增加钙吸收满足的，而母体肠道钙吸收促进了 1,25- 二羟基维生素 D 的生成。通过胎盘转运给胎儿的钙在妊娠晚期最高，这与母体的甲状旁腺激素水平无关。甲状旁腺素、1,25- 二羟基维生素 D_3 和降钙素不能通过胎盘。以上提到的生理变化可能导致高达 80% 的妊娠期 PHPT 无法确诊。产妇发生 PHPT 的病因与非妊娠相关 PHPT 的病因相同[2, 3, 6]。

一、表现和症状

妊娠期 PHPT 的临床症状与血清钙水平直接相关，这导致了胎儿（高达 80%）和母亲（高达 67%）的发病率显著增高，其死亡率接近 30%[3, 7-9]。早前由于对疾病诊断不足，妊娠期 PHPT 最常见的症状是母体肾结石和胎儿并发症，如新生儿低钙血症伴癫痫发作、宫内发育迟缓、低出生体重、早产、死产和流产。目前，高钙血症和 PHPT 可早期诊断，这大大降低了产妇和胎儿发生并发症的风险[3, 10]。PHPT 的临床表现包括呕吐、嗜睡、高血压、口渴、腹痛、抑郁、便秘、骨折、母体心律失常、母体高血压所致的子痫前期、肾结石、胰腺炎、妊娠呕吐和高钙危象。尽管存在这些临床症状，但最近的研究表明，妊娠期 PHPT 并没有增加自然流产风险，却可能增加剖腹产风险[2, 3, 5, 11]。据报道，新生儿低钙血症在新生儿中的发病高达 50%，通常是一过性的，一般持续 3～5 个月，可通过补充钙和维生素 D 治疗[12]。

二、诊断

除了一些放射学检查外，怀孕和未怀孕的患者可使用相同的辅助检查方法，如血常规、血钙、甲状腺素、维生素 D、肌酐值、肾小球滤过率和 24h 尿钙。要明确怀孕时正常的生理变化会掩盖母体 PHPT 症状，并可能导致血清总钙水平降低。因此，当可疑诊断为 PHPT 时，即使血清总钙值在正常范围内，也必须同时测量游离钙值和白蛋白矫正钙值。甲状旁腺激素及钙离子在怀孕期间仍然不受影响。与非妊娠期的 PHPT 一样，妊娠期母体 PHPT 也最常由单一的甲状旁腺腺瘤引起。由于孕妇多为年轻女性，需提倡进行家族性内分泌综合征的检测（MEN 的 1 型和 2 型）。在一项系列研究中，8 名接受甲状旁腺切除术的孕妇中有 2 名携带 MEN1 基因突变，与 MEN1 综合征一致。为了降低胎儿电离辐射的风险，应避免行常规的放射影像学检查，如计算机断层扫描和 ^{99m}Tc。颈部超声检查是妊娠时明确甲状旁腺腺瘤定位的唯一影像学方法 [1-3, 5]。

三、妊娠期原发性甲状旁腺功能亢进的处理

妊娠期 PHPT 应根据症状、高钙血症的严重程度和胎龄进行个体化管理。轻度 PHPT 引起产妇和产科并发症的风险较低。如果症状较轻且钙水平轻度升高，患者可采用保守治疗，包括加强静脉注射补液或口服补水、利尿，以及低钙摄入。由于双膦酸盐可通过胎盘屏障且在高剂量时具有胚胎毒性，因此妊娠期间禁用 [13]。降钙素不能通过胎盘，有一定的安全性，但其安全性数据有限，有效性较差 [14]。西纳塞特也在少数病例中使用过，结果良好，但安全性数据也有限 [15, 16]。

四、手术

对 PHPT 患者，包括妊娠期 PHPT 的治疗，手术仍是标准治疗方法，其中微创手术更是金标准 [2]。目前主要的问题是什么时候进行手术，手术可否可推迟到分娩后。严重高钙血症，即钙水平高于 11mg/dl（2.75mmol/L）且伴有明显症状的 PHPT 患者，需要进行手术治疗 [2, 3, 17]。手术应在妊娠中期进行，以避免麻醉药物在妊娠早期对胎儿器官发育造成影响，在妊娠晚期则会增加胎儿早产的风险。对于严重的高钙血症，一些学者主张，所有怀孕的患者（无论是在怀孕早期、中期，还是晚期）都应该接受手术干预 [1]。有报道显示，8 名怀孕的 PHPT 患者在妊娠期间接受了甲状旁腺切除术，母体或胎儿都没有出现并发症 [2]。一些学者建议，如果妊娠期间伴有严重的高钙血症，可以同时行剖宫产术和甲状旁腺切除术 [19]。如果手术推迟到分娩后，应尽快进行，以防止高钙血症危象 [1]。根据我们自己的经验，我们已经成功地在局部麻醉、颈部深部阻滞和轻度镇静的情况下，对几个症状明显的 PHPT 孕妇在妊娠中期进行了甲状旁腺切除术，这种麻醉方式有助于降低全身麻醉的风险。我们也倾向于随访轻度、无症状的 PHPT 患者，特别是那些在妊娠晚期确诊的患者，以及产后行甲状旁腺切除术的患者。Rigg 等最近发表的一篇论文表明，对 28 例 PHPT 孕妇（22 例经药物治疗，6 例经手术选择性甲状旁腺切除术）的数据进行了回顾性分析，结果显示，接受药物治疗的孕妇中，30% 发生了子痫前期，66% 发生了早产 [18]。

第三篇　肾上腺疾病与肿瘤

ADRENAL DISEASES AND CANCER

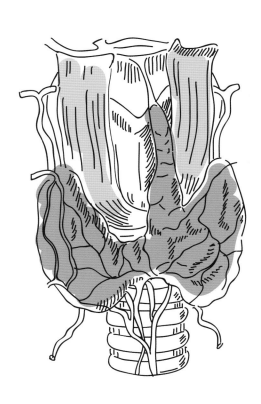

第13章

原发性醛固酮增多症诊治进展

Update on the Diagnosis and Management of Primary Aldosteronism

Mari Suzuki　Constantine A. Stratakis　著

李金朋　译

一、概述

原发性醛固酮增多症最早由密歇根大学的 Jerome Conn 博士于 1954 年提出。一名顽固性高血压和低钾血症患者在生化检查出储存盐分的皮质激素过量后，计划进行双侧肾上腺切除术。术中发现她单侧肾上腺有一个 13g 的肿瘤[1]。切除该肿瘤治愈了患者的高血压和低钾血症，开辟了肾上腺类固醇研究领域[2]。

原发性醛固酮增多症最初被认为是一种罕见的疾病，现在据报道患病率高达 13%，占高血压患者的 6%。Conn 综合征的经典表现为服用 3 种或 3 种以上的降压药仍难以控制的高血压，并伴有低血钾。这种刻板印象现在已被证明与现状不同，超过 50% 的原发性醛固酮增多症患者的血钾正常[3]。

推荐筛查的情况包括血压反复升高超过 150/100mmHg，或服用 3 种降压药但血压为 140/90mmHg 的顽固性高血压，或服用 4 种降压药以控制血压，或可能由利尿药引起的低血钾状态下的高血压，或偶发的肾上腺瘤，或伴有阻塞性睡眠呼吸暂停的高血压，或有早期心血管疾病家族史（40 岁之前），以及原发性醛固酮增多症患者的一级亲属[4]。

长期以来原发性醛固酮增多症与慢性病密切相关。许多心血管研究比较了原发性醛固酮增多症患者和原发性高血压患者，发现原发性醛固酮增多症患者发生心血管事件的风险增加[5]，与心肌梗死、脑卒中和心房颤动有关。一项对接受原发性醛固酮增多症治疗的患者与原发性高血压患者进行比较的研究发现，前者在治疗前心血管事件发生率较高，7 年后随访无差异[6]。肾上腺切除组和盐皮质激素拮抗药组的心血管结局相似，表明降低高醛固酮水平在降低心脏风险方面的有效性。

心脏的超声心动图研究发现，在原发性醛固酮增多症的患者中，左心室质量、室间隔壁厚度发生重构，舒张功能障碍的发生率增加。与只患有原发性高血压的患者相比，以上变化与高血压的影响无关。基于对颈动脉内膜中层厚度的超声研究，原发性醛固酮增多症患者颈动脉壁被证明有增厚[7]。一项前瞻性研究发现，无论是肾上腺切除术后还是盐皮质激素拮抗药治疗后，心脏重构的改变都是可逆的[8]。

最近报道的原发性醛固酮增多症与患者皮质醇失调之间的关系，可能会颠覆单一类固醇激素对心脏重构影响的观点。德国 CONN 小组追踪观察了原发性醛固酮增多症治疗后患者的超声心动图，未发现在那些同时患有亚临床库欣综合征的患者中心脏重构的可逆性[9]。

原发性醛固酮增多症的心血管事件和心脏重构的风险增加，被认为是由于醛固酮介导的对心血管和肾组织炎症、细胞生长和血管重建及纤维化，造成动脉硬化和心肌纤维化[10, 11]。这是一个独立于原发性高血压的过程，并且可以用于疾病治疗，所以有必要进行诊断和治疗的研究。

原发性醛固酮增多症患者在肾上腺切除术后 1 年的随访中，与高血压患者相比发现，在单侧肾上腺切除术或螺内酯治疗后常发现肾功能不全。这是由于在治疗前高估了原发性醛固酮增多症患者的肌酐清除率导致的醛固酮增多症的超滤效应[12]。

代谢综合征与血脂异常、糖尿病和肥胖的相关性在高血压患者中高于非高血压患者[13]。这可能是由于靶器官的损害。关于原发性醛固酮增多症，Jerome Conn 在 1964 年回顾了 145 例原发性醛固酮增多症患者，发现 39 名患者糖耐量受损（54%）。随后还发现葡萄糖不耐受或糖尿病的患病率升高（10%～50%），代谢状况在原发性醛固酮增多症肾上腺切除治疗后得到缓解[14, 15]。

胰岛素钳夹实验发现，与健康对照组相比，原发性醛固酮增多症患者的代谢清除率降低，葡萄糖利用率降低，胰岛素敏感性降低[16]。原发性醛固酮增多症组包括肾上腺分泌性腺瘤和双侧肾上腺增生患者。肾上腺切除后，胰岛素作用有所改善，而接受螺内酯内科治疗的患者没有改善，因此推测醛固酮对胰岛素敏感性有直接影响。

原发性醛固酮增多症患者血清甲状旁腺激素水平较高时，钙和甲状旁腺激素水平会发生变化[17]。类似于终末期和中度重度心力衰竭患者，在 PTH 和 PTH 相关肽升高的情况下，骨密度降低，产生继发性甲状旁腺功能亢进症。与无功能性肾上腺偶发瘤患者相比，原发性醛固酮增多症患者骨密度降低，甲状旁腺素升高，尿钙升高。与对照组相比，原发性醛固酮增多症患者骨质疏松和椎体骨折的患病率更高[18]。在肾上腺切除术或盐皮质激素拮抗药治疗后，尿钙排泄减少，骨密度提高。

原发性醛固酮增多症与阻塞性睡眠呼吸暂停的关系被认为是双向的[19]。当醛固酮促进液体堆积，颈部上呼吸道阻力随液体转移到颈部，加重阻塞性睡眠呼吸暂停时，原发性醛固酮增多症的严重程度与阻塞性睡眠呼吸暂停的严重程度相关。这可能会导致顽固性高血压，因为两者相关

性很强，建议原发性醛固酮增多症患者进行阻塞性睡眠呼吸暂停筛查。

二、诊断

随着血浆醛固酮 / 肾素（aldosterone to renin ratio，ARR）的筛查便于实施，原发性醛固酮增多症在人群中的检出率越来越高。1973 年 Buhler 首次使用这一指标后，Dunn 和 Esper 于 1976 年将该指标应用于原发性醛固酮增多症的诊断。1981 年，Hiramitsu 等将其用于醛固酮腺瘤患者后[20]，高血压病患者的患病率为 2.6%，均使用了 ARR。大多数降压药物可能会影响醛固酮肾素比率，所以排除使用盐皮质激素受体拮抗药的情况后，可进行实验室筛查。如果醛固酮＞ 15ng/dl，而肾素水平低于参考范围的下限或无法检测到，则被认为是阳性发现[1]。

由于易于实施 ARR 筛查，研究还发现 67% 的醛固酮腺瘤患者的钾水平正常。随着质谱法在实验室测试中的出现，结果的可靠性越来越高。随着检测的增加，原发性醛固酮增多症有两个主要亚型，即醛固酮腺瘤和双侧肾上腺增生。

高醛固酮 / 肾素比值本身不能独立诊断，建议用确认性试验来评估醛固酮分泌过多。可用于确认的试验有四种，即口服盐负荷试验、生理盐水抑制试验、氟氢可的松抑制试验和卡托普利激发试验，前两种是最常用的。

口服盐负荷测试包括连续 3 天的过量盐摄入量，每天超过 6g。这可以使用氯化钠片剂。第 3 天收集 24h 尿液，测定钠和醛固酮水平。尿钠≥ 200mmol/L、尿醛固酮＞ 12～14μg/24h 时即可诊断。该检查可在门诊执行，并且经常使用。盐水抑制试验更倾向于住院进行，包括以 500ml/h 的速率静脉输注生理盐水超过 4h。每小时测量一次醛固酮水平，4h 内血浆醛固酮水平＞ 10ng/dl 时即可诊断。

使用较少的试验是氟化可的松抑制试验和卡托普利激发试验。氟氢可的松抑制试验包括给予 100μg 的氟氢可的松，每 6 小时一次，连续 4 天，另外加用氯化钠 30mmol 片剂，每日三次，随餐服用。应根据需要补充氯化钾。每天收集 24h 尿钠水平，并在第 4 天早上 7 时和上午 10 时检测

血浆皮质醇，肾素检测时间是上午 7 时。为了可靠地反映尿醛固酮水平，需要满足 24h 尿钠排泄 > 3mmol/kg，皮质醇在第 4 天上午 10 时比早上 7 时降低，肾素水平低于每小时 1ng/ml 的前提。如果满足前提条件，尿醛固酮水平 > 6ng/dl 可确诊。

卡托普利激发试验包括清晨给予卡托普利 25mg，1h 后抽取血浆醛固酮和肾素。如果醛固酮与肾素的比值 > 20，并且醛固酮值 > 15ng/dl，则该测试被认为是阳性。表 13-1 总结了测试结果。

除生化检查外，影像学在原发性醛固酮增多症的正确亚型诊断中也起着重要作用。自 20 世纪 70 年代问世以来，CT 成像有助于明确醛固酮腺瘤的定位，但不能区分无功能性和功能性肾上腺结节。由于肾上腺结节的发病率预计会随着年龄的增长而增加，因此这一点是很重要的。肾上腺 CT 的实际应用是绘制肾上腺周围的血管图，并帮助排除隐匿性过程的可能性，如肾上腺皮质癌 [21]。

由于仅靠解剖成像对肾上腺腺瘤进行生化评估的局限性，肾上腺静脉采样被认为是鉴别产醛固酮腺瘤和双侧肾上腺增生的金标准。有经验的介入放射科医师成功插管到合适的静脉的概率更大。由于方案的不同，实施该方案的不同中心之间的比较受到限制。为了克服可能存在皮质醇

共分泌的情况，可以单独进行肾上腺静脉采样，也可以在促肾上腺皮质激素刺激的情况下进行采样 [21]。

由于提供肾上腺静脉采血术的中心有限，以及考虑到该方法的成本和一定的有创性，目前已经研发出简化醛固酮腺瘤诊断的替代方案。SPARTACUS 试验是一项基于 CT 和肾上腺静脉采血术或仅基于 CT 肾上腺解剖特征的多中心随机治疗研究。如果一侧肾上腺增大，CT 肾上腺被用来预测是否切除肾上腺。如果肾上腺外观正常或双侧增大，则选择盐皮质激素治疗。肾上腺静脉采血术偏倚比率 > 4，建议肾上腺切除；肾上腺静脉插管采血术失败的情况下，则使用肾上腺 CT 进行预测。研究的终点是随访时使用的降压药的数量、血压和生活的质量。

SPARTACUS 试验没有足够大的样本量来证明肾上腺 CT 对肾上腺静脉采血术的有效性。反对肾上腺静脉采血术的理由是，与单独使用 CT 相比，肾上腺静脉采血术的成本高出 60%，而且两者有相似的既定结果。研究的局限性在于，研究样本与其他先例不同，男性比例高，占 3/4 以上，而且患有严重原发性醛固酮增多症的患者较多，低钾血症的发生率较高，为 60%。15% 的低高血压治愈率与有更严重疾病的受试者也一致 [22]。

重要的是，接受 CT 检查的患者比例高于肾上腺静脉采血术的患者，最终两种检查结果

表 13-1 原发性醛固酮增多症的确认试验

试 验	方 案	阳性结果意义
口服盐负荷试验	• 连续 3 天，每天盐摄取量 > 6g/d • 第 3 天，收集 24h 尿和 24h 醛固酮	• 尿钠 ≥ 200mmol/L • 尿醛固酮 > 12～14μg/24h
生理盐水抑制试验	• 正常盐水输注 4h，500ml/h • 每小时收集血浆醛固酮水平	• 血浆醛固酮 10ng/dl
氟氢可的松抑制试验	• 连续 4 天氟氢可的松抑制，每 6 小时 100μg，氯化钠片剂 30mmol 与三餐一同服用，必要时补充氯化钾 • 每天测量 24h 尿钠 • 第 4 天，早上 7 时测量皮质醇和肾素	先决条件： • 24h 尿钠排泄量 > 3mmol/kg • 第 4 天上午 10 时的皮质醇比上午 7 时低 • 肾素每小时 < 1ng/ml • 醛固酮 > 6ng/dl 为阳性
卡托普利激发试验	• 早上服用卡托普利 25mg • 1h 后检查醛固酮和肾素的比值	• ARR > 20 且醛固酮 > 15ng/dl 为阳性

不一致的比例高达 50%。这需要考虑到选择肾上腺切除错误的可能性。已经探索了用于原发性醛固酮增多症分型[21]的替代成像方式，但存在实施困难，例如放射性类固醇的半衰期较长；（6β-[131]I）– 碘甲基 –19 去甲基胆固醇或 NP-59[23] 已被批准在欧洲和日本使用，但未在美国使用。其他成像方式效果尚未被证明，例如使用美托咪酯。放射性标记的美托咪酯与肾上腺皮质特异性酶结合，包括参与皮质醇和醛固酮合成的 CYP11B1 和 CYP11B2。鉴于美托咪酯不能区分不同的酶，它在原发性醛固酮增多症分型中的潜在效用很低。

类固醇分析是另一个尚未被验证的领域。随着液相色谱和质谱法更可靠的实验室结果的出现，鉴别产生特异性醛固酮的腺瘤或双侧增生特异性类固醇可能有助于正确的诊断。18- 羟基皮质醇和 18- 氧皮质醇是正在研究的潜在类固醇。1979 年，Biglieri 的早期工作表明，18- 羟基皮质酮水平 > 100ng/dl 是存在醛固酮腺瘤的高度预测指标[21]。

肾上腺静脉采血术的类固醇分析是另一个研究领域。一项研究表明，与双侧肾上腺增生相比，从醛固酮腺瘤引流的肾上腺静脉中的 18- 羟基皮质酮增加了 3 倍[21]。这种类固醇选择性指数（用皮质醇校正时）的效用并不比醛固酮 / 皮质醇比率更有用。其他可能有临床用途的类固醇是 18- 氧皮质醇和 18- 羟基皮质醇，它们在醛固酮腺瘤的肾上腺静脉采血术中高于双侧肾上腺增生。在原发性醛固酮增多症患者的醛固酮腺瘤亚型中，尿中 18- 羟基皮质醇和 18- 氧皮质醇的高排泄率早在 1992 年就由 Ulrick 等观察到。特别的是，尿 18- 羟基皮质醇的数值 > 510mg/d 提示为醛固酮腺瘤，尽管灵敏度只有 30%。此外，随着质谱的出现，人们在肾上腺静脉采样偏倚化研究中研究了醛固酮和皮质醇的替代类固醇，包括11- 脱氧皮质醇[24]。

仅在外周血中就研究类固醇家族的特征，其中 18- 羟基皮质醇和 18- 氧皮质醇使用液相色谱和质谱进行了研究。与双侧肾上腺增生相比，醛固酮腺瘤中这些类固醇的浓度更高，18- 氧皮质醇是 12.5 倍，18- 羟基皮质醇是 2.5 倍[21]。在80% 的患者中，通过 12 种类固醇对原发性醛固酮增多症的亚型分类是正确的。最常见的醛固酮腺瘤基因突变 KCNJ5 被发现具有明显的类固醇特征，外周血浆中 18- 氧皮质醇的含量最高。

三、遗传学

在发现包膜下产生醛固酮的肿瘤后，对这些肾上腺肿瘤的体细胞突变进行了测序，这是对产生醛固酮的腺瘤遗传学研究的重要思路。KCNJ5 是由 Robert Lifton 和他的同事在对原发性醛固酮增多症患者不同的肾上腺肿瘤进行测序后发现的。大多数醛固酮腺瘤都有 KCNJ5 基因突变，研究显示在 35%～70% 的醛固酮腺瘤中存在 KCNJ5 基因突变。KCNJ5 基因编码 G 蛋白激活的内向整流钾通道 GIRK4 的选择性滤过。这种突变往往发生在束状带，在东亚人中很普遍。

在醛固酮腺瘤中，还发现了突变的编码钠钾 ATP 酶的 ATP1A1 基因，编码膜钙 ATP 酶的 ATP2B3 基因，以及编码钙通道亚单位 Cav1.3 的 CACNA1D 基因，这些突变都是在醛固酮腺瘤中发现的，倾向于肾小球带的表型。与 KCNJ5 一起，这些基因是产生醛固酮的腺瘤的主要致病基因，占病例的一半以上。

在 10% 的醛固酮腺瘤中发现 CACNA1D 直接编码电压门控钙通道。CACNA1D 突变导致通过该通道的钙内流直接增加。在 5% 的醛固酮腺瘤中发现 ATP1A1 突变。在 2% 的突变中发现 ATP2B3 突变，这导致对钠离子 / 质子的异常通透性，导致去极化增加，与 KCNJ5 突变非常相似，在 2%～5% 的醛固酮腺瘤中发现编码 β-catenin 的 CTNNB1 突变。CTNNB1 可能有额外的调控途径。根据研究，推测 CTNNB1 可能通过激活 Wnt 信号引起肾上腺增生。CTNNB1 突变产生皮质醇的腺瘤被发现另外还有 GNAS 变异。

图 13-1 描述了一个产生醛固酮的腺瘤，并列出了常见的潜在突变及其发生频率。美国国立卫生研究院（National Institutes of Health）的一项关于大结节肾上腺增生的研究发现，一种肿瘤抑制基因 ARMC5[25] 的突变，通常与高皮质醇血症有关，会导致一部分患者同时患有醛固酮增多症。这种突变对非裔美国人患者尤其有害。

尽管发现了醛固酮腺瘤的产生，但其中 40%

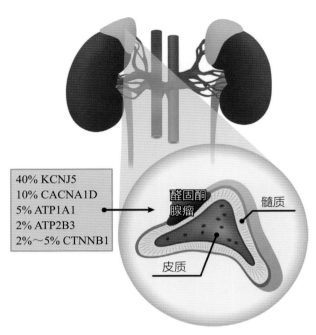

40% KCNJ5
10% CACNA1D
5% ATP1A1
2% ATP2B3
2%～5% CTNNB1

醛固酮腺瘤

髓质

皮质

▲ 图 13-1　醛固酮腺瘤中常见的体细胞突变频率

没有发现突变。原因可能包括样本大小的限制、免疫组织学染色研究的组织太少，以及含有正常肾上腺组织的活组织检查可能会稀释桑格测序中的变异低于检测限。样本量小致使外显子组测序无法测出是另一个可能原因。生殖系中拷贝数变异和单核苷酸变异的不确定性可能是进一步研究的领域。另一个考虑因素是，*CACNA1D* 等基因很难完全测序，到目前为止可能只发现了部分突变。

肾上腺组织学染色显示肾上腺皮质微结节或弥漫性肾小球带增生。发现这些微结节存在已知（*KCNJ5*、*CACNA1D*、*ATP1A1* 和 *ATP2B3*）的体细胞突变。此外，有人推测 *KCNJ5* 突变的醛固酮产生细胞簇中的球状带细胞会变形为束状带细胞，从而产生醛固酮的腺瘤。无结节的增生区域未发现已知突变[26]。

CYP11B2 免疫组织化学染色有助于阐明原发性醛固酮增多症的潜在亚型。该酶在球状带或产生醛固酮的细胞团中均一表达。醛固酮腺瘤本身在 CYP11B2 染色上也有从均匀到不均匀的差异。此外，30% 的单侧原发性醛固酮增多症患者有肾小球带增生或 CYP11B2 表达的微结节，而不是明显的醛固酮腺瘤。这说明了原发性醛固酮增多症的病理生理机制可能是双侧增生，结节发展成

醛固酮腺瘤。由于可能存在潜在的遗传突变，有人发现，正常肾上腺组织中的醛固酮产生细胞团在 *CACNA1D* 和 *ATP1A1* 基因中发现了体细胞变异[27]。

表型特征揭示了与醛固酮分泌腺瘤大小相关的生化活性。较大的醛固酮腺瘤往往比较小的腺瘤分泌更多的醛固酮。然而，这不是线性关系。尽管较大的腺瘤比较小的腺瘤大 9 倍，但其血浆醛固酮浓度仅比较小的腺瘤大 2～2.5 倍。这表明了较小的醛固酮腺瘤的效力。

家族性原发性醛固酮增多症

虽然大多数原发性醛固酮增多症患者都有散发的醛固酮腺瘤或双侧肾上腺增生，但只有 1% 或 6% 的病例有家族性表现[28]。家族性亚型的重要性在于早期识别以进行适当的诊断和治疗，而不需要肾上腺静脉取样。

1966 年以来的家族性研究证实了糖皮质激素可治疗的醛固酮增多症[28]，家族性醛固酮增多症 I 型是由 *CYP11B1* 和 *CYP11B2* 的嵌合体引起的，*CYP11B1* 编码皮质醇，*CYP11B2* 编码醛固酮合成酶。Richard Lifton 和他的同事在 1992 年发现，这一现象发生在 8 号染色体上。这个家庭的高血压和低钾血症被发现可以用地塞米松治疗。这种特殊的嵌合酶还产生 18-OH- 皮质醇和 18- 氧代皮质醇，最初被用作该病的致病标志物[28]。这种情况在醛固酮增多症病例中所占比例不到 1%[1]。

II 型是最常见的形式，在原发性醛固酮增多症患者中患病率为 5%，但遗传学基础尚不清楚[28]。当两个一级家庭成员被诊断为原发性醛固酮增多症时，即可做出诊断。目前，没有明显的基因突变可以将其与散发型的表现区分开来。在一些家族中发病与染色体 7p22 有关。由于这种家族性醛固酮增多症的频率较高，内分泌学会指南建议在一级家庭成员中筛查原发性醛固酮增多症。

III 型是一种特别具有侵袭性的原发性醛固酮增多症，这是由于位于第 11 号染色体上的 *KCNJ5* 基因突变，改变了 GIRK4 钾通道的选择性。

新发生殖系变异也被发现与癫痫和神经系

统异常有关，现在称为 PASNA 综合征（原发性醛固酮增多症、癫痫、神经系统异常），它与 CACNA1D 突变相关。在 1 名患有 PASNA 的儿童患者中，二氢吡啶钙通道阻滞药氨氯地平控制了高血压，从而表明这类药物可能有效地对抗带有这种突变的醛固酮腺瘤[28]。

Ⅳ型是由 16 号染色体上 CACNA1H 基因的突变引起的，其中一个电压门控钙通道亚单位发生了突变。家族性醛固酮增多症类型总结见表 13-2。

虽然大多数引起原发性醛固酮增多症的突变涉及醛固酮的产生或钙通道的调节，但编码 β-catenin 的 3 号染色体上的 CTNNB1 突变与黏附连接蛋白有关[28]。这被认为在肾上腺表型中起作用。Wnt/β-catenin 的其他调控基因，如 WNT 抑制药 SFRP2，已显示促进醛固酮生成，提示原发性醛固酮增多症的另一种致病机制。

四、治疗

肾上腺切除术是治疗单侧原发性醛固酮增多症的方式之一，这将缓解与过量醛固酮相关的高血压和低钾血症。尽管盐皮质激素拮抗药治疗可使这一特殊类型的患者受益，但多年来的研究表明，如果他们选择不接受肾上腺切除术对降压药物的需求会增加。

肾上腺切除术越来越多地采用微创手术，无论是腹腔镜手术还是机器人手术。并发症发生率和中转开腹肾上腺切除术的比率都很低，因此这被认为是治疗良性肾上腺肿瘤的标准术式。切口越小，手术时间和恢复期越短。

需要中转开放肾上腺切除术的并发症包括术中出血[29]。

术后 1~2 天可测定醛固酮 / 肾素比值，以评估疗效。术后可不限制食盐摄入量。

用盐皮质激素受体拮抗药治疗双侧肾上腺增生效果最好，螺内酯每天 12.5~25mg（每天最多 50mg），联合其他降压药。虽然大剂量的螺内酯是可以使用的，但建议使用小剂量的螺内酯，以避免不必要的不良反应和提高服药依从性。在某些情况下，联合阿米洛利治疗是有用的。对低血钾的疗效相对来说是立竿见影的，但对血压的反应可能需要 1~2 个月。螺内酯的不良反应包括男性乳腺发育症、勃起功能障碍和性欲下降。女性可能会出现月经不规律[1]。

另一个选择是依普利酮，起始剂量为 25mg，每天 2 次，每次 1mg，每天 2 次滴至 50mg（为有效起见，每天最低剂量为 100mg）。应该建议患者考虑潜在的不良反应，包括头晕、头痛、肝酶升高、疲劳和腹泻[1]。在担心螺内酯引起女性乳腺发育症的情况下，最好使用依普利酮。

其他有助于成功控制血压的生活方式因素包括钠限制、避免体重增加、锻炼和避免吸烟。

五、预后

单侧肾上腺切除术后高血压的控制取决于几个变量，最常见的变量是高血压病史、降压药的

表 13-2 家族性醛固酮增多症类型

类　型	描　述
Ⅰ 型	• 糖皮质激素可治疗的醛固酮增多症 • CYP11B1 与 CYP11B2 在 8 号染色体上形成嵌合体
Ⅱ 型	• 非糖皮质激素可治疗的醛固酮增多症 • 儿童发病病例潜在遗传学未知
Ⅲ 型	• 新发生殖系变异 • KCNJ5 突变
Ⅳ 型	• CACNA1H 中的种系突变体 • 具有钙通道功能

数量、年龄、性别和病理结果。男性、年龄较大和患有高血压的年数较长被认为是血压不易控制的预测因素[30]。基于过去评估6个月血压的研究，预计高血压完全控制率为33%～35%[30]。需要持续服用降压药或血压高于140/90mmHg的患者被认为是持续性高血压。服用少于三种降压药、高血压病程较短、年龄较小和女性是缓解的预测因素。

醛固酮消退评分是基于这些预测因素得出的。这是一个基于对100名因原发性醛固酮增多症而接受单侧肾上腺切除术的患者的研究的四项因素评分，并对67名在另一家机构接受肾上腺切除术的患者进行了验证。醛固酮消退评分总结见表13-3。

预测因素为服用2种或2种以下降压药，高血压患病≤6年，女性，体重指数≤25kg/m²。高血压缓解的可能性分层如下：低（0～1分）、中（2～3分）和高（4～5分）。

单侧肾上腺切除后，由于对侧肾上腺的抑制，预计醛固酮水平会降低到正常水平。研究对象为未治愈的高血压患者。他们的特点是术前收缩压较高为159.7mmHg（与147.5mmHg相比），血清肌酐恶化为1.32（与0.94相比），以及较高的体重指数为32.7（与27.4相比），高血压病程为14.9年（与2.1年相比），以及降压药物用量为3.7次（与2.1次相比）[31]。

在单侧肾上腺切除术治疗醛固酮腺瘤后高血压部分缓解的原因包括持续性高血压过程中血管损害，以及原发性高血压。

皮质醇共分泌状态是判断预后的另一个因素，特别是随着心脏重构的恢复。"Connshing综合征"被描述为原发性醛固酮增多症和亚临床库欣综合征，是一种越来越多的现象。最近通过24h尿类固醇的质谱学和轻度糖皮质激素过剩证实了这一点。其中约30%的患者术后出现部分肾上腺功能不全。在报道的研究中，肾上腺切除术解决了醛固酮和皮质醇过剩的问题。

肾上腺组织学检查显示瘤内有皮质醇合成酶 *CYP11B1* 的表达。此外，代谢风险的研究发现，这些参数与糖皮质激素的产生相关，而与盐皮质激素无关。虽然肾上腺切除术可以清除多余的醛固酮和皮质醇，但如果糖皮质激素过量得不到控制，那些接受盐皮质激素拮抗药治疗的人可能仍然存在代谢风险。

这在国有化医疗服务地区进行的研究中也被验证了，在这些地区，与接受肾上腺切除术的女性相比，患有原发性醛固酮增多症的女性使用盐皮质激素受体拮抗药治疗的骨质疏松性骨折的风险仍然较高。皮质醇过多，即使是轻微的，也可能增加患骨质疏松症和糖尿病的风险[32, 33]。

六、结论

随着可靠的实验室检测的建立和醛固酮肾素比值作为原发性醛固酮增多症的筛查试验，原发性醛固酮增多症的诊断能力提高了。通过阐明原发性醛固酮增多症的各种亚型，如自发突变或家族性疾病，有助于制订适当的筛查指南。目前，除了难治性高血压、需要多种抗高血压药物、是否有低血钾、早期心血管事件家族史外，筛查对象还包括原发性醛固酮增多症患者的一级亲属。验证性试验主要是盐负荷和评估持续性升高的醛固酮的不耐受反应。

将原发性醛固酮增多症准确的分为单侧疾病

表13-3 醛固酮瘤治疗评分

肾上腺切除术后高血压完全消退的最佳预测指标	
2种或更少的抗高血压药物	低（0～1分）
高血压≤6年	中（2～3分）
女性BMI≤25kg/m²	高（4～5分）

引自 Zarnegar et al., The aldosteronoma resolution score: predicting complete resolution of hypertension after adrenalectomy for aldosteronoma, *Ann Surg* 247（3）（2008）511-8.

和双侧肾上腺增生仍然是一个挑战。肾上腺 CT 的解剖成像可以辨别出可能具有生化活性的腺瘤；然而，肾上腺静脉采血术已经证明，仅靠解剖并不总是准确的。根据肾上腺切除术的免疫组织化学染色，很明显，并不是所有的肾上腺都会有可辨别的醛固酮瘤或腺瘤。一些肾上腺是增生的，在某些情况下有醛固酮产生的细胞团。根据外观的不同，推测醛固酮分泌细胞的潜在病理发展可能是不同的。

成功地进行肾上腺静脉采样取决于介入放射科医生的经验，并不是所有中心都能提供。有观点认为盐皮质激素拮抗药治疗不亚于单侧肾上腺切除术，但新出现的研究发现其他类固醇因子影响预后，如皮质醇协同分泌，持续心脏重构，骨量减少和较高的骨折风险。已经提出了一些侵入性较小的诊断方法，如类固醇分类法，但目前缺乏在实践中实施的概念证明。

盐皮质激素受体拮抗药与螺内酯或依普利酮联合治疗，对潜在过程的治疗效果良好。如果在病理疾病过程中有额外的类固醇，如糖皮质激素，这些激素不会被盐皮质激素拮抗药拮抗而使疗效降低。尽管阐明了潜在的病理过程，但使用 MRA 进行长期高血压治疗预计需要更高程度的降压药。

随着在醛固酮腺瘤潜在的基因突变方面的研究深入，确定最好的治疗药物成为可能。产生醛固酮的腺瘤测序发现了显性突变，涉及基因包括 *KCNJ5*、*CACNA1D*、*ATP1A1* 和 *ATP2B3*。此外，目前正在研究 Wnt/β-catenin 等调节通路在肾上腺增生和随之而来的醛固酮增多症中的作用。

家族性醛固酮增多症可能只在 20 世纪 60 年代的文献中有描述，现在有越来越多的潜在基因突变为人所知。此外，对最佳治疗方式的研究仍在继续。前期对符合条件的患者的研究已经发现钙通道阻滞药在治疗中的有效性。最近，Lifton 等进一步阐明潜在的基因突变有望帮助确定最佳医疗方法[34]。

另外要考虑的是醛固酮腺瘤或双侧肾上腺增生的类固醇分布。如果糖皮质激素分泌过多，则不只需要处理一个病理过程，还需要考虑减轻糖皮质激素过多的影响。

声明

这项工作得到了 NICHD、NIH 内部研究计划的支持。

第14章

嗜铬细胞瘤诊治进展
Update on Diagnosis and Management of Pheochromocytoma

Yufei Chen　Quan-Yang Duh　著

徐高姗　译

一、概述

嗜铬细胞瘤是罕见的儿茶酚胺分泌性肿瘤，常发生在肾上腺髓质的嗜铬细胞。发生于交感神经节或副神经节瘤的类似肿瘤，通常被称为"肾上腺外嗜铬细胞瘤"，但是从临床角度两者间有较大区别。

（一）疾病发现史

嗜铬细胞瘤的首次发现归功于 Felix Fraenkel。1886 年，他在对 1 名年轻女性的尸检中发现双侧肾上腺肿瘤，该女性生前表现出心悸、焦虑和头痛的症状，随后晕倒并死亡[1]。而"嗜铬细胞瘤"一词直到 1912 年才被创造出来，Ludwig Pick 发现肿瘤在接触铬盐后会变成深褐色的反应，所以称之为"嗜铬细胞瘤"[2]。最早嗜铬细胞瘤切除术由 César Roux 医生于 1926 年在欧洲完成，1927 年，Charles Mayo 医生在美国完成 1 例[3]。在此之后，在嗜铬细胞瘤和副神经节瘤的诊断、治疗和管理方面有许多进展。

（二）发病率

嗜铬细胞瘤的年发病率为 2～8 例/百万人[4, 5]。发病率高峰发生在生命的第 4～50 年，没有性别倾向。通过尸检发现该疾病的患病率在 0.05%～0.3% 变化，提示有相当数量的嗜铬细胞瘤没有足够的临床特征或临床诊断不足[6]。另外，在偶然发现的肾上腺肿块患者中，嗜铬细胞瘤的发生率约为 5%，可能是 0.1%～1% 患者患高血压的影响因素[7]。

二、诊断

（一）临床症状和体征诊断

嗜铬细胞瘤的症状与肿瘤过度分泌儿茶酚胺有关。典型表现是患者出现阵发性头痛、出汗和心动过速。大多数人还会有高血压，包括阵发性和持续性。症状可能发生在压力时期，如运动、创伤或全身麻醉。富含酪胺的食物，如陈年奶酪和腌肉，以及某些药物，特别是单胺氧化酶抑制药，也可能是嗜铬细胞瘤的诱因。然而，大多数患者不表现出这一典型的三联征和临床表现，所以它有时被称为"伟大的伪装者"。与嗜铬细胞瘤相关的其他体征和症状包括体位性低血压、腹痛、肠梗阻、发热和新发糖尿病[8]。有些嗜铬细胞瘤是偶然出现在腹部显像，而体征和症状可能只有在回顾时才发现。

少部分不构成比例的病例报道的患者，也表现为嗜铬细胞瘤危象。这会导致心肌梗死、心肌病、心力衰竭、脑卒中、肺水肿，甚至猝死。

（二）遗传学诊断

大量研究发现 30%～40% 的嗜铬细胞瘤患者具有遗传特性[9]。家族性嗜铬细胞瘤和副神经节瘤的患者通常比散发性患者的年龄更小，通常伴有双侧或更晚期的疾病。随着对嗜铬细胞瘤和副神经节瘤的遗传学方面的认知不断发展，临床医师经常建议患者进行遗传咨询和检测，而基因检测结果对治疗、随访和筛查都具有指导意义。

1. 多发性内分泌瘤 2 型

嗜铬细胞瘤最常见的家族性发病类型为多发性内分泌瘤 2 型。这些患者的 RET 原癌基因发生突变，该基因编码一种跨膜受体酪氨酸激酶。它以常染色体显性方式遗传，分为两种主要表型，即 MEN2A 和 MEN2B。大约 90% 的患者会出现 MEN2A 亚型，最常见的突变出现在第 634 号密码子[9]。患有 MEN2A 的患者甲状腺髓样癌的发病率几乎为 100%，嗜铬细胞瘤的发病率为 50%，原发性甲状旁腺功能亢进的发病率为 20%。MEN2B 患者通常携带密码子 918 的突变，与 MEN2A 患者相似的特征是甲状腺髓样癌的发病率几乎为 100%，嗜铬细胞瘤的发病率为 50%，但会发展出独特的表型特征，包括"类马方综合征"体型、黏膜皮肤神经瘤（通常发生在舌头和嘴唇上）、骨骼畸形、慢性便秘，儿童时期缺乏流泪。

与 MEN2 相关的嗜铬细胞瘤患者更容易发生双侧肿瘤，但很少发生恶性肿瘤。由于苯乙醇胺 N– 甲基转移酶（phenylethanolamine N-methyltransferase，PNMT）的高表达可以将去甲肾上腺素转化为肾上腺素，它们也往往具有较高的肾上腺素（和甲氧基肾上腺素）的生化特性，因此患者表现出更多的临床症状[10]。

2. 希佩尔 – 林道综合征

希佩尔 – 林道综合征（von Hippel-Lindau，VHL）是一种 VHL 抑癌基因突变的常染色体显性遗传病。与 MEN 类似，它有几种亚型，只有 VHL II 型的患者发展为嗜铬细胞瘤的风险增加。嗜铬细胞瘤见于 10%～20% 的 VHL 患者，可发生于肾上腺外，常为双侧，很少为恶性[10]。该综合征与多种其他肿瘤有关，最常见的是肾细胞癌和中枢神经系统血管母细胞瘤。VHL 中的嗜铬细胞瘤倾向于有非常低的 PNMT 表达，从生物化学上讲，这些患者的去甲肾上腺素水平通常与正常的去甲肾上腺素水平分离升高。

3. 神经纤维瘤病 1 型

神经纤维瘤病 1 型（neurofifibromatosis type 1，NF-1）是另一种与嗜铬细胞瘤相关的常染色体显性肿瘤综合征。它是由肿瘤抑制基因 NF1 突变引起的，大约 3% 的患者发展为嗜铬细胞瘤。其特点为出现咖啡牛奶斑、腋窝斑点、皮肤和丛状神经纤维瘤、骨骼发育异常及虹膜错构瘤（Lisch 结节）。NF-1 患者通常为单侧嗜铬细胞瘤，与散发性疾病患者恶性比率相似（12%）[11]。

4. 副神经节瘤

家族性副神经节瘤是另一组以琥珀酸脱氢酶基因突变为特征的常染色体显性疾病。有几个不同的亚基基因受到影响，最常见的是 SDHD（54%），其次是 SDHB（40%）、SDHC（6%），以及较少见的 SHDA 和 SDHAF2 亚型[12]。这些患者发展为遍布全身的副神经节瘤，包括颅底、颈部、纵隔、腹部和骨盆，可能与胃肠道间质瘤和肾细胞癌的发展有关。位于膈下的副神经节瘤患者更有可能具有生物化学活性。在家族性副神经节瘤综合征中受影响的特定亚单位具有重要的预后信息，与 SDHD 相关的肿瘤通常更大，恶性肿瘤的风险更高[10]。

5. 其他

随着我们对嗜铬细胞瘤和副神经节瘤遗传学的了解不断增加，未来可能会发现更大比例的患者存在遗传突变。近年来报道的其他突变包括 TMEM127、MYC 相关因子 X（MAX）、富马酸水合酶（FH）和 KIF1B 基因[13]。尽管这些突变的临床和遗传意义尚未完全阐明，但所有表现年轻（＜ 45 岁）、多发性肿瘤、肾上腺外肿瘤、转移性疾病、阳性家族史的患者，或临床特征提示一种已知的综合征障碍的患者应进行遗传咨询和测试。

（三）生化诊断

嗜铬细胞瘤的确诊需要两点，儿茶酚胺高分泌及影像学上的确认。许多生化检测已用于嗜铬细胞瘤的诊断，包括嗜铬粒蛋白 A 和多巴胺的测定。早些年，可乐定抑制试验和胰高血糖素刺激试验被用于确认边缘性嗜铬细胞瘤的病例。然而，这些检测在很大程度上已经被测量血液中和24h尿液中分离的儿茶酚胺及其代谢物甲氧基肾上腺素所取代。各种生化检测的灵敏度和特异性因机构和实验室的不同而不同，因此在进行检测时了解当地环境是很重要的。一般来说，检测从血浆游离出来的甲肾上腺素敏感性更高，24h尿甲肾上腺素对嗜铬细胞瘤的诊断特异性更高[14]。

另外一些药物的使用会影响检验结果的准确性，包括三环类抗抑郁药、大多数精神活性药物、丙氯拉嗪、乙醇和常见的消肿剂。这些药物应该在进行临床检测前停用2周。当患者生病或身体应激时，儿茶酚胺的分泌量也会增加，因此应谨慎解释住院患者结果。

患有癌症病变的较小肿瘤的患者和正在接受遗传性嗜铬细胞瘤筛查的患者通常倾向于具有较低甚至正常的儿茶酚胺分泌水平。在这些人群中进行的生化检测可能敏感性会降低，因此需要进行个性化的检测，其中可能包括连续影像学检查和重复的生化检测。

对于怀疑患有嗜铬细胞瘤的患者的诊断，我们更倾向于去检测血浆游离肾上腺素，从数据分析，它的敏感性为96%~100%，特异性为85%~100%[14, 15]。最好在患者仰卧并休息30min的情况下进行绘制。虽然不像24h尿液收集那样具体，但该检查本身的简单性提高了患者的依从性，并且当结果为阴性时，它是一种有效的"排除"测试，我们发现它在肾上腺偶发瘤的检查中特别有用。在没有任何混杂药物的情况下，当结果超过正常上限的2倍时，我们将其视为阳性结果。当中间结果为正常上限的1~2倍的患者，应在理想情况下重复测试或进行24h尿液收集。

目前诊断嗜铬细胞瘤的金标准生化试验是检测24h尿液中分离的甲基肾上腺素和儿茶酚胺，报道的敏感性和特异性为98%~100%[15]。应当同时测量24h尿肌酐，以确保充分收集。通常把甲基肾上腺素和儿茶酚胺水平超过正常上限的2倍作为阳性结果。对于出现高度提示嗜铬细胞瘤但生化检测阴性的高肾上腺素症状的患者，可以指导他们在发作后立即重复24h尿液收集进行检测。

嗜铬细胞瘤的筛查应有选择地进行，尤其是在高血压患者中，因为该疾病可能会导致患者的血压升高（约占0.1%）。应进行筛查的适当人群包括任何已知或疑似家族性综合征（包括嗜铬细胞瘤）的患者、新发或顽固性高血压的年轻患者、压力情况下的高血压危象（例如诱导麻醉和开始使用β受体拮抗药的反常性高血压）。

（四）影像学检查

在现代实践中，嗜铬细胞瘤的影像学定位通常先于生化诊断。事实上，对于提示嗜铬细胞瘤症状的患者，影像学的阴性结果能有效地排除嗜铬细胞瘤，因为极小的肿瘤不太可能产生足够的儿茶酚胺来引起症状。大多数有症状的患者的肿瘤大小至少为2cm或更大。越来越多的嗜铬细胞瘤患者是偶然被诊断出来的，通常是通过腹部或胸部的CT扫描来确定其他指征。临床上，一些患者描述的症状是由于嗜铬细胞瘤导致的，但在大多数情况下，患者是无症状的。

嗜铬细胞瘤的一线成像可以使用CT（图14-1）或磁共振成像（图14-2）。在临床实践中，腹部和骨盆的肾上腺CT显影是最常用的检查方法，MRI一般适用于年轻患者、孕妇或肾功能不全的患者。肾上腺CT易于随访、便宜，并提供肿瘤及其与周围结构关系的足够解剖细节，是大多数外科医生习惯于解释的方式。CT和MRI的敏感性都超过98%，但特异性只有70%左右[16]。

嗜铬细胞瘤和副神经节瘤的经典影像学特征包括非对比CT值HU单位（>20）升高，10min时延迟对比剂洗脱<50%，肿块血管增多，T_2加权MRI高信号，尽管这些特征的缺失并不能排除嗜铬细胞瘤[16]。也有报道表示，如果怀疑囊性或出血性嗜铬细胞瘤等，对于副神经节瘤综合征或肾上腺外病变的患者，可将影像学检查覆盖到胸部和颈部。

在大多数患者中，有确定的生化诊断的局限性CT或MRI诊断结果确诊嗜铬细胞瘤，即可进行手术切除。双侧病变且肿瘤>10cm，怀疑为恶性嗜铬细胞瘤的患者，以及有症状且生化指标提示强阳性但CT/MRI阴性的患者，可获得额外的功能显像。

最常用的功能成像检查是间碘苄基胍闪烁显像术（Metaiodobenzylguanidine scintigraphy，MIBG）（图14-3）。间碘苄基胍是肾上腺素的结构类似物，被肾上腺和其他神经内分泌组织吸收，通

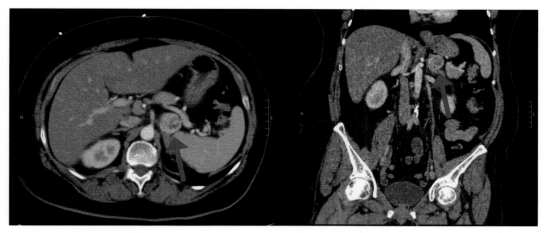

▲ 图 14-1 肾上腺 CT 扫描显示 3cm×3cm 的左侧肾上腺前上侧面异质嗜铬细胞瘤。中央区低衰减代表肿瘤坏死，并在第 10 分钟时出现对比剂洗脱延迟

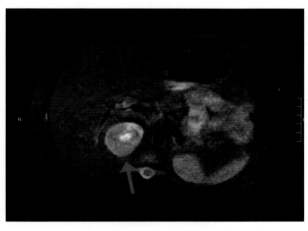

▲ 图 14-2 腹部 MRI T_2 加权图像显示右侧肾上腺高信号强度的直径 4.6cm 的嗜铬细胞瘤

常用放射性同位素 ^{131}I 或者 ^{123}I 标记，因此可以通过闪烁图检测。当有肾上腺肿瘤时，其敏感性和特异性可达 88%～100%[17]。肾上腺外和转移性嗜铬细胞瘤 / 副神经节瘤的敏感性下降到 67%～85%。MIBG 的缺点是不能广泛使用，需要长达 48～72h 的成像采集，通过 CT/MRI 明确解剖关系。它主要用于预测不能切除肿瘤对 ^{131}I-MIBG 治疗的反应。

　　PET 与 CT 的融合应用已成为鉴别嗜铬细胞瘤的替代方法。例如放射性同位素的应用，包括 ^{18}F-FDG PET/CT，已被证明对转移性疾病的检测具有极好的敏感性。嗜铬细胞瘤和副神经节瘤中生长抑素受体表达的发现导致了基于奥曲肽

的功能成像的应用。另一种临床不太常用的影像学检测 ^{68}Ga-DOTATATE PET/CT（图 14-4），已经在一些研究中被证明比其他功能成像模式具有更高的灵敏度和精度检测疾病，并且成为转移性嗜铬细胞瘤和副神经节瘤一线研究的最佳检测手段[18]。

　　临床上很少进行选择性静脉采血术检查儿茶酚胺水平来进行诊断。细针穿刺活检的诊断准确率为 80%～90%。但在肾上腺嗜铬细胞瘤的检查中几乎不采用细针穿刺活检的办法，因为它有可能诱发危险的高血压危象，或者增加肿瘤溢出和复发的风险[19]。

三、治疗

　　手术切除仍然是治疗嗜铬细胞瘤和副神经节瘤的唯一选择[20]。嗜铬细胞瘤的围术期管理具有挑战性，需要一个由外科医生、内分泌学家和麻醉师组成的经验丰富的多学科团队。对嗜铬细胞瘤的非手术主动监测治疗方案，只用于无症状、生化惰性家族性疾病的患者。未经治疗的嗜铬细胞瘤可导致高血压危象、心律失常、心力衰竭，甚至死亡，尤其是当机体在承受压力时，例如接受外科手术[21]。嗜铬细胞瘤手术成功的关键因素包括：详细的解剖定位，术前充分的药物治疗，完整的手术切除而无肿瘤溢漏，以及密切的围术期血流动力学监测。

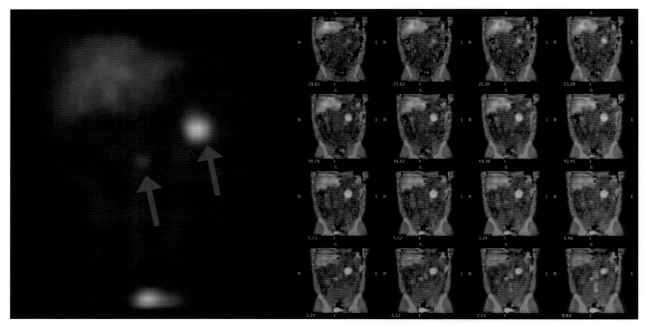

▲ 图 14-3　1 例 SDHB 突变患者的 ^{123}I-MIBG 显示双侧副神经节瘤

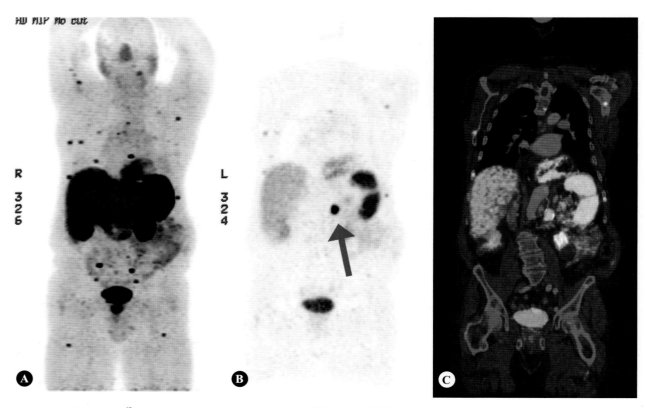

▲ 图 14-4　^{68}Ga-DOTATATE PET/CT 对左肾上腺床复发性嗜铬细胞瘤和广泛转移性疾病患者的诊断
A. 最初显示的 PET 影像；B. 处理后的 PET 影像；C. 融合 PET/CT 上的放射性示踪剂摄取

（一）术前治疗

对于嗜铬细胞瘤患者的手术准备，并没有普遍推荐的方法。文献报道过多种方案，它们共同目标都包括通过交感神经阻滞来控制高血压和心动过速，以及充分的容积扩张来克服因儿茶酚胺过量而发生的长时间血管收缩。至少应在术前1~2 周内进行药物治疗。术前，我们建议患者调整饮食，以实现目标血压低于 130/80mmHg，静息心率 60~80/min [20]。有明显直立性低血压症状的患者可在术前 1 天预先入院进行生理盐水输注。术前心脏评估也应考虑到长期暴露于升高的儿茶酚胺可诱发心律失常、冠状动脉缺血和心肌病等。

大多数中心首选的药物是 α 受体拮抗药。尽管临床试验表明使用非选择性 α 受体拮抗药与选择性 α₁ 受体拮抗药没有总体差异，但根据我们的经验，我们发现使用非选择性 α 受体拮抗药的患者术中血流动力学变异性更小 [22]。因此，我们通常给患者服用酚苄明，剂量为 10mg，每天 2 次，必要时给药。不良反应包括鼻塞和疲劳。在酚苄明无法获得或成本过高的情况下，我们使用选择性的 α₁ 肾上腺素受体拮抗药，如多沙唑嗪，起始剂量为每天 2mg。

在使用足量的 α 受体拮抗药后，出现心动过速的患者开始服用 β 肾上腺素受体拮抗药，直到达到目标心率 60~80/min。普萘洛尔或阿替洛尔等药剂起始剂量较低，必要时增加剂量。同时患有心肌病的患者必须注意。绝不应该先于 α 受体拮抗药使用 β 受体拮抗药，因为非对立的 α 肾上腺素受体拮抗刺激可导致高血压危象。

嗜铬细胞瘤患者术前准备的替代方案是使用钙离子通道阻滞药 [23]。这可单独使用或与 α 受体拮抗药联合使用以协助控制血压，最常用的药物是硝苯地平或氨氯地平。由于它不能直接阻断儿茶酚胺释放引起的肾上腺素刺激，除非术前有轻微高血压或无法耐受 α 受体拮抗药的患者，否则不建议单独使用。

对于难治性高血压患者，有时会出现在那些有大的、生化活性肿瘤的患者中，可以在手术前不久添加甲酪氨酸来帮助控制血压。甲酪氨酸是酪氨酸羟化酶的竞争性抑制药，直接抑制儿茶酚胺的合成，进而耗尽儿茶酚胺。

也有一些中心报道在嗜铬细胞瘤切除术前不使用常规的阻滞，特别是在血压正常的患者 [24]。然而，除非在具有经验丰富的外科医生和麻醉师的高度专业化的中心，否则我们对这种方法持谨慎态度，因为术前不进行阻滞的嗜铬细胞瘤的手术风险超过了医疗管理的不良反应。

值得注意的是，嗜铬细胞瘤从来不是急症。即使是出现嗜铬细胞瘤危象的患者，立即将他们带到手术室也会导致高发病率和死亡率 [25]。应迅速稳定患者的血流动力学指标，然后开始使用适当的肾上腺素受体拮抗药。医疗管理和优化可以持续数周至数月，通常将其作为门诊患者，直到患者完全稳定。对于心肌病患者，心功能在这段时间内可以恢复，患者需要注意不要摄入过多的盐，因为盐会导致充血性心力衰竭。

（二）手术切除

切除嗜铬细胞瘤的手术方式有多种。一般推荐微创肾上腺切除术，因为并发症更少，住院时间更短，术后恢复更快 [26]。对于较大的肿瘤（＞8cm）或可能侵犯邻近组织的肿瘤，可保留开放性切除。当不确定肿瘤切除是否完整或担心肿瘤破裂时，也应转向开放式手术。切除副神经节瘤的技术和途径应根据肿瘤的大小、位置和外科医生的专业知识。

1. 微创肾上腺垂体切除术入路

前路或外侧经腹腹腔镜入路，患者侧卧位，肿瘤侧抬高，手术床弯曲，扩大下肋骨和髂骨之间的空间 [27]。气腹建立。在同侧肋缘下放置四根套管针。左侧结肠、脾、胰尾向内前缩，暴露肾上腺和肿瘤。在右侧，肝脏的三角韧带被分割，肝脏向内侧和上方缩回。肿瘤被确定，并在大多数患者进行一个完整的肾上腺切除术。肾上腺周围有肾上腺周围脂肪的边缘，用血管封闭装置对肾上腺小血管进行止血。识别并划分肾上腺静脉流入左侧肾静脉和右侧下腔静脉。肾上腺静脉的分割是一个关键时刻；手术后，过量儿茶酚胺的来源突然停止，血压会急剧下降，因此需要预先告知麻醉师。然而，静脉的早期分裂会导致肿瘤的静脉充血，导致出血增加和脆弱。肾上腺切除术完成后，将标本放入包内取出。

2. 微创肾上腺切除术后入路腹腔后镜后入路

后侧腹膜后镜入路非常适合曾做过腹部手术或需要双侧肾上腺切除术的患者，因为不需要患者重新定位[28]。患者半折叠俯卧位，臀部和膝盖90°弯曲。在第 12 根肋骨尖端下方做一个初始切口，并将腹膜后间隙切开。另外放置两个孔，开始充气腹膜后间隙，通常在 20～25mmHg 的较高压力下，以协助解剖和止血。找到肾上腺并从内侧入路，肾上腺静脉位于内侧下缘并被分割。然后在侧方和头侧继续剥离，将肾上腺从肾脏的上极剥离。然后通过内附袋取出标本。

（三）特殊注意事项

1. 儿童

尽管比较罕见，仍有大约 10% 的嗜铬细胞瘤和副神经节瘤发现于儿童。儿童患者以男性为主，更容易出现持续性高血压。与成人相比，他们的肿瘤更有可能是家族性的、双侧的和位于肾上腺外的位置。与成人患者的治疗目标一致，对儿童的治疗也是充分的医疗优化后进行完整的手术切除。由于儿童复发率和恶性肿瘤率的升高，所有出现嗜铬细胞瘤或副神经节瘤的儿童都应该接受遗传咨询和检测，并且都需要密切的终身监测。

2. 孕妇

虽然孕妇患嗜铬细胞瘤较罕见，但已有很多关于嗜铬细胞瘤合并妊娠的报道。在妊娠期出现未诊断和未治疗的严重或不受控制的高血压，与产妇和胎儿死亡率超过 50% 有关，则应考虑孕妇患有嗜铬细胞瘤[29]。生化检测的选择和进行与普通患者相同，但影像学检查需考虑 CT 和 MIBG 辐射对于孕妇的禁忌证。一旦确诊，苯氧苄胺仍然是一种用于肾上腺素受体拮抗的安全药物，因为它不会穿过胎盘。手术切除可在妊娠中期通过腹腔镜进行。或者，孕期不进行手术的患者可以选择性剖宫产术并在妊娠晚期进行严密监测，然后在产后 4 周进行腹腔镜肾上腺切除术。自然分娩和正常阴道分娩增加了高血压危象和母体、胎儿发病率的风险。此外，产妇和胎儿监测都需要一个专门团队。

3. 双侧嗜铬细胞瘤

对于接受双侧肾上腺切除术或有 MEN2 等家族综合征的患者，可考虑皮质保留（部分）肾上腺切除术，以防止永久性类固醇依赖。然而，这些患者仍需要进行遗传咨询，肿瘤复发的风险和再次手术的风险较高[30]。完全双侧肾上腺切除术并自体皮质肾上腺组织移植已经有报道，但目前尚无足够的证据推荐这种方法。

（四）围术期监测

嗜铬细胞瘤的手术处理需要外科医生和麻醉师之间的密切沟通。手术在全身麻醉和气管插管下进行。除了标准的监测，足够的大口径静脉通路和动脉导管是实时血流动力学监测的必要条件。中心静脉和肺动脉插管是选择性的。通常要放置 Foley 导管。在开放性手术中插入硬膜外导管，但最好不要在术中使用，因为由此产生的交感神经切除术会导致更严重的低血压。

在大多数前期阻滞良好的患者中，嗜铬细胞瘤切除的手术过程是相对顺利的。然而，麻醉师需要做好充分的准备来管理不稳定的血压。在插管、腹膜充气和任何肿瘤操作之中，患者都可能会因为儿茶酚胺释放激增而出现高血压，而这种释放通常用短效血管扩张药如硝基普钠来控制[31]，也可用的其他药物，包括酚妥拉明、尼卡地平和艾司洛尔。对于特别不稳定的高血压患者，可以加用硫酸镁，这是一种抑制儿茶酚胺释放的血管扩张药，同时也具有稳定心脏的特性。发生的心律失常通常可以通过停止肿瘤操作和添加利多卡因、胺碘酮或短效 β 受体拮抗药来解决。

肾上腺引流静脉结扎后，由于儿茶酚胺过量的来源突然停止，可发生严重低血压。应停止使用血管扩张药，静脉输液和使用血管升压药。肾上腺素作为一线药物，可以迅速滴定起效。对于出现耐受性低血压的患者，可以附加注射 0.02～0.04U/min 的抗利尿激素。外科医生和麻醉师都需要记住，在初始肾上腺静脉结扎后出现反弹性高血压的患者存在额外的肾上腺静脉，需要做好在血管扩张药和血管升压药之间快速切换的准备。

嗜铬细胞瘤切除术后患者的术后监测通常可以在常规的麻醉后监护病房（postanesthesia care unit，PACU）进行，尽管一些血流动力学长期不稳定的患者可能需要重症监护。在我们的实践中，我们在 PACU 中观察患者 4h，然后决定将他们送往医院楼层或重症监护室。术后低血压是常见的，这是由于肾上腺素受体下调、残留抗高血压药或低血容量等综合因素造成的。围术期应监测血糖，因为反复性高胰岛素血症可导致低血糖[32]。我们每小时在 PACU 中监测一次血糖，然后每 6 小时监测一次，直到患者进食并接受含葡萄糖的维持液。潜在心肌病患者特别容易发生围术期液体重分布，因此需要明智地使用液体复苏，以避免肺水肿。接受双侧肾上腺切除术或曾切除对侧肾上腺的患者需要在围术期施加压力剂量的糖皮质激素，术后逐步减少。

（五）转移性嗜铬细胞瘤 / 副神经节瘤

大约 10% 的嗜铬细胞瘤和高达 1/4 的副神经节瘤患者可以有恶性疾病。恶性肿瘤的定义是存在转移，无论是局部或远处，因此通过初步病理结果很难诊断。各种肿瘤特征已被确定与恶性肿瘤风险的增加有关。肾上腺嗜铬细胞瘤的评分（PASS）（表 14-1）是最常用的诊断标准，PASS ≥ 4 分表示肿瘤更具有生物侵袭性，可能需要更密切的监测[33]。

转移性疾病患者的治疗选择取决于肿瘤负荷的范围和位置，以减少肿瘤体积和减缓肿瘤进展为目标。儿茶酚胺过量的症状应通过药物治疗加以控制，如在良性疾病患者中。α 和 β 肾上腺素受体拮抗药联合使用是最常用的，选择性的 α_1 肾上腺素受体拮抗药（如哌唑嗪或多沙唑嗪）较苯氧苄胺更适合长期使用。

对于孤立的、可切除的转移性疾病患者，完全切除肿瘤可获得长期缓解。即使在无法获得 R_0 切除或广泛转移的患者中，手术切除肿瘤可导致儿茶酚胺分泌显著减少，并提高辅助治疗的疗效[34]。对于无法接受手术治疗的患者，其他的局部治疗包括冷冻消融术、射频消融术、立体定向放射治疗（尤其是骨转移）、乙醇注射和肝转移肿瘤栓塞治疗。

几种系统疗法可用于治疗转移性嗜铬细胞瘤 / 副神经节瘤。传统的细胞毒性化疗[11]，最常用的方案是使用环磷酰胺、长春新碱、多柔比星和达卡巴嗪，已被证明可以减缓疾病进展和控制症状，但对总生存率的影响有限放射性核苷酸治

表 14-1 肾上腺嗜铬细胞瘤量表

组织学特征	分　数
血管侵犯	1
包膜侵犯	1
肾上腺周围脂肪组织浸润	2
巢式或扩散生长	2
局灶性或汇合性坏死	2
高度细胞结构	2
肿瘤细胞纺锤体	2
单种细胞	2
有丝分裂数增加（＞ 3/10 高倍视野）	2
非典型有丝分裂图	2
核多形性	1
色素沉着	1

疗已经成为一种更有针对性的系统治疗形式[35]，其基础是肿瘤对 MIBG 或生长抑素类似物的摄取，可以通过预处理扫描确定[36]。放射性碘偶联 MIBG（^{131}I-MIBG）对 60%～70% 的肿瘤有效，可重复使用，最常见的毒性是骨髓抑制。^{68}Ga-DOTATATE PET 吸收的肿瘤可能受益于放射性标记生长抑素类似物（如 ^{177}Lu-DOTATATE）的肽受体放射配体治疗，虽然早期结果很有希望，但我们使用这些药物的经验仍在不断发展。

四、预后

手术成功切除嗜铬细胞瘤后，约 80% 的患者血压恢复正常。大多数持续血压升高的患者可能有原发性高血压的成分，尽管他们的血压通常比较容易控制。那些持续症状的儿茶酚胺过量或偶发高血压的患者应考虑持续性或转移性嗜铬细胞瘤的可能。

10%～15% 的患者在最初的手术治疗后会出现疾病复发，由于复发可能在几十年后发生，嗜铬细胞瘤和副神经节瘤的监测是终身的。随访需要个体化，有家族性疾病、多发性肿瘤或侵袭性

组织学特征的患者复发风险较高，需要更严格的随访。所有患者都应该接受基因检测和咨询。术后 2～4 周应进行生化检测，以证明肿瘤切除成功，第 1 年每 3～6 个月进行一次，之后每年进行一次[20]。甲基肾上腺素升高应及时进行高分辨率 CT 或功能成像，尤其是术前有摄取的。对于那些有高危病理特征的患者，通常在术后进行基线全身功能影像学检查。对于非功能性肿瘤患者（通常见于 SDHx 或 VHL 突变患者的头颈部副神经节瘤），应采用系列成像（如 MRI）进行监测。

如果患者在手术台上发现复发转移，应怀疑为嗜铬细胞病的肿瘤细胞在周围组织中播散，通常是由于初始手术时肿瘤包膜破裂[37]。治疗包括手术切除肿瘤植入物，辅助全身治疗和（或）立体定向放射治疗，尽管临床过程通常是良性的，局部复发率很高。

嗜铬细胞瘤或副神经节瘤患者的长期生存率是高度可变的。那些有明显的"良性"疾病且从未发展为复发的患者，应该有一个接近年龄匹配的个体的总体生存率。对于转移性疾病患者，适当治疗后 5 年生存率，为 50%～80%，具体生存率取决于原发肿瘤的位置、转移的程度和对辅助治疗的反应。

五、结论

嗜铬细胞瘤和副神经节瘤是一种罕见的疾病，需要一个经验丰富的多学科团队来有效地管理。虽然我们的患者现在越来越多地表现为肾上腺偶发瘤，而不是嗜铬细胞瘤的临床特征，但治疗原则保持不变。确认生化诊断和准确的解剖定位，进行术前医学优化，是患者成功切除肿瘤的必要条件，肿瘤切除是唯一的治愈形式。临床医生需要随时了解该领域的最新进展，因为我们对肿瘤遗传学和辅助治疗的知识不断发展，影响着这些复杂患者的管理。

库欣综合征诊治进展

Advances in the Diagnosis and Medical Management of Cushing's Syndrome

Danae A. Delivanis　Anu Sharma　Oksana Hamidi　Meera Shah　Irina Bancos　著

曹家兴　译

第15章

一、概述

库欣综合征是由于体内糖皮质激素过剩而导致的相关临床症状和体征的总称，迄今为止，其首要原因是外源性糖皮质激素使用过量。但这个章节，我们将聚焦内源性糖皮质激素过剩的相关讨论。

内源性库欣综合征每年发病率为 0.2～5/100 万，据估计，垂体源性的库欣病年发病率为 1.2～2.4/100 万，肾上腺腺瘤引起的库欣综合征为 0.6/100 万，而肾上腺皮质癌源性综合征发生率为 0.2/100 万[1-4]。基于现有的人群研究，内源性库欣综合征是罕见的，但其发病率可能被严重低估[5-7]。例如，在一项针对 200 名 2 型糖尿病的超重患者的前瞻性研究中，42 名患者诊断为库欣综合征；其中 3 名为库欣病，1 名为肾上腺源性库欣综合征[7]。在另一项对糖尿病控制不佳的肥胖患者的回顾性分析中，亚临床库欣综合征的患病率为 3.3%，高于之前的报道[5]。然而，这些发现在后续研究中未得到证实[8, 9]。因此，不建议对库欣综合征进行常规筛查。相反，我们建议对具有库欣综合征预测特征的患者、身高下降且体重增加的儿童及偶发性肾上腺腺瘤患者进行针对性筛查[10]。

库欣综合征患者临床表现复杂多样。皮质醇过量可能导致高血压、体重增加、皮肤变薄、月经不调和情绪变化。然而，没有一个单一的症状或体征对诊断此病是足够特异的。但严重的库欣综合征患者多表现为驼背、锁骨上脂肪垫、瘀伤、腹纹、近端肌病和高血压等经典症状。然而，在临床实践中患者多表现为轻度症状。皮质醇在糖皮质激素受体的组织特异性作用似乎决定了最终的症状，而症状又受皮质醇的产生速率、糖皮质激素受体的活性和皮质醇代谢速率的影响，因此患者常显示出个体之间的差异性[11]。除了典型的症状之外，对具有异常临床特征（如快速体重增加或严重骨丢失）的患者，应怀疑内源性皮质醇过量。对于那些患有伴随疾病而后出现显著变化的患者（如快速恶化的高血压或 2 型糖尿病），也应怀疑库欣综合征。

二、库欣综合征诊断

（一）概述

诊断库欣综合征是困难的，所以需由经验丰富的内分泌学家进行。当根据典型或非典型临床表现怀疑为此病时，需要通过评估下丘脑垂体肾上腺轴（表 15-1）的多项生化检测组合确认，但每项测试都有其自身的局限性和缺陷（表 15-2）。根据内分泌学会临床实践指南的建议，三种不同的筛查测试中至少有两种显示 HPA 轴功能异常，方能确诊为库欣综合征。这些测试包括 24h 尿液

表 15-1 用于库欣综合征诊断和鉴别诊断的试验

一线试验——建立诊断
- 24h 尿游离皮质醇排泄量（2 次）
- 深夜唾液皮质醇（2 次）
- 1mg 整夜地塞米松抑制试验
- 2 天低剂量地塞米松抑制试验（2mg/d，2d）

库欣综合征及其亚型诊断额外试验
- 血浆促肾上腺皮质激素浓度
- 大剂量（8mg）地塞米松抑制试验
- 促肾上腺皮质激素释放激素刺激试验
- 去氨加压素刺激试验
- 岩下窦取样
- 肾上腺横断面成像或垂体磁共振成像
- 生长抑素受体闪烁成像技术

中游离皮质醇的含量、深夜唾液皮质醇（latenight salivary cortisol，LNSC）浓度、1mg 整夜地塞米松抑制试验（dexamethasone suppression test，DST）或 2 天 2mg DST[10]。这些测试相互补充，结果通常应该一致。

皮质醇可以通过免疫测定法（如放射免疫测定法）或基于结构的测定法（如高效液相色谱谱法）来测量。检测的准确性各不相同。基于抗体的免疫测定，如放射免疫测定，可能会受到皮质醇代谢物和糖皮质激素的交叉反应性的影响。相比之下，基于结构的分析，如液相色谱质谱，不存在这个问题，而且使用得越来越频繁。每种测试都有重要的注意事项和缺陷，需要在应用过程中慎重选择（表 15-2）。

在生化检验确定皮质醇过量后，下一步是通过测定上午 8 点血浆促肾上腺皮质激素（图 15-1）浓度来确定皮质醇增多症是促肾上腺皮质激素依赖型（由于垂体或异位促肾上腺皮质激素分泌肿瘤）还是促肾上腺皮质激素非依赖型（肾上腺来源）。只有在对皮质醇过量及其亚型进行检验确认后，才应进行相应的放射学检查。

（二）诊断推荐

根据 2008 年内分泌学会指南（图 15-1）的建议，当至少两种不同的一线诊断测试显示异常时，才能确诊皮质醇增多[10]。

如果库欣综合征可能性较低的人群初始检测

结果是正常的，除非疾病非常轻微或具有周期性，否则不太可能患有库欣综合征。在这些情况下，不建议进行进一步的测试，除非症状有所进展或怀疑周期性库欣综合征。

如果高度怀疑患有库欣综合征的个体（基于病史和临床检查）初步检测结果是正常的，在排除皮质醇过量的生理原因后，可能需要重复一线检测或进行其他检测。在这些情况下，关键在于排除外源性糖皮质激素暴露。

如果初始测试结果异常（至少一次），则建议进行其他评估，以确定患者是否有假阳性结果、轻度库欣综合征或皮质醇过多的生理原因（假性库欣综合征）。

三、一线诊断

（一）24h 尿液游离皮质醇测定

UFC 测定直接测量循环性生物活性皮质醇含量[12]。与血清皮质醇不同，UFC 的优点在于不受可改变皮质醇结合球蛋白浓度的药物（CBG）和环境的影响（如含雌激素的口服避孕药）。缺点是收集 24h 尿液很烦琐，临床医生需要确保合理地收集样本（表 15-2）。

UFC 测定是检测皮质醇增多症的金标准试验，据几项研究报道表明其敏感性和特异性分别为 95%～100% 和 98%[12, 13]。然而，其他研究则表示其特异性较低，高达 24% 的经手术证实的库欣综合征其检测结果却是正常的[14]。一项对库欣综合征诊断性研究的系统回顾和 Meta 分析得出结论，UFC 测定诊断库欣综合征的敏感性较高而特异性较低[15]。超过正常数值上限 4 倍即可诊断为库欣综合征，但在生理性皮质醇过多的患者、每天饮用大量液体（＞5L）患者、用卡马西平或非诺贝特治疗的患者，用高效液相色谱法测定尿流率，或被氢化可的松制剂污染时，可能会出现假阳性结果（表 15-3）[16-20]。相反，在轻度或周期性库欣综合征[10, 21-23]和中重度肾功能损害和（或）尿液收集不全的患者中，可能会出现假阴性结果[24]。

（二）深夜唾液皮质醇

库欣综合征的患者丧失了正常的皮质醇昼

夜分泌节律，这就导致了深夜皮质醇浓度的不适当升高[25]，唾液皮质醇的测量正是运用了这个原理。在家中收集 23:00—24:00 的样本，理想情况下是两个不同的晚上。健康个体和生理性皮质醇过剩的患者，通常皮质醇昼夜分泌正常；因此，LNSC 可与其他一线试验结合使用，以确诊库欣综合征[26-28]。总体而言，LNSC 诊断库欣综合征的敏感性为 92%～100%，特异性为 93%～100%[27, 29, 30]。LNSC 的诊断库欣综合征的准确性与 UFC 相仿[15]。LNSC 的优点在于无须侵入、易于收集，患者可以在一段时间内收集许多样本，使其成为可疑周期性库欣综合征患者的一个不错的选择（表 15-2）。

LNSC 的潜在缺点是除美国以外并不是很容易开展，并且诊断性能取决于测量唾液皮质醇的方法。此外，正常的参考范围依赖于化验方法，需要对每个实验室进行验证，因此比较 LNSC 在不同研究中的诊断准确性具有挑战性[31-33]。

生理原因导致皮质醇过量的人群[34, 35][如昼夜节律可能减弱的轮班工人[36]、毒血症（如源于牙龈炎）[33, 37] 或口服氢化可的松凝胶] 可能出现假阳性结果[38]。甘草或烟草咀嚼可能具有假

表 15-2　库欣综合征诊断和鉴别诊断的试验

试　验	优　点	不　足
24h 尿游离皮质醇排泄	• 敏感性高 • 不受皮质醇结合球蛋白影响 • 与其他类固醇或皮质醇代谢物无交叉反应 • 不受皮质醇昼夜节律的影响 • 门诊可进行 • 价格低廉	• 特异性低 • 烦琐的测试，需要评估收集的适当性 • 液体摄入量＞ 5L/d 时为假阳性 • 假性库欣病时易出现假阳性 • 如果使用高效液相色谱法，并且个人正在服用贝特类药物和卡马西平，则为假阳性 • 轻度和周期性 CS 易假阴性 • 肾损害患者易假阴性
深夜唾液皮质醇	• 无创且易于收集	• 睡眠不规律的患者（如轮班工人）易出现虚假异常 • 假性库欣综合征易假阳性 • 由于牙龈炎和含类固醇的口腔凝胶导致假阳性 • 美国以外的地方的咀嚼烟草或食用甘草的患者假阳性实用性有限
低剂量地塞米松抑制试验	• 1mg 地塞米松抑制试验易于操作	• 假性库欣综合征假阳性 • 皮质醇结合球蛋白增高易假阳性 • 地塞米松吸收不良易假阳性 • 改变 CYP3A4 活性药物出现假异常 • 地塞米松代谢缓慢（如肝功能衰竭、药物）易假阴性 • 慢性肾衰竭易假阳性（肌酐清除率＜ 15ml/min）
深夜血清皮质醇浓度		• 采血前紧张易导致假阳性 • 假性库欣综合征易假阳性
2d 2mg 地塞米松-CRH 抑制刺激试验		• 与低剂量 DST 相同 • 需要住院治疗
去氨加压素刺激试验		• 需要住院治疗 • 缺乏大型验证性研究

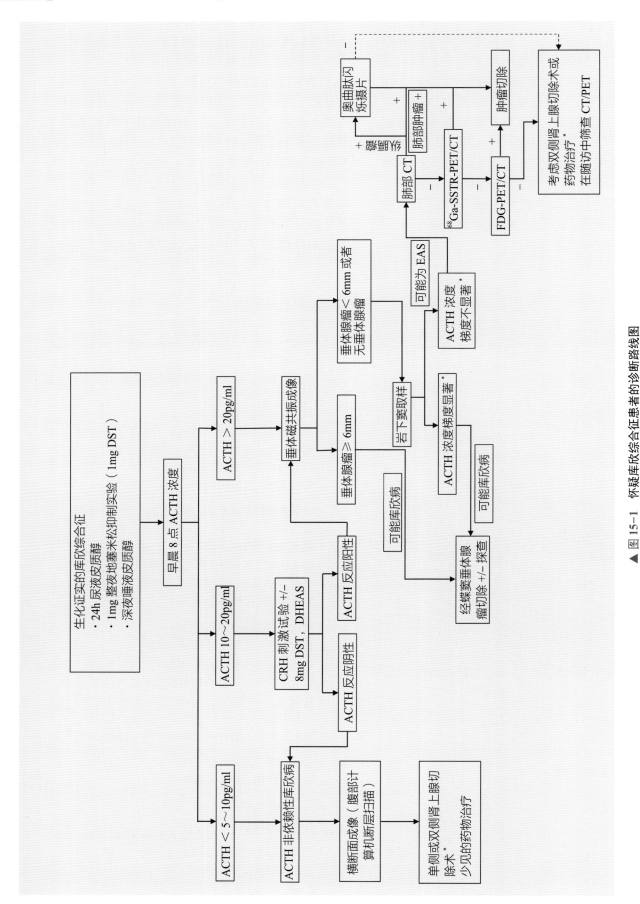

▲ 图 15-1　怀疑库欣综合征患者的诊断路线图

ACTH. 促肾上腺皮质激素；CRH. 促皮质素释放激素；DST. 地塞米松抑制实验；DHEAS. 硫酸脱氢表雄酮；EAS. 异位 ACTH 综合征

*. 详情见正文

表 15–3　干扰库欣综合征筛查试验的药物

抑制 CYP3A4 降低地塞米松代谢的药物
- 伊曲康唑
- 利托那韦
- 氟西汀
- 地尔硫䓬
- 西咪替丁
- 阿瑞匹坦 / 福沙匹坦

通过诱导 CYP3A4 增加地塞米松代谢的药物
- 苯巴比妥
- 苯妥英钠
- 卡马西平
- 普里米酮
- 利福平
- 托吡酯
- 硝苯地平
- 利福喷丁
- 圣约翰草
- 乙琥胺
- 吡格列酮、比卡鲁胺、恩扎鲁胺

升高皮质醇结合球蛋白浓度的药物
- 雌激素
- 米托坦

增加尿游离皮质醇浓度的药物
- 卡马西平
- 非诺贝特
- 某些合成糖皮质激素（氢化可的松）
- 抑制 11β– 羟基类固醇脱氢酶 2 型的药物（如甘草）

LNSC 值升高，因为两者都含有使 2 型 11β– 羟类固醇脱氢酶失活的甘草酸[39, 40]。据报道，使用质谱代替放射免疫测定技术增加了 LNSC[41] 的特异性。

（三）低剂量地塞米松抑制试验

在正常受试者中，给予超生理剂量的糖皮质激素会导致促肾上腺皮质激素的抑制，进而减少内源性皮质醇的分泌。在任何原因导致的内源性皮质醇增多症中，使用地塞米松未能抑制皮质醇分泌则表明结果为阳性[42, 43]。

临床实践中常用的两种测试是 1mg 夜间地塞米松抑制试验和 2d 2mg 地塞米松抑制试验。1mg 夜间 DST 在晚上 11 点给予 1mg 地塞米松，然后在第二天早上 8 点测量血清皮质醇。相比之下，2d 2mg DST 中，地塞米松以每 6 小时 0.5mg 的剂量给药 8 次，然后在最后一次地塞米松给药后 2～6h 测量血清皮质醇。在这两项试验中，正常的抑制反应表现为给药后皮质醇 < 1.8μg/dl（< 50nmol/L）[10]。

据报道，1mg 夜间 DST 和 2d 2mg 地塞米松抑制试验的特异性分别为 87.5% 和 97%～100%[42, 44]，而两种测试的灵敏度在 98%～100%。低剂量地塞米松抑制试验在运用中有几个限制。地塞米松的吸收率是因人而异，患有肝病或肾病的人群或服用改变 CYP3A4 活性和地塞米松清除率的药物的人群吸收率不尽相同（表 15–3）[45]。因此，测量地塞米松浓度（可行）时，需排除地塞米松代谢和药物相互作用的个体差异性导致的影响[46]。另一方面，由于孕妇和口服雌激素的人群体内 CBG 水平增加了[47]（表 15–2 和表 15–3），从而导致了假阳性结果的发生。在这些情况下，游离皮质醇测量可能有助于诊断，但应用并不普遍。

（四）库欣综合征亚型的诊断

一旦通过初步试验证实了 CS，下一步就是测量血浆促肾上腺皮质激素浓度以确定库欣综合征的原因。肾上腺源性库欣综合征的血浆促肾上腺皮质激素浓度通常较低（< 10pg/ml 或 < 2.2pmol/L）（图 15–1）。血浆促肾上腺皮质激素浓度在 10～20pg/ml（分别为 2.2pmol/L 和 4.4pmol/L）则诊断是不确定的，可能提示促肾上腺皮质激素依赖型 CS，特别是中度或重度 CS 患者[49]。轻度肾上腺源性 CS 患者可能不存在促肾上腺皮质激素抑制，促肾上腺皮质激素在正常范围内。促肾上腺皮质激素水平失衡性正常或升高（> 20pg/ml，4.4pmol/L）则提示促肾上腺皮质激素依赖型 CS。硫酸脱氢表雄酮测定有助于区分促肾上腺皮质激素依赖型 CS（正常至升高）和促肾上腺皮质激素非依赖型 CS（良性肾上腺疾病中低甚至检测不到）[50]。促肾上腺皮质激素释放激素刺激试验和高剂量地塞米松抑制试验（8mg 地塞米松）可在促肾上腺皮质激素浓度不明确（10～20pg/ml，2.2～4.4pmol/L）时进一步诊断肾上腺源性 CS 与促肾上腺皮质激素依赖型 CS2（表 15–1）。

四、促肾上腺皮质激素依赖性库欣综合征

（一）流行病学和临床表现

排除医源性因素后，库欣病是库欣综合征最常见的原因，约占总病例的 60%（女性与男性的比例为 3：1～15：1）[1, 4]。由于诊断精度和标准不同，库欣病的发病率因研究地区和研究年份而异。据报道，与西班牙和丹麦相比，美国的发病率较高（每百万人中有 8 例 vs. 每百万人中有 2.4 例 vs. 每百万人中有 1.2～1.7 例）[1, 3, 4]。异位促肾上腺皮质激素综合征（Ectopic ACTH syndrome，EAS）占 CS1 所有病因的 10%，最常见的病因是支气管类癌（25%～38%）[51–53]。据报道，女性与男性的比例在 1：1～1.5：1，平均年龄为 35—60 岁[51–53]。传统上，EAS 被认为是小细胞肺癌（small cell lung cancer，SCLC）副癌综合征的一种表现[54]。这种情况通常预后较差，治疗目的在于缓解病情而非治愈。

另一种罕见的类型是异位 CRH 综合征（＜1%）。这些肿瘤可以分泌 CRH[55] 或同时分泌 CRH 和促肾上腺皮质激素。

EAS 大多症状进展迅速、表现典型（如 SCLC）；然而，支气管类癌更倾向于表现为类似库欣病的缓慢进程[56]。

（二）诊断试验

一旦确诊皮质醇增多症（见一线诊断试验），下一步就是查明来源。促肾上腺皮质激素浓度失衡性正常或升高，证实促肾上腺皮质激素依赖型 CS（图 15–1）。一般来说，EAS 患者促肾上腺皮质激素浓度和皮质醇浓度的升高程度明显高于库欣病，但两者有重叠。一旦确诊为 ACTH 依赖型 CS，接下来就是确定皮质醇增多症是因为 CD 还是 EAS。用于区分这两个类型的诊断试验将在后面描述。

（三）大剂量地塞米松抑制试验

该试验正是基于这样的假设，即垂体腺瘤导致的促肾上腺皮质激素分泌的人群受高剂量地塞米松（2d 内每天 8mg 或一夜 8mg）负反馈抑制，而非垂体肿瘤则不反应[57, 58]。垂体源性 ACTH 依赖性库欣综合征在接受 8mg DST 后清晨皮质醇浓度低于 5μg/dl（140nmol/L）。需要注意的是，支气管类癌引起的异位 EAS 可能表现出类似于 CD 的促肾上腺皮质激素抑制效应[59]。由于特异性 < 100%，敏感性低于 CD 的一线试验，因此不再推荐单独使用 8mg DST[60]。此外，在异位 CRH 综合征中，垂体促肾上腺皮质激素也可被地塞米松抑制[55, 56, 61]。

（四）促肾上腺皮质激素释放激素刺激试验

该试验的基础在于分泌促肾上腺皮质激素的垂体肿瘤通常对促肾上腺皮质激素释放激素有反应，而异位分泌促肾上腺皮质激素的肿瘤则没有反应。由于 CRH 试验开展耗费较大，所以大多数中心都没有普及。此外，对 CRH 的反应效果取决于注射的 CRH 类型（绵羊和人类）。与绵羊型 CRH 相比，人类 CRH 代谢清除率更高，导致前者的作用持续时间更长[62]。

试验通常在禁食 4h 后进行。CRH 以 1μg/kg（最大 100μg）的剂量进行静脉注射。在不同时间点（注射前 15min，注射后 0min、5min、10min、15min、30min、45min、60min、90min 和 120min）分别抽取血样检测促肾上腺皮质激素和皮质醇浓度。与人类 CRH 相比，绵羊 CRH 基于皮质醇反应具有更高的诊断准确性，但在促肾上腺皮质激素反应方面相似[63]。当注射绵羊 CTH 时，促肾上腺皮质激素浓度增加 > 35% 时，诊断 CD 的敏感性为 86%～93%，特异性为 90%～100%[64, 65]，同时皮质醇增加 > 20% 对诊断 CD 的敏感性为 91%[64]。

当 CRH 与去氨加压素联合使用，与 EAS 相比，CD 促肾上腺皮质激素浓度可增加 218%～350%[66, 67]。尽管如此，诊断准确性仍未达到 100%，因为 8% 的 CD 患者在对 CRH 的反应中促肾上腺皮质激素没有显著增加[65]。此外，EAS 中偶尔也会对 CRH 产生促肾上腺皮质激素反应[65]。

（五）垂体磁共振成像

在生化检验确诊为 ACTH 依赖型 CS 的情况下，考虑到 CD 发病率高（80%），进行垂体磁共振成像是必要的（图 15-1）[68]，但 CD 病例中，高达 50% 的垂体肿瘤大小 < 5mm[68]，以至于标准垂体磁共振成像未能检测到腺瘤的比例高达 40%[69]。相反，在高达 10% 的健康个体中和高达 23% 的 EAS 病例中可发现垂体偶发瘤[70, 71]。

垂体磁共振成像的标准成像为钆注射对比剂前后形成 2~3mm 切片冠状 T_1 自旋回波序列的动态成像。这种技术提高了检测垂体微腺瘤的敏感性（动态成像为 67%，非动态成像为 52%），但降低了特异性（80% vs. 100%）[72]。

影像技术的进步促进了诊断 CD 准确性。当 1.5T 磁共振成像未能检测到 CD 患者 5 个微腺瘤中的 3 个时，7.0T 磁共振成像却能做到[73]。蛋氨酸正电子发射断层扫描与 3.0T 磁共振成像的结合将诊断准确性提高到 100%[74]。在动态磁共振成像中加入 3D 体积插值屏气检查（一种破坏 3D T_1 序列回波梯度）能够检测到另外的 3 个腺瘤，其灵敏度从仅动态成像的 47% 提高到 54%[75]。

（六）岩下窦取样

垂体分泌 ACTH 经由海绵窦排入岩静脉窦。在荧光镜引导下，将导管插入双侧股静脉或颈静脉，并向两侧岩下窦推进。导管的位置通过放射造影进行辨认。每隔一段时间（注射前 5min、0min、5min、10min 和 15min），同时从岩下窦和外周静脉抽取样本进行促肾上腺皮质激素检测，以时间 0 表示给予 100μg CRH 的时间。

经 CRH 刺激后，中枢与外周促肾上腺皮质激素比率为 ≥ 3.0 即可诊断为 CD，其敏感性和特异性均可达 100%。当无 CRH 刺激时其比率为 ≥ 2.0 也可用于诊断 CD，但其敏感度较低。在 68% 的病例中，两侧岩下窦之间 ACTH 比例 ≥ 1.4 能够准确判断病变位置[77]。由于不同的注射方案、缺乏 CRH 刺激、使用不同类型的 CRH（绵羊和人类）、CRH 联用去氨加压素及不同的技术领域意见不一等差异，在最近的报道中说明了敏感性和特异性较低的问题[78-82]。

假阳性结果虽然很少，但在 EAS 中仍有报道[53, 83]。在 0.8%~11% 的病例中可发生假阴性结果[79, 84]，主要是由于导管放置不当或静脉引流异常。有人建议，CRH 刺激后的促肾上腺皮质激素浓度仍然很低（< 400pg/ml）应怀疑假阴性的可能[85]。然而，其他中心尚未对此进行研究。同时测量催乳素可以使岩窦与外周促肾上腺皮质激素的比率和岩窦与外周催乳素的比率正常化。就像测量醛固酮型肾上腺腺瘤患者肾上腺静脉取样中皮质醇浓度一样，催乳素测量可在促肾上腺皮质激素浓度梯度不足以确诊时用于定位诊断，并在提高诊断准确性。然而，标准化泌乳素岩下窦 - 外周促肾上腺皮质激素比率的临界值尚未确定[86-89]。岩下窦取样（inferior petrosal sinus sampling，IPSS）是一种侵入性操作，因此存在并发症的风险。已报道的并发症包括腹股沟血肿（4%）[90]、脑血管意外 / 脑干损伤（1/508）[91]、暂时性脑神经麻痹（1/166）[92]、蛛网膜下腔出血（1/94）[93]、深静脉血栓形成（2/34）[94] 和肺栓塞（1/34）[94]。

（七）颈静脉取样

颈静脉取样比 IPSS 的侵入性小，在不具备 IPSS 的专业知识时，被建议作为 IPSS 的替代方法。导管放置在颈内静脉中，并定位在下颌角，在此处岩下窦排出的 ACTH 与颈内静脉流出物混合。与 IPSS 注射 CRH 后一样，在时间点（注射前 5min、0min、3min、5min 和 10min）抽取样本进行促肾上腺皮质激素测量。然后计算中心与外周 ACTH 的比率，以确定是否为 CD。据报道，颈静脉取样在诊断 CD 的敏感性在 80%~83% 之间[95-97]。虽然其灵敏度低于 IPSS，但当 IPSS 不可用时，颈静脉取样可以提高促肾上腺皮质激素依赖性 CD 的诊断的准确性[98]。

（八）EAS 的影像诊断

迄今为止，对 EAS 肿瘤定位诊断成像尚未达成一致意见。核成像增加了传统放射学的灵敏度。事实上，有 9%~27% 的生化证实的 EAS 患者未能发现肿瘤实体，这部分患者即使在长期随访中要定位肿瘤也是困难的[51-53]。鉴于 55% 的异位肿瘤位于肺部[98]，因此合理的第一步是行胸部 CT（总灵敏度 53%～66%，对肺部肿瘤的敏感性为 79.4%）[98, 99]。然而，小支气管类癌仍会被忽略。在一项包括 231 名患者的系统回顾中，在行胸部 CT 之后，68Ga-SSTR-PET/CT（包括 DOTATE、DOTATOC 或 DOTANOC）对肺部肿瘤定位的敏感性最高（总体为 81.8%，肺部 77.8%），其次是 8F- 多巴 -PET（总体 57.1%，肺部 71.4%），然后是磁共振成像（总体 51.5%，肺部 66.7%）[98]。

除了肺，常见的部位依次是纵隔、胰腺、肾上腺和胃肠道。对于纵隔 / 胸腺肿瘤，使用 111In- 奥曲肽或其类似物的闪烁扫描（奥曲肽扫描）是最佳方式（灵敏度 85.7%）[98]。对于胰腺和胃肠道病变，18F-FDG-PET 和 68Ga-SSTR-PET 对肿瘤定位灵敏度可达 100%[98]。使用腹部计算机断层扫描、腹部磁共振成像、腹部 FDG- 正电子发射断层扫描或 FDOPA- 正电子发射断层扫描定位肾上腺肿瘤灵敏度也可达 100%[98]。奥曲肽扫描在诊断非胃肠道肿瘤中的准确性并不一致，这可能是由于肿瘤上生长抑素受体表达的差异[99, 100]。

（九）促肾上腺皮质激素依赖性库欣综合征的治疗

库欣综合征的分型（CD vs. EAS）、皮质醇过量的程度、手术治疗可能性及当地的治疗共识 / 治疗的可行性决定了治疗方案和治疗时机。

五、一线疗法

（一）经蝶窦选择性腺瘤切除术

内镜下经蝶窦选择性腺瘤切除术（TSS）是 CD 的一线治疗方法[101]。缓解表现为术后第 1 周清晨血清皮质醇 < 5mg/dl（< 138nmol/L）或 24h 尿游离皮质醇 < 56nmol/d（< 20μg/d）[101]。由经验丰富的外科医生手术后，微腺瘤的缓解率为 73%～76%，大腺瘤的缓解率为 43%[102-104]。IPSS 引导下的半垂体切除术中，仅有 56% 的病例症状缓解（69%）[85, 105]。在轻度 CD 或周期性 CD 中，午夜唾液皮质醇浓度对判断疾病的缓解或持续更为准确[103]。

与其他功能性腺瘤相比，术后垂体功能减退（包括尿崩症）在 CD 中更为普遍，这可能需要早期手术。术后应立即监测血钠，因为可能出现短暂的抗利尿激素分泌紊乱综合征（syndrome of inappropriate antidiuretic hormone secretion, SIADH）和短期 DI（三相反应）。术后 1～2 周内应检测游离甲状腺素水平，如果激素水平过低则应行替代治疗[101]。

其他可能的术后并发症很少见（< 5%），包括鼻出血、黏液囊肿、无菌性脑膜炎、永久性 DI（更可能出现在重复 TSS 中）和颈动脉损伤[106]。

CD 的复发率很高（15%～66%），并取决于腺瘤的大小（大腺瘤更有可能复发）、诊断时的年龄、术后皮质醇浓度（> 3mg/dl，更有可能复发）、下丘脑垂体轴的早期恢复时间（< 6 个月）、专业操作和潜在的腺瘤分子改变（例如 USP8 突变更有可能复发）[102, 104, 107-109]。右旋唾液皮质醇是诊断复发的一线检测项目。一旦术后肾上腺功能不全恢复，应立即进行复查，此后每年进行一次[101]。一旦发现复发，可重复进行 TSS（如果腺瘤切除不全，并且影像学上显示有持续肿瘤）、放射治疗、药物治疗或双侧肾上腺切除术。

（二）EAS 肿瘤切除

单一的 EAS 原发肿瘤定位一旦确定，根治性切除治愈率大约为 83%[51]。然而，总治愈率却较低（30%～47%）[51, 53]，因此通常需要多次手术切除。在转移或无法定位肿瘤的情况下，可选择抑制皮质醇分泌的药物或双侧肾上腺切除术。

六、二线疗法

（一）药物治疗

药物治疗可分为类固醇生成抑制药、垂体定向治疗或糖皮质激素受体拮抗药[101]。类固醇生成抑制药包括酮康唑（口服，每日多次给药，快速起效）[110]、乙氧基丙酮（口服，每日多次给药，快速起效）[111]、米托坦（口服，每日 1～2 次，缓慢起效）[112] 和依托咪酯（静脉注射，快速起效，需要重症监护病房监测）[113]。垂体定向治疗包括卡麦角林（口服，每周 2 次给药）[114] 和帕瑞肽（口服）。在大多数情况下，对药物疗效的监测包括临床反应和 UFC 测量和清晨皮质醇检测。药物治疗导致肾上腺功能不全的风险增加（尤其是在急性身体应激的情况下），所以类固醇替代可能是必不可少的[112]。

1. 酮康唑

酮康唑是一种具有抗真菌活性的咪唑衍生物，在美国是治疗皮质醇过量的首选药物治疗（表 15-4）。通过抑制侧链裂解酶、17，20- 裂解酶和 11β- 羟化酶，抑制肾上腺激素和性腺类固醇的生成[110]。

酮康唑通常在 24~48h 起效，这可以通过测量血清皮质醇或 UFC 来监测。酮康唑通常以 200mg 的剂量开始，每天 2~3 次，并迅速增加到 400mg，每天 3 次。越高的剂量通常越有效。质子泵抑制药可能会使酮康唑的生物利用度降低 50%，因此应停止或避免使用[116]。案例数据显示，酮康唑单药治疗（每日剂量 400~1200mg）后，在 82 名 CS 患者中有 57 名患者中恢复了正常的 UFC。在个体研究中，无论治疗的剂量或持续时间几何，其恢复率为 25%~93%[117-119]。酮康唑相对安全，除了可能导致 1/15 000 的暴露个体的功能损害[120]。因此，建议在治疗开始或剂量增加时监测肝酶。如果肝酶增加超过正常上限的 3 倍，则应减量或停止用药。

2. 美替拉酮

美替拉酮是 11β- 羟化酶的抑制药，它反过来阻断 11- 脱氧皮质醇向皮质醇的转化（表 15-4）。起始剂量为 250mg，每天 2~3 次。根据血清皮质醇浓度或 UFC 值，剂量可以迅速增加到最大 6g/d[116]。治疗的目标是使 UFC 正常化，或者使全天的平均血清皮质醇浓度在 5.4~10.8μg/dl（150~300nmol/L）[101]。对于大多数患者，2g/d 的剂量通常会出现最大的药物反应。美替拉酮使 50%~75% 的皮质醇增多症患者中实现皮质醇浓度正常化[111, 112]。虽然没有一种药物被批准用于妊娠女性，但美替拉酮在治疗 CS 孕妇时，并未对母亲或后代产生明显的不利影响[122]。美替拉酮的不良反应主要在胃肠道，但可以通过与食物或牛奶一起服用来缓解。长期服用美替拉酮会加重与雄激素前体积聚有关的多毛症和痤疮。此外，皮质醇合成阻断可导致盐皮质激素前体的积累，进而导致低钾血症、高血压和水肿。

3. 米托坦

米托坦是一种非常有效的 CS 长期治疗的辅助药物（表 15-4）。本品作为第二 / 第三种药物添加到酮康唑或美替拉酮中，但其起效缓慢，可能需要几个月的时间才能使 UFC 恢复正常[112]。本品主要用于治疗肾上腺癌，也可用于通过抑制 CYP1A1（P_{450} 侧链断裂）和对肾上腺皮质的直接细胞毒性作用来实现对 CS 患者的药物性肾上腺切除术[112]。本品应在睡前以 0.5g 的剂量开始，混合脂肪类食物每周加服 0.5g 即可耐受，逐渐达到最大剂量 2.3g/d。控制皮质醇增多症症状所需的米托坦的中值剂量和浓度分别为 2.7g/d 和 8.5mg/L[112]。米托坦半衰期长，储存在脂肪组织中，因此可维持治疗效果。在经蝶窦手术失败的垂体瘤患者中，米托坦可使 72%~82% 患者在等待放射治疗过程中或无法手术的患者皮质醇水平正常化[112]。

4. 依托咪酯

与酮康唑相似，依托咪酯是咪唑家族的一员，抑制脱氧皮质醇的 11β- 羟基化过程而减少皮质醇（表 15-4）。这是一种麻醉药物，已被提议作为一种快速作用的抗皮质醇剂，可用于威及生命（如呼吸衰竭或严重精神病）的紧急情况[123, 124]。它也可作为住院患者其他内科或外科治疗的桥梁。在现有数据中，依托咪酯对于需要胃肠外治疗的患者（这些患者不能服用口服药物或不是手术候选人）快速控制皮质醇增多症是有效和安全的，皮质醇水平可在 12~24h 内下降[125]。依托咪酯以 3~5mg 的负荷剂量静脉给药，随后连续输注每小时 0.03~0.10mg/kg（2.5~3.0mg/h），剂量根据血清皮质醇浓度进行调整。虽然这些剂量下没有关于镇静作用的报道，但由于潜在的药物低渗因素，肾衰竭患者应减少剂量[101]。

应用依托咪酯需要多学科联合及重症监护来密切监测患者情况和频繁测量皮质醇浓度（每 4 小时 6 次），以实现完全或部分阻断和防止肾上腺功能不全。在重症监护下，基于患者 24h 平均皮质醇水平，其目标血清皮质醇为 10~20μg/dl

（280～560nmol/L）[101]。如果选择"阻断和替代"机体内生皮质醇，则需要0.5～1mg/h的静脉注射氢化可的松[36]。

5. 米非司酮

米非司酮（口服，每日1次给药）是目前唯一一种属于糖皮质激素受体拮抗药类别的药物[126]（表15-4）。米非司酮是一种糖皮质激素（和孕激素）拮抗药，在美国被批准用于治疗不可手术切除肿瘤的CS患者或非手术患者的葡萄糖不耐受[126]。米非司酮在CS患者中具有较好的临床疗效，也可用于严重的CS。尽管缺乏数据支撑，因为其起效快和有效的糖皮质激素受体拮抗作用，米非司酮可用于威胁生命的皮质醇增多症。在一项对34名患者的研究中，米非司酮（每日剂量为300～1200mg）改善了高血压、糖尿病和整体状况[126]。由于治疗期间尿游离皮质醇排泄持续升高，米非司酮的效果难以直接监测。监测临床症状（血糖控制、体重减轻和血压改善）以评估治疗效果。由于它是一种拮抗药，促肾上腺皮质激素水平通常会升高，皮质醇浓度要么正常，要么增加。米非司酮一般以300mg/d的剂量开始，并根据次要临床参数（葡萄糖和体重减轻）缓慢滴定。常见的不良事件包括肾上腺功能不全、盐皮质激素增加和抗孕激素作用的症状，如疲劳、恶心、头痛、关节痛、呕吐、低钾血症、水肿和女性子宫内膜增厚[126]。它是一种堕胎药，因此使用时需要避孕。肾上腺功能减退也会发生；因此，类固醇替代治疗是必要的。疑似肾上腺功能不全需停药或补充地塞米松2～8mg/d[126]。

6. 联合治疗

单一药物治疗无法有效缓解皮质醇增多症症状，或者治疗皮质醇增多症急性发作无效时，可

表15-4 肾上腺库欣综合征的药物治疗

药 物	剂 量	疗 效	优 点	不 足
酮康唑	400～1600mg/d；每6～8小时给药1次；生物活性需要酸	约70%（个别研究中为25%～93%）	快速起效	胃肠道不良反应、肝毒性、男性功能减退、男性乳腺发育症、药物相互作用
美替拉酮	500mg/d～6g/d；每6～8小时给药1次	50%～75%	快速起效	胃肠道不良反应，多毛症，高血压，低钾血症；各国之间的可获得性差异
米托坦	起始剂量，250mg；500mg/d～8g/d	72%～82%的患者在等待放疗效果或手术不可行时	抗肾上腺功能，批准用于肾上腺癌	起效慢；亲脂性/长半衰期，致畸；胃肠道不良反应、男性乳腺发育症、肝毒性、肾上腺功能不全、血脂异常、低游离甲状腺素、药物相互作用
依托咪酯	追加和滴定，静脉注射每小时0.1～0.3mg/kg	—	静脉注射，快速起效	需要在重症监护室监测，胃肠道不良反应、肌阵挛、注射部位疼痛
米非司酮	300～1200mg/d	分别有38%和60%的高血压和（或）糖尿病患者得到改善	—	难以滴定（无生物标志物）、肾上腺功能不全、子宫内膜增生、水肿、堕胎药、疲劳、恶心、呕吐、关节痛、头痛、高血压、低钾血症

以考虑联合治疗作为紧急双侧肾上腺切除术的替代方案。在弥漫性患者的姑息治疗中，联合治疗也可能是有用的。使用药物治疗的组合可以使药物在较低的起始剂量下协同工作，从而优化治疗效果，同时降低不良反应的发生率。

7. 其他治疗

由于库欣病和异位促肾上腺皮质激素生成肿瘤表达生长抑素受体（生长抑素 2 型和多巴胺 2 型受体），一些报道称可在 CD 和 EAS 中使用奥曲肽、帕瑞肽和卡麦角林治疗[127]。

（二）放疗

如果为非手术患者，或者肿瘤不适合切除，垂体放射可以当作一线选择。然而，在大多数情况下，建议将其作为手术失败后的二线治疗。治疗是几个月到几年开始起效；因此，治疗方案应早期统筹，一旦皮质醇浓度得到控制，就可以进行放射治疗。特别是在垂体瘤为侵袭性或非典型侵袭性恶性肿瘤的情况下，建议进行放射治疗。83% 的患者通过常规放射治疗可在 2 年内缓解[128]。立体定向放射外科治疗可在 10 年内达到 80% 的累积控制率[129]。治疗后高达 25% 的患者出现垂体功能减退[129]。

（三）双侧肾上腺切除

TSS 不成功、CD 严重，或者急重症 EAS 时，双侧肾上腺切除术可以挽救生命。它可以立即治愈皮质醇增多症，但需要糖皮质激素和盐皮质激素替代治疗，并检测库欣病患者的纳尔逊综合征和 EAS 患者隐匿性肿瘤的生长可能[130, 131]。皮质醇增多症刺激残留在手术区域或性腺中的皮质醇生成细胞而复发。这是相当罕见的[101]。

七、促肾上腺皮质激素非依赖性库欣综合征

（一）流行病学

促肾上腺皮质激素非依赖型 CS 占内源性肾上腺皮质激素综合征病例的 20%～30%，主要由原发性肾上腺疾病引起，其中至少 90% 的病例是由单侧肾上腺肿瘤引起[1]（表 15-5）。少

见原因包括双侧大结节性肾上腺增生（bilateral macronodular adrenal hyperplasia，BMAH）、原发性色素性结节性肾上腺皮质疾病（偶发性或作为卡尼综合征的一部分）、其非色素性变体、孤立性小结节性肾上腺皮质疾病和 McCune-Albright 综合征（McCunee Albright syndrome，MAS）。总体而言，尽管原因有所不同，儿童和青少年内源性 CS 的原因与成人相似。在婴儿期，CS 通常与 McCune-Albright 综合征有关，而在 7 岁以下的儿童中，肾上腺皮质肿瘤是最常见的原因，CD 是 7 岁以上最常见的原因，而异位 CS 在儿科人群中极其罕见[132]。

CT 和 MRI 运用的普及导致偶然发现的没有相关的症状的肾上腺肿块数量增加（偶发瘤）。影像学研究发现的成人肾上腺肿块患病率为 1.3%～8.7%，随着年龄的增长患病率高达 10%。尽管病情较轻，但在这些患者中有 5%～10% 的患者预后不良[133]。

CS 的发生率取决于性别和年龄。女性患良性或恶性肾上腺肿瘤的可能性大约是男性的 3 倍，而罹患肾上腺肿瘤相关 CS 大约是男性的 4 倍[134]。青春期后，女性比男性更容易出现原发性色素性结节性肾上腺疾病（PPNAD）[135]。

肾上腺肿瘤的发病在年龄上呈双峰分布，腺瘤峰值约 50 岁，恶性肿瘤峰值约 40 岁[134, 136, 137]。肾上腺癌占所有先天性肾上腺皮质增生症病例的一半，腺瘤则占其他原因的 1/6[134, 138]。PPNAD 引起的 CS 通常在年轻时出现，尤其是在 30 岁之前，而发病 15 岁之前则占了约 50%[139]。

（二）肾上腺皮质腺瘤

肾上腺腺瘤的发病与环磷腺苷依赖性途径的突变或激活有关，包括促肾上腺皮质激素受体（MC2R 基因）、PRKA1A 和 PDE11A 的变异[140]。据报道，5%～17% 的皮质醇分泌型腺瘤发生 GNAS（编码 Gsa）活化，16%～20% 的散发性皮质醇分泌型腺瘤出现 β-catenin 基因（CTNNB1）突变[141, 142]。20% 的肾上腺腺瘤存在体细胞 PRKA1A 突变，23% 的腺瘤存在 PRKA1A 基因的缺失[143]。35%～65% 典型的肾上腺腺瘤源性 CS 患者中体细胞编码蛋白激酶 A 催化亚单位（PRKACA）的基因发生

表 15-5　促肾上腺皮质激素非依赖性库欣综合征的病因

病　因	比　例	年　龄	男：女	特　征
肾上腺腺瘤（单侧或双侧） 肾上腺癌（单侧）	• 80%～90% • 5%～7%	• 40—50 岁 • < 10 岁和 　50—60 岁	• （4～8）：1 • （1.5～3）：1	• 仅皮质醇增多 • 皮质醇和雄激素均增加
双侧巨大结节性肾上腺增生 • 异常 G 蛋白偶联受体 • 自分泌和旁分泌促肾上腺皮质激素的产生 • 散发或家族性（ARMC5）	< 2%	50—60 岁	（2～3）：1	• 与体型相比，皮质醇增加适度；类固醇前体增加；可能合并了雄激素和盐皮质激素分泌
双侧小结节性肾上腺增生 • 原发性色素性结节性肾上腺皮质疾病 • 散发或家族卡尼综合征 • 孤立性小结节性肾上腺皮质疾病 • 原发性双晶肾上腺皮质疾病	极少	10—30 岁	• 0.5：1（< 12 岁） • 2：1（> 12 岁）	• 肾上腺大小通常正常，尿游离皮质醇与 Liddle 口服地塞米松抑制试验反常增加 • 非色素性肾上腺小结节
McCune-Albright 综合征	极少	婴儿期（< 6 月龄）	1：1	• 结节性肾上腺萎缩

突变[144]。磷酸二酯酶 11A（PDE11A）或磷酸二酯酶 8B（PDE8B）基因的缺陷可能导致肾上腺皮质肿瘤的发生，包括肾上腺腺瘤、癌和双侧大结节肾上腺增生[15, 146]。虽然在双侧肾上腺大结节增生中更常见，但是肾上腺腺瘤分泌皮质醇也可通过促肾上腺皮质激素以外的激素调节，这些激素可通过 G 蛋白偶联受体途径的异常表达调节来发挥作用[147]。

（三）双侧巨大结节性肾上腺增生

双侧巨大结节性肾上腺增生（bilateral macronodular adrenal hyperplasia，BMAH）的特征是双侧肾上腺多发结节，直径≥ 1cm。尽管 BMAH 最初可能表现为单侧结节，但最终会影响双侧肾上腺[148]。家族性 BMAH 通常具有常染色体显性遗传特征。在 BMAH 大家族和高达 50% 的散发患者中通常会出现含有 5 个基因的重复序列的失活。同样，在典型的散发性 CS 病例

的一级亲属中，近一半人群发生相同的 ARMC5 突变同时自主分泌皮质醇激素[149]。除了体细胞 ARMC5 突变外，BMAH 偶尔也与多发性内分泌肿瘤 1 型、家族性腺瘤性息肉病和富马酸水合酶基因突变有关[150]。

（四）原发性色素性结节性肾上腺疾病

原发性色素性结节性肾上腺疾病（primary pigmented nodular adrenal disease，PPNAD）是一种双侧小结节性肾上腺疾病，是先天性肾上腺皮质增生症的一种罕见病因。大多数 PPNAD 病例与卡尼综合征有关。卡尼综合征是一种常染色体显性遗传疾病，其表现多样，包括心脏黏液瘤、皮肤或乳腺黏液瘤样肿块、蓝痣或雀斑样痣。与卡尼综合征相关的其他内分泌疾病包括性早熟、睾丸支持细胞或睾丸间质细胞肿瘤、肾上腺静止肿瘤、肢端肥大症（约 10%）和 CS（约 30%）。大约有一半的卡尼综合征患者的肿瘤抑制基因

PRKAR1A 有突变，其编码蛋白激酶 A 的 1A 型调节亚单位。该基因和磷酸二酯酶 11A（*PDE11A*）基因的突变已被证明与 PPNAD 的特异性有关 [151]。

（五）肾上腺皮质癌

45%～70% 的肾上腺皮质癌与自主激素产生有关。在分泌型肾上腺皮质癌中，50%～80% 的病例仅仅存在皮质醇增多症，25% 患者同时伴有雄激素过多 [152, 153]。绝大多数成人肾上腺皮质癌似乎是散发性的。但是，它们偶尔作为遗传综合征的一部分出现，如利 – 弗劳梅尼综合征、林奇综合征、Beckwith-Wiedemann 综合征、多发性内分泌肿瘤 1 型和家族性腺瘤性息肉病 [154]。肾上腺皮质癌通常是体积巨大的异质性肿瘤（通常 > 6cm）。虽然许多患者是由于激素过量和肾上腺肿大发现的，但几乎有一半是偶然发现的 [137]。

（六）诊断

一旦确诊为非促肾上腺皮质激素依赖性皮质醇增多症（图 15–1），应进行肾上腺横断面成像，以确定 CS 的原因。非对比 CT 是一种尚可接受的初始成像技术，当肾上腺病变均匀且 CT 值低（< 10HU）时，就可排除肾上腺皮质癌。如果根据可疑的影像学表现、肿瘤体积较大、雄激素过多、症状急性发作或发病年龄小而怀疑肾上腺皮质癌，则在肾上腺切除术前可能需要提供额外的影像学检查（如 ^{18}F– 氟脱氧葡萄糖正电子发射断层扫描），尤其是评估远处转移时 [153]。

由于双侧发病的原因，肾上腺 CS 患者的最佳诊断方法仍有争议。肾上腺静脉取样（adrenal venous sampling，AVS）可确定皮质醇分泌占优势的部位，可用于双侧腺瘤大小相似的患者 [155, 156]。在一项对 10 名双侧结节和皮质醇过量患者的研究中，所有病例都通过 AVS 成功地确定了皮质醇过量的来源并指导肾上腺切除术 [155]。在最近对 32 名轻度皮质醇过量患者（14 名双侧疾病患者）的研究中，AVS 准确地诊断了皮质醇过量的来源，并且有时影像学发现与 AVS 结果不符。

在小结节性肾上腺增生中，肾上腺通常不增大，在横断面图像上可能看起来正常 [151]。在这些情况下的诊断检查应包括评估外源性糖皮质激素的使用，评估卡尼综合征的其他特征，并进行可能的基因检测（如 *PRKAR1A* 突变）[135]。据报道，PPNAD 患者地塞米松给药后尿游离皮质醇出现异常升高（2 天内每 6 小时升高 0.5mg，另外 2 天每 6 小时升高 2mg）[157]。

八、肾上腺库欣综合征的治疗

（一）肾上腺切除术

经腹腔镜或腹膜后单侧肾上腺切除术是切除分泌皮质醇的单侧非恶性肾上腺肿瘤的标准手术方式。

腹腔镜手术安全、有效，并且比开放性手术便宜。最新进展包括机器人腹膜后肾上腺切除术、单切口腹腔镜手术和肾上动态肾上腺切除术。对于经验丰富的外科医生，< 6cm 且无局部侵犯证据的肿瘤，腹腔镜手术是合理的，但一般来说，对于怀疑肾上腺皮质癌的患者，建议行开放肾上腺切除术 [158]。

据报道，对双侧肾上腺腺瘤大小不等的患者，直接对较大的肾上腺块行单侧肾上腺切除术是有效的 [159]。在双侧肾上腺腺瘤大小相等的患者中，VAS 可协助诊断优势侧，从而指导治疗性单侧肾上腺切除术 [155, 156]。

对于 BMAH 病患者（影像学检查为双侧巨大结节性肾上腺疾病），主要的治疗方法是双侧肾上腺切除术。据报道，在 BMAH 病和轻度 CS 患者中，单独切除较大的肾上腺可使皮质醇过量得到长期缓解，同时持续改善高血压、2 型糖尿病和肥胖等几个心血管危险因素 [160–162]。即使在这些病例中，术后肾上腺功能不全也很常见，因此需要对 HPA 轴进行详细的术后评估。由于 BMAH 是一种进行性疾病，对侧皮质醇分泌可能最终会增加，这可能需要行肾上腺全切术。

在因 McCune-Albright 综合征而患有 BMAH 的儿童中，皮质醇增多症可能会危及生命，通常需要进行双侧肾上腺切除术 [163]。相反，药物治疗后症状会自动缓解，这表明在较轻的病例中可以考虑采用药物治疗来控制皮质醇增多症。

对于 PPNAD 患者，腹腔镜双侧肾上腺切除术治疗效果明确，在大多数情况下可缓解 CS 症状[164]。对一些患儿而言，单侧肾上腺切除术显著缓解了皮质醇增多症的临床症状和降低了生化指标，尽管有报道称复发后需要切除对侧[165]。在疑似或确诊 PPNAD 的患者中，排除卡尼综合征症状非常重要，尤其是心房黏液瘤[164]。重要的是，卡尼综合征患者的家属也应接受相应的检查[101]。

在极少数情况下，残留的肾上腺皮质组织，无论是在手术床还是在性腺，都会导致皮质醇的残留或再次分泌。如果患者在双侧肾上腺切除术后仍出现皮质醇过量的特征，应停用糖皮质激素 24h 并检测皮质醇浓度来评估内源性皮质醇分泌。

当需要进行肾上腺切除术时，重要的是预防术后肾上腺功能不全，这是慢性 HPA 轴抑制和对侧正常肾上腺萎缩的结果。糖皮质激素替代治疗一直持续到下丘脑 – 垂体 – 肾上腺轴恢复[166]。据报道，肾上腺切除术后下丘脑 – 垂体 – 肾上腺轴的恢复在 2 个月到数年[166]。

（二）药物治疗

某些患者可行药物治疗，特别是 BMAH 病或 PPNAD 患者、不可手术患者及因转移性肾上腺皮质癌导致的 CS 患者[101]。药物治疗的选择应考虑患者相关因素、疗效和成本。中重度皮质醇增多症患者可能需要联合药物治疗，在这种情况下，可以尝试使用较低有效剂量的联合药物来减少药物相关的不良事件。

九、预后

CS 患者常表现为肥胖、高血压、高血糖、抑郁和骨质疏松[167]。此外，CS 增加了心血管疾病风险和死亡率，同时感染和自杀的风险也增加[168]。患病后症状较以往减轻与生活质量的显著改善及并发症发病率和死亡率的降低有关，但与普通人群相比，患者仍面临更高的心血管疾病发病率和死亡率。

术后并发症最早是在下丘脑 – 垂体 – 肾上腺轴恢复期间肾上腺功能减退出现。切除术后恢复可能需要 6 个月（或更长时间）[169]。所有患者都会出现糖皮质激素戒断反应，包括厌食、恶心、疲劳和肌痛[166]。新发或潜在自身免疫性疾病恶化的风险也会增加[170]。

治愈后，患者的代谢指标得以改善，包括高血压、肥胖和血糖控制；然而，这些疾病的总体患病率继续高于一般人群（高达 25%）[171, 172]。尽管 CS 已治愈，但抑郁、焦虑和认知障碍将继续存在[167]。这导致健康相关的生活质量显著下降[173]。另一方面，在术后 2～5 年内随着骨密度正常化，骨质疏松症也会显著改善[101, 174]。

十、周期性库欣综合征

周期性 CS 比较罕见。其特征是皮质醇过量的间歇性发作，间歇期则恢复正常。由于这个特征，它被称为周期性、间歇性 CS。皮质醇增多症发作间期从几天到几个月不等[21]。有趣的是，在大多数皮质醇增多症病例中，皮质醇的产生每天都有变化，相比于 EAS 和肾上腺 CS，这种现象在库欣病患者中尤为常见[175]。然而，在周期性皮质醇增多症中，皮质醇浓度的下降是正常的。所以在 CS 高预测模式下，目前推荐的诊断标准是测定三个皮质醇峰值浓度（异常高）和两个低值浓度（正常）[176]。其患病率已高达 15%[177]。此外，54% 的周期性皮质醇病例是由库欣病引起的，26% 是由 EAS 引起的，11% 由肾上腺肿瘤引起[21]。周期性 CS 应通过午夜唾液皮质醇或 24h 尿皮质醇浓度确诊，因为 1mg 午夜地塞米松抑制试验在周期性 CS 中通常是不准确的[176, 178]。试验应在确诊概率最高时进行，即在患者症状最严重时。确诊可能需要多次测试和随访。

十一、假性库欣综合征

术语假性库欣综合征用于描述生理性皮质醇增多症（表 15–6）。由于两者 HPA 轴激活有着共同的原因导致临床表现和生化特征相似，这可能很难与病理性 CS 区分开来。一些证据还表明，

表 15-6　非库欣综合征引起的生理性皮质醇增多症相关的情况

- 怀孕，通常在妊娠中晚期
- 严重肥胖
- 心理压力
- 精神障碍
- 身体压力（疾病、住院 / 手术、疼痛）
- 无法控制的糖尿病
- 慢性酒精中毒
- 未经治疗的睡眠呼吸暂停
- 营养不良、神经性厌食
- 剧烈慢性运动
- 下丘脑闭经
- 糖皮质激素抵抗

假性库欣综合征患者对糖皮质激素负反馈的敏感性增加，这反过来又导致皮质醇轻度升高。随着时间的推移，注射糖皮质激素会出现类似的临床特征[179]。

某些生理条件也可能导致库欣综合征的身体特征。这包括抑郁症和其他精神疾病、酒精依赖、肥胖、控制不佳的 2 型糖尿病和 5 期慢性肾病。极少情况下，糖皮质激素抵抗病例可能出现盐皮质激素过量，但没有皮质醇过量的特征（表 15-6）。

酒精诱导皮质醇增多症是通过分泌更多的 CRH 到供应垂体前叶的门静脉来介导的，并且可以在生化上模拟促肾上腺皮质激素依赖性皮质醇增多症。此外，肝功能障碍可导致皮质醇清除率降低，从而导致皮质醇增多症。通常，深夜唾液皮质醇、整夜地塞米松抑制试验和尿皮质醇排泄是异常的，尽管报道称戒酒 4 周这些异常会消失[180]。在一项比较库欣病与酒精患者小型研究中，给予去氨加压素可能导致前者的促肾上腺皮质激素浓度异常升高，但后者没有[181]。然而，该方案在临床实践中没有广泛使用，并且受到正常非肥胖受试者去氨加压素刺激后促肾上腺皮质激素和皮质醇缺乏的标准的限制[182, 183]。最终，病史和替代标记物可能是诊断慢性酒精中毒的更好方法，而当酒精是混杂因素时，戒酒一段时间后进行反复检测可能是鉴别生理性和病理性皮质醇增多症更好方法。

多种形式的抑郁症或其他神经精神障碍性疾病与皮质醇增多症有关，这是由于下丘脑 - 垂体 - 肾上腺轴活动增加和对皮质醇负反馈的抵抗[184]。病理性皮质醇增多症患者中神经精神疾病的高患病率（约 65%）使其与病理性促肾上腺皮质激素依赖性皮质醇增多症特别难以鉴别[49]。

在皮质醇持续升高意味着治疗不当的背景下，精神科医生使用地塞米松 -CRH 试验（见下文）来监测对抗抑郁治疗的效果。此外，在一个包括 CS 和假性 CS 患者队列研究中，地塞米松 -CRH 检测后的假阳性率报道为 8%～50%；去氨加压素刺激后为 8%～10%[185]。因此，地塞米松 -CRH 试验可能对区分生理性和病理性疾病没有帮助，并且去氨加压素刺激有局限性，如前所述。如同慢性酒精中毒，潜在情绪障碍的改善与生化皮质醇增多症的改善有关，尽管在临床实践中，情绪变化并不是容易的评估。不幸的是，在这个患者群体中区分生理性和病理性皮质醇增多症仍然是内分泌学家面临的最具诊断挑战性的临床问题之一。

肥胖临床表现与皮质醇增多症表现显著重叠，包括共同的并发疾病和身体变化。人们普遍认为，无论体脂分布如何，单纯性肥胖患者的基础唾液、血浆和尿皮质醇水平都正常[187, 188]。然而，皮质醇代谢中涉及的中枢和外周机制可能存在细微差异，这可能会影响地塞米松抑制后皮质醇的释放（表 15-3）。与可能导致生理性皮质醇增多症的情况一样，临床上对病理性皮质醇增多症的怀疑应该促使人们对进行研究性诊断的广泛性进行思考。

慢性肾脏疾病和控制不佳的 2 型糖尿病可能表现为皮质醇增多症相关症状。这两种疾病皮质醇增加的机制是激活 HPA 轴，因为这些患者的血浆促肾上腺皮质激素通常增加。正如前面讨论的生理性皮质醇增多症的其他原因一样，在解释 HPA 轴测试中的细微异常时应该小心。

糖皮质激素抵抗是一种罕见的家族性受体介导的疾病，通常表现为雄激素或盐皮质激素过多[189, 190]。患者的促肾上腺皮质激素和皮质醇水平可能升高，但不表现出皮质醇过多的特征。有些患者可能有双侧肾上腺增大。生化提示促肾上腺皮质激素依赖性皮质醇增多症，但没有皮质醇过量相关的症状，应鉴别是否有糖皮质激素抵抗。

除了以上讨论的情况外，某些与生理性皮质醇增多症相关的情况不会导致类似于皮质醇增多症的临床表型。这些包括急性疾病、疼痛或手术、厌食或饥饿、怀孕和剧烈运动带来的身体压力。对患有神经性厌食症的闭经女性的研究表明，血清皮质醇浓度与骨丢失程度呈负相关；然而，尚不清楚皮质醇增多是潜在精神疾病的原因还是后果[191]。与久坐或中等训练的跑步者相比，即使晚上基础皮质醇浓度较高，高度训练的跑步者对运动皮质醇的反应也会减弱[192]。总之，诊断生理性皮质醇增多症或假性库欣综合征尤其具有挑战性，因为临床表现有很大的交叉，并且缺乏明确的诊断试验来将其与病理性皮质醇增多症区分开来。病史和体检仍然是临床医生在有多种混杂因素的患者中进行区分的最佳工具。几个月后重复生化检测是合理的，也是最有用的，特别疾病从病情迁延结构证实为生理性皮质醇增多症时。

十二、假性库欣综合征的诊断试验

（一）小剂量地塞米松抑制 –CRH 刺激试验

为了将 CD 患者与假性库欣综合征患者区分开来，Yanovski 等发现了小剂量地塞米松抑制 –CRH 刺激试验[193]。

地塞米松不能抑制 CD 患者和少数假性库欣综合征患者的血清皮质醇浓度。然而，如果给予 CRH，假性库欣综合征患者与 CD 患者相比，血清皮质醇水平降低。通过在 2 天内给予地塞米松（2mg）进行试验，然后在最后一次给予地塞米松后 2h 给予 CRH（1g/kg，静脉注射）；15min 后测量皮质醇。

初步研究表示该试验有较高的诊断准确性[21, 194]。CRH 给药后 15min 测量的血浆皮质醇浓度 > 38nmol/L（1.4g/dl）可鉴别所有 CD 病例和所有假性库欣综合征病例（100% 特异性、敏感性和诊断准确性）[193]。然而，后续研究报道了

较低的诊断准确性[195-197]。地塞米松代谢的巨大差异、诊断试验的差异、诊断标准和所用皮质醇测定法都不同程度上影响了结果的准确性。

（二）去氨加压素试验

去氨加压素刺激试验在静脉注射 1- 去氨基 –8–D– 精氨酸加压素 10g 之前及注射后 10min、20min 和 30min 分别测量血浆促肾上腺皮质激素和皮质醇浓度。这项试验的基本原理是去氨加压素刺激 CD 患者使促肾上腺皮质激素释放，但对大多数正常人和假性库欣综合征患者无效。不同研究中其测试的诊断准确性不同；诊断 CD 的敏感性范围为 63%～75%，特异性范围为 85%～91%[198-200]。

在一项对 CD 和假性库欣试验患者进行的小剂量地塞米松抑制 –CRH 刺激试验与去氨加压素试验的比较研究中，敏感性分别为 100% 和 90%，特异性分别为 62.5% 和 81.5%。

（三）医源性库欣综合征

据估计，大约有 1% 的人群使用外源性糖皮质激素。医源性 CS 是由长时间和（或）短期内过量服用合成糖皮质激素引起的。这是临床实践中最常见的 CS 原因，因此在纳入内源性 CS 的诊断之前，排除医源性 CS 非常重要。

医源性皮质醇增多症最常见的原因是摄入的口服类固醇（如泼尼松或地塞米松）以治疗非内分泌疾病。然而，CS 也可能由静脉注射、局部吸收和吸入的糖皮质激素引起[101-203]，也可由摄入甲地孕酮和其他具有内在糖皮质激素活性的孕激素引起[104]。利托那韦可能会使某些吸入类固醇的清除延迟，从而导致 CS[205, 206]。一些非处方药草药制剂与 CS 的发生有关，可能是含有类固醇物质。

CS 症状取决于皮质类固醇激素的剂量、持续时间和效力。相比于非内源性 CS，医源性疾病更容易表现出临床症状，如眼压升高、白内障、良性颅内高压、股骨头无菌性坏死、骨质疏松和胰腺炎。

医源性 CS 可通过临床表现、体格检查和既往或目前合成糖皮质激素摄入诊断。在罕见的情

况下，当糖皮质激素暴露史不清楚时，医源性 CS 患者可能表现为检测不到促肾上腺皮质激素和血清和尿液皮质醇浓度较低。

超过生理性糖皮质激素摄入范围也可抑制了下丘脑 – 垂体 – 肾上腺轴，导致肾上腺萎缩（和随之而来的肾上腺功能不全），因此不应在下丘脑 – 垂体 – 肾上腺轴恢复之前，突然停止糖皮质激素，需要用继续补充生理性替代物逐渐减少糖皮质激素的使用[207]。

十三、结论

总之，CS 临床症状表现各异，从代谢异常到 CS 的经典特征。临床表现取决于皮质醇过量的严重程度和持续时间，以及个体的易感性。CS 的发病率和死亡率很高，尤其是在未被识别或诊断延迟的情况下。在通过详细的病史和检查排除医源性 CS 后，生化检验和影像学检查指导最合适的治疗。为预防术后肾上腺功能不全和糖皮质激素戒断综合征应进行适当的糖皮质激素补充治疗和血生化监测。

第16章

肾上腺皮质癌诊治进展
Advances in the Diagnosis and Management of Adrenocortical Carcinoma

Sarah B. Fisher　Elliot A. Asare　Mouhammed Amir Habra　Nancy D. Perrier　著

张　旺　译

一、概述

肾上腺皮质癌（adrenocortical carcinoma，ACC）是一种罕见的癌症，据估计，全世界每年的发病率为 0.7～2.0/100 万 [1-3]。ACC 是一种侵袭性的恶性肿瘤，发现时常为晚期，往往预后不良。外科手术是治疗的最佳方式，但根治性切除术后，患者的 5 年总生存期（overall survival，OS）仍仅为 39%～55%[4]。而晚期及存在远处转移的患者生存期通常不到 1 年。ACC 发病年龄是呈双峰状的，童年时期发病高峰是 5 岁左右，第二个高峰为成年时期 40—60 岁，此病女性略多 [1, 3]。在尽可能的情况下，肾上腺皮质癌患者应该接受多学科综合治疗，并且由有治疗这种罕见疾病经验的医生提供治疗，并应鼓励患者登记参加临床试验 [5]。

二、临床表现及评估

肾上腺皮质癌患者通常表现为以下三种症状之一：①与肾上腺激素过量相关的症状；②由肿块本身引起的腹痛或背痛；③由于其他原因在影像学检查中偶然发现的症状。50%～60% 患者会出现激素过多的症状，其中 50%～70% 患者表现为皮质醇过多（库欣综合征），20%～30% 表现为男性化（女性），5% 表现为女性化（男性），

此外 2%～3% 表现为盐皮质激素过多的其他症状 [5]。肾上腺皮质癌引起的库欣综合征典型表现为近端肌无力、纹状突起，并且体重主要增加在腹部和背颈，分布不均衡，这些症状很快出现，总体重增加可能不明显（图 16-1）。严重高血压和低钾血症可能是由盐皮质激素或糖皮质激素过量引起的。

很多肾上腺皮质癌的患者特殊表现为多种激素过多的体征和症状。应特别注意与激素过量有关的症状出现的时间点和严重程度，而对于潜在的恶性肿瘤，更应关注其起病迅速和严重的电解质紊乱的特点，确诊应测血清皮质醇和促肾上腺皮质激素的含量，以小剂量地塞米松抑制试验、夜间唾液皮质醇或 24h 尿游离皮质醇作为评估库欣综合征的确诊试验。为评估性激素含量，应检测过量的硫酸脱氢表雄酮、17- 羟基孕酮、雄烯二酮、睾酮（女性）和 17β- 雌二醇（男性和绝经后女性），盐皮质激素是否过量，需检测应检查血浆醛固酮浓度和血浆肾素活性。

临床或亚临床激素分泌过多具有诊断意义，并能影响治疗与预后。对于不确定良恶性的肾上腺疾病，恶性肿瘤往往影响肾上腺多种激素功能 [6]。术前应该纠正由盐皮质激素分泌过多引起的电解质紊乱。皮质醇增多往往引起严重的退化，并且抑制身体功能。在出现远处转移的情况下，手术切除仅能缓解皮质醇增多引发的症状。

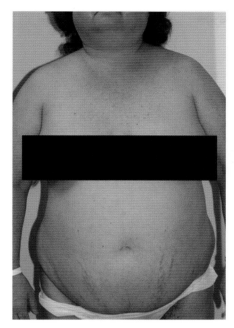

▲ 图 16-1　肾上腺皮质癌引起库欣综合征的临床特征
显著的腹纹、腹部和背颈部脂肪沉积增加、近端肌肉无力是库欣综合征患者的常见体征和症状。症状和体征的严重程度及发病的迅速程度是提示恶性肿瘤的因素

识别与正确处理围术期高皮质醇症和术后应激性类固醇增多对于最小化术后肾上腺功能不全的风险是很重要的 [7, 8]。功能性肿瘤似乎更具有侵袭性。临床上，即使对性别、年龄、肿瘤分期和米托坦治疗进行了调整后（RFS HR=1.3，95%CI 1.04～2.62，P=0.02；OS HR=1.55，95%CI 1.15～2.09，P=0.004），皮质醇增多症仍然与低复发（RFS）和总生存期相关 [9]。目前尚不清楚预后不良是否由皮质醇增多导致的，包括免疫抑制可能导致早期微转移、肿瘤本身因素。在另一项纳入 330 例患者的研究中（n=138 例激素过多：55% 皮质醇产生过多，10.1% 醛固酮产生过多，15.2% 雄激素产生过多，19.6% 多种激素过多），在考虑年龄和分期后，肿瘤功能仍然是总体生存期的一个不良预后因素（HR=1.4，95%CI 1.06～1.86，P=0.02）[10]。

在缺乏激素分泌的情况下，肾上腺皮质癌可能会由于肿块本身占位引发腹痛或背痛，往往出现在疾病晚期。大多数肾上腺皮质癌的肿块大小的中位数 > 10cm，而大多数腺瘤 < 5cm[1, 6, 11]。恶性肿瘤的手术风险随着肿瘤大小的增加而增

加，在肿块 4cm 的肿瘤中有 2% 为肾上腺皮质癌，4.1～6cm 大小肿瘤中有 6% 为肾上腺皮质癌，在 > 6cm 的肿瘤中占到 25%[8]

最后，肾上腺皮质癌可能是由于其他原因在横断面影像检查中偶然发现。影像学检查的需求正在增加，"偶发瘤" 的发生率也随之增加 [12]。肾上腺皮质癌占手术切除的肾上腺偶发瘤的 5%～14%[8, 13]。理论上，偶然发现与早期诊断肾上腺皮质癌相关，并且接受早期根治性手术会带来更好的结果。最近的两个大型数据库分析结果并不支持这一观点。美国国家癌症数据库的一项分析显示，1985—2000 年肿瘤大小的中位数、是否有远处转移或结节性疾病患者比例及总生存期并没有变化 [3]。一项 SEER 数据库分析显示，1973—2000 年治疗的肾上腺皮质癌患者，在诊断年龄、性别、种族 / 民族、肿瘤大小或分级、分期及远处转移的概率上，无论按四分位数还是按年分列，均无差异。相反，NCDB 研究显示，疾病的早期诊断与病因特异性死亡率相关 [13]。肾上腺肿块表现为起病急和（或）激素过量的严重症状，影像学检查提示局部侵犯或静脉癌栓，结节或远处转移，肿块大小 > 6cm，或正电子发射断层扫描提示肿瘤，则均应考虑恶性肿瘤的可能性（图 16-2）[6]。

（一）影像

计算机断层扫描是诊断肾上腺肿瘤最常见影像学检查。在没有增强的时候，CT 值不超过 10，一般认为是富含脂肪的腺瘤，CT 值 > 10 时，一般认为是乏脂型腺瘤，肿瘤的良恶性可通过计算对比剂的绝对廓清率和相对廓清率来辨别。相对廓清率在没有对比图像的情况下特别有效（图 16-3）。对于肾上腺瘤，绝对廓清率 ≥ 60% 或相对廓清率 ≥ 40% 具有高敏感性（88%～96%）和特异性（96%～100%）[14]。

其他采用双源 CT（在两种不同的管电压下几乎同时获得图像）或 CT 灌注成像（灌注参数的量化）对腺瘤进行评估，敏感性和特异性各不相同，但通常较低 [14]。与腺瘤相比，肾上腺皮质癌肿块通常较大（在 90% 的病例中肿块 > 6cm），边界不清，边缘较薄强化，内部不均匀，中央区域低衰减，静脉对比剂冲洗缓慢 [11]。邻近器官或

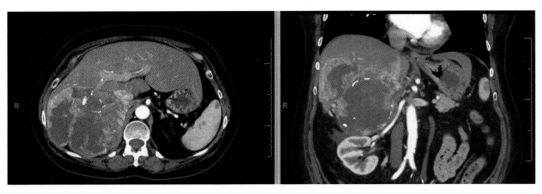

▲ 图 16-2　肾上腺皮质癌的 CT 表现

提示肾上腺皮质癌的特征包括肿瘤大小＞ 6cm，侵犯邻近软组织和器官及如图所示的影像学特性

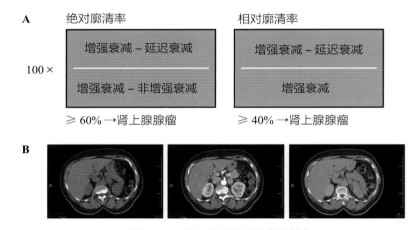

▲ 图 16-3　肾上腺肿块的影像学特征

A. HU 值＞ 10，或通过计算非增强 CT 的绝对和相对廓清率来帮助识别肾上腺肿块的来源；B. 肾上腺肿块的未增强、增强和延迟 CT 影像。图中无增强影像 HU 值为 37，增强为 108，延迟为 72，绝对廓清率为 50% 和相对廓清率为 33%，与腺瘤征象不一致。虽然仍有非典型腺瘤的可能，但还需要更多证据评估

血管侵犯、局部淋巴结转移和远处转移高度提示恶性肿瘤。磁共振成像，无论是增强或化学位移评估，帮助诊断肾上腺皮质癌本身，以及识别静脉癌栓或侵袭和（或）肝转移。

所有疑似或确诊肾上腺皮质癌患者的分期基于胸部、腹部和骨盆横断面成像。出现转移最常见的部位是区域或腹主动脉旁 / 腔旁淋巴结（25%～46%）、肺（45%～97%）、肝脏（48%～96%）和骨（11%～33%）[6]。PET-CT（正电子发射断层扫描通常与 CT 联合使用）作为初始评估手段，并且对全身成像特别有用，但有成本高、辐射暴露和检查可用性等不足[5]。

（二）活检

肾上腺皮质癌诊断依靠肿瘤生物化学和放射学特征，经皮影像学引导的活检很少用于怀疑有肾上腺皮质癌患者。活检一般只是用于治疗方式发生改变的情况，例如无功能腺瘤需要系统治疗时。活检通常受到一些因素限制，例如肿瘤沿着通道进行播散、包膜破裂的风险、活检误诊的可能性、假阴性（一项 Meta 分析中为 8.7%）和 2.5% 患者发生并发症[5]。

（三）基因检测

大多数肾上腺皮质癌病例是散发的，但多

达 10% 的肾上腺皮质癌患者具有可识别的遗传易感性[15]。肾上腺皮质癌最常与利 – 弗劳梅尼综合征、林奇综合征相关，而在多发性内分泌瘤 1 型中很少发生，但肾上腺皮质癌也在 Beckwithe-Wiedemann 综合征（儿童患者）、先天性肾上腺增生、家族性腺瘤性息肉病和卡尼综合征患者中有报道[5, 15]。所以建议对所有肾上腺癌患者进行突变基因检测[5]。

三、分期

肾上腺皮质癌的 TNM 分期最早由 MacFarlane 于 1958 年提出[16]。此后多种分期系统不断提出，肾上腺皮质癌的通用的分期系统非常重要，原因为：①有利于世界各地的临床医生 / 病理学家之间的交流；②促进来自不同机构的数据收集和汇集，以支持罕见癌症的研究；③作为临床试验登记的选择标准；④判断预后工具[17]。

AJCC 在第 7 版的癌症分期系统中首次发表了肾上腺皮质癌的 TNM 分期系统（2010—2017

年）（图 16-4）[18]。

2004 年，这一分期系统在国际抗癌联盟（UICC）和世界卫生组织刊物发表。对 AJCC 第 7 版中肾上腺皮质癌的 TNM 分期系统的研究认为，此分期有显著的局限性[17, 19, 20]。Fassnacht 等[19] 研究了 1986—2003 年在德国肾上腺皮质癌登记处治疗的 416 名患者，尽管 Ⅰ 、Ⅱ 和 Ⅲ 期的生存率差异没有统计学意义，患者 Ⅰ 、Ⅱ 、Ⅲ 和 Ⅳ 期的疾病特异性生存率分别为 82%、58%、55% 和 18%。此外，无远处转移的 Ⅳ 期患者（$T_3N_1M_0$、$T_4N_0M_0$）与 Ⅲ 期患者的生存期没有差异。淋巴结转移（HR=2.5，95%CI 1.2～5.7）、周围组织浸润（HR=1.9，95%CI 1.2～3）和静脉癌栓（HR=2.7，95%CI 1.2～6）是疾病特异性生存期的不良预后因素。作者提出在欧洲肾上腺肿瘤研究网络（European Network for the Study of Adrenal Tumors，ENSAT）分期系统中，将淋巴结转移、周围组织浸润或静脉癌栓的患者视为 Ⅲ 期，而 Ⅳ 期仅限于伴有远处转移的患者（图 16-4）。基于 ENSAT 方案的疾病特异性 5 年生存率分

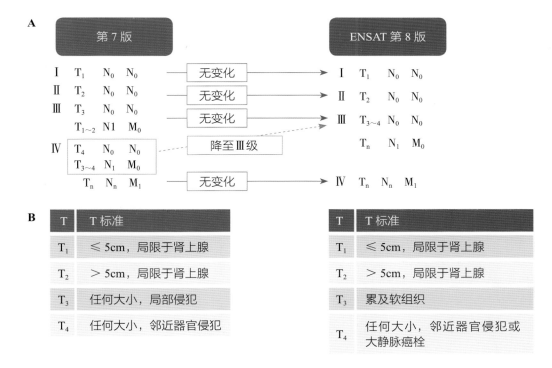

▲ 图 16-4　美国癌症联合委员会第 7 版和欧洲肾上腺肿瘤研究网络 /AJCC 第 8 版肾上腺皮质癌分期系统（A）和相应的 T 分类定义（B）

别为 82%、61%、50% 和 13%[19]。

一项使用国家癌症数据库对 ENSAT 分期进行的外部验证显示，Ⅱ / Ⅲ 期和 Ⅲ / Ⅳ 期之间的总体生存期有统计学上的显著差异，但 Ⅰ 期和 Ⅱ 期之间没有统计学差异。此研究对 1985—2006 年接受治疗的 1579 例患者进行了多变量分析，认为切缘阳性、较高的分级和年龄 > 55 岁为不良预后因素。作者建议将年龄 > 55 岁患者（$T_{1/2}N_0M_0$）升级至 Ⅱ 期。在 ENSAT 分期的基础上纳入年龄这一因素后，Ⅰ、Ⅱ、Ⅲ 和 Ⅳ 期的患者 5 年生存率分别为 70%、53%、37% 和 10%[21]。

另外，美国肾上腺皮质癌组提出将有无淋巴血管侵犯（lymphovascular invasion，LVI）纳入 TNM 第 7 版分期系统，因为他们发现 LVI 仍然是一个显著的不良预后因素（HR=2.81，95%CI 1.46～5.41），即使考虑到 T 分类和肾上腺外侵犯（表 16-1）[4]。

2018 年 1 月，第 8 版的 AJCC 癌症分期系统采用了 ENSAT 分期系统。年龄和淋巴结转移等因素被进一步评估，并有可能纳入以后 AJCC 的 TNM 分期系统[22]。此外，AJCC 还建议在肿瘤登记中收集以下因素：肿瘤重量（g）、血管浸润、有丝分裂计数、Ki-67 增殖指数和 Weiss 评分。一旦积累了具有这些相关因素的高质量数据，未

表 16-1　美国肾上腺皮质癌组对肾上腺
皮质癌分期 T 分类

T 分类	定　义
T_1	≤ 5cm，（－）局部浸润，± LVI
T_2	> 5cm，（－）局部浸润，－ LVI
	任意大小，（＋）局部浸润，－ LVI
T_3	> 5cm，（－）局部浸润，＋ LVI
	任意大小，（＋）局部浸润，＋ LVI
T_4	任意大小，（＋）邻近器官侵犯，± LVI

LVI. 淋巴结转移

来就可以开发出包括 T、N 和 M 之外的其他因素的稳定的预后模型。

四、外科手术

（一）手术方法

尽管局部和远处的复发率仍然很高，但在首次手术时完整切除且无肿瘤破裂，这是最佳的治愈机会[6, 23]。怀疑肿瘤恶性程度较低且肿瘤大小 < 6cm 时，采用微创方式（腹腔镜或后腹膜镜）行肾上腺切除术，可缩短住院时间、减少术后疼痛、降低费用，明显优于开放手术。对于疑似恶性肿瘤的患者，由于肿瘤包膜破裂、溢出、肿瘤播撒及后期浸润为腹膜癌和较差的长期预后等因素，一般不采取微创手术治疗[25, 26]。在一项由 170 名患者组成的三级转诊中心研究中，腹腔镜手术与腹膜癌发生的相关性高于开放手术（83% vs. 8%，P=0.0001）[25]。最近，在转诊机构接受微创切除肿块较小患者的回顾性研究表明，与开放式手术相比，远期疗效相当[27-29]。最近的一项多中心的研究中，样本为 201 例，其中 47 例接受了微创手术，两组在术中肿瘤破裂、R_0 切除、发病率、复发率、无瘤生存和总生存期方面没有差异（P > 0.05）。然而，微创组患者的肿瘤明显更小（5.5cm vs. 10.9cm，P < 0.001）。作者认为，严格标准纳入选择、较小的肿瘤，以及包括微创外科医生熟练程度的提高，可能是肿瘤破裂的整体比率较低的原因，建议手术入路的选择，应当以完整和适当的肿瘤切除的能力为指导[30]。回顾性研究往往受到选择偏倚的干扰，而评估手术方法的随机临床试验并不可行。欧洲内分泌学会临床实践指南建议，对于 < 6cm 且没有局部浸润的肾上腺肿瘤，在主刀医生技术精湛且经验丰富的情况下，选择腹腔镜入路是合理的；在怀疑是恶性肿瘤的情况下，开放手术仍然是标准治疗[5]。对于怀疑或确诊恶性肿瘤作者更倾向于采取开放的手术方式。

（二）淋巴结清扫

虽然淋巴结转移是预后不良的一个因素[1, 3]，是否要行局部淋巴结的清扫仍未有定论（8%～32.5%）[3, 31-33]。一项 SEER 数据库研究分

析显示，1973—2011 年，802 例肾上腺皮质癌患者中只有 67 例（8%）接受了淋巴结清扫术。虽然淋巴结转移是预后不良的因素，但在实验组中，患者生存未因做了淋巴结清扫而获益。然而，作者认为，局部晚期肿瘤和出现远处转移的患者更应该进行淋巴结清扫，并推荐考虑对 T_3 期或 T_4 期肿瘤患者进行淋巴结清扫[32]。相反，来自德国肾上腺皮质癌注册中心和美国多中心队列研究的数据支持将淋巴结清扫作为一种预后和治疗工具，认为接受淋巴结清扫的患者生存获益[33, 34]。在控制了年龄、肿瘤分期、多脏器切除和接受辅助治疗后，德国研究的 283 例患者，相较于没有行淋巴结清扫术的患者，行淋巴结清扫（清扫数＞5 个）能降低肿瘤复发（HR=0.65，95%CI 0.43～0.98，P=0.042）和（或）疾病相关死亡风险（HR=0.54，95%CI 0.29～0.99，P=0.049）[33]。美国 120 例患者的研究表明，虽然接受淋巴结清扫的患者肿瘤更大，表现为可触肿块，术前影像学可疑淋巴结转移，需要多脏器切除，但是它的 5 年的总体生存期优于未行淋巴结清扫的患者（76% vs. 59%，P=0.041，淋巴结清扫来自手术记录）[34]。在术前影像学的指导下，切除同侧肾上腺周围和肾门淋巴结，从左侧主动脉裂孔水平或右侧肝脏下方选择性地切除同侧腹腔、主动脉旁和肾门旁淋巴结直至肾静脉下端。

（三）局部进展期、复发、少转移性

如果怀疑局部侵犯，则应整块切除邻近器官。一项对 26 例肾上腺皮质癌患者进行多脏器切除的多中心研究中，肾脏（56%）、肝脏（28%）、脾脏（24%）和胰腺（16%）是肾上腺外切除术中最常见的器官[35]。虽然有些人建议在切除肾包膜时行同侧肾切除术，以避免肾包膜破裂，但在没有直接侵犯的情况下，这似乎不能带来生存获益[6, 35]。

15%～25% 的患者发现静脉癌栓或直接侵犯肾上腺静脉、肾静脉或下腔静脉，如果能实现边缘阴性切除，则不是手术禁忌证[6]。尽管围术期死亡率高达 13%，但据报道这类患者的 3 年生存率在 25%～29%[36, 37]。大静脉切除术只能在大中心进行，这些中心精通防止肿瘤栓塞的技术，有

能力完成对下腔静脉的肝上控制和（或）考虑进行体外循环。严格的患者选择、外科和重症护理专业知识，以及对局限性疾病合并主要血管受累者切除的风险、益处和替代方案的讨论是必要的。

肾上腺皮质癌切除术后的复发率为 37%～80%，最近一项多中心研究显示，在根治性手术治疗 180 例患者中有 116 例（64.4%）复发，中位时间为 18.8 个月。在此研究中，远处转移是最常见的复发方式（45.1%），最常见出现远处转移的是肺脏和肝脏。仅局部复发的患者的 RFS 比出现远处转移的患者长（16.1 个月 vs. 9.8 个月），而同时伴有远处转移和局部复发的患者 RFS 最差（7.9 个月）[38]。

优选切除，甚至对伴有肝转移和（或）肺转移或局部复发患者再次切除，与使用药物治疗复发患者相比，生存期更长[39-44]。患者总生存期（5 年总体生存率为 29%～41%）延长与较长的无瘤生存期（＞6 个月）、完全切缘阴性切除相关[39, 41, 45, 46]。由于无病生存期仍然很低（7～9 个月），应充分与患者沟通切除已经出现转移的肿瘤，说明不可能治愈[42, 47]。出现转移并进行肿瘤切除术后总生存期相关的其他预后因素包括低 Ki-67 增殖指数[44]、对新辅助化疗的反应[47]和单灶性疾病[46]。除了外科手术治疗，也可以考虑在多学科团队的指导下进行局部放射治疗、消融、化疗、栓塞等治疗方法[44]。

五、药物治疗

抗肾上腺能药米托坦是一种双对氯苯基三氯乙烷类似物，于 1970 年在美国被批准用于治疗晚期肾上腺皮质癌。米托坦阻断 11β 羟化酶，减少了肾上腺皮质内肾上腺类固醇激素的产生，加快外周糖皮质激素的清除[48]。米托坦治疗的不良反应包括肠胃不适、肾上腺皮质功能不全、神经症状（嗜睡、头晕、精神错乱和记忆力减退）、肝毒性、甲状腺激素水平改变和高胆固醇血症[49]。除此之外，米托坦是 CYP3A4 强效诱导剂，用于加快此药代谢且能减少不良反应的药物，包括钙通道阻滞药、HGM-CoA 还原酶抑制药、苯二氮䓬类、口服避孕药、某些大环内酯物抗生素和一

些阿片类药物，以及选择性的抗肾上腺皮质癌的药物[1]。需要密切关注与米托坦相关的非正常肝代谢升高，适量增加糖皮质激素剂量，确保米托坦所致肾上腺功能不全患者中有足够的类固醇替代。

对于肾上腺皮质癌，总体有效率在20%~24%，但仍缺少有效的系统治疗[1, 5]。因此米托坦常常联合细胞毒性药物治疗。包括依托泊苷、多柔比星、顺铂的联合用药，EDP-M（依托泊苷＋多柔比星＋顺铂＋米托坦）是迄今为止在一项随机对照试验（FIRM-ACT）中唯一成功评估的肾上腺皮质癌标准治疗方法。在304名患者中，联合治疗EDP-M与链佐星和米托坦（Sz-M）相比，有效率（23.2% vs. 9.2%，$P < 0.001$）和无进展生存（5.0个月 vs. 2.1个月，$P < 0.001$），但两者总体生存期并无明显统计学差异（14.8个月 vs. 12.0个月，$P=0.07$）[50]。交叉设计的临床试验导致在两者生存期没有明显差异是可能的。当前如果患者身体状态允许，EDP-M被推荐用于无法切除的肿瘤和侵袭性疾病参数（高肿瘤负荷，不受控的症状，高Ki-67增殖指数，或临床证据显示肿瘤快速增长）的患者。米托坦单药治疗可能需要数周至数月的时间才能达到治疗血药水平（＞14mg/L）[5]。在EDP-M进展的情况下，Sz-M（9%的反应率）或联合吉西他滨和卡培他滨，单药顺铂或卡铂也被提出[48, 49]，有病例报道表明，使用靶向药物治疗有效，一项Ⅱ期研究显示，在米托坦和多种细胞毒性治疗进展后，使用舒尼替尼的患者无进展生存期介于5.6~11.2个月[48]。遗憾的是，在经过大量预处理的人群中进行的小规模试验未能检验靶点的反应（表皮生长因子受体、哺乳动物雷帕霉素靶蛋白、胰岛素样生长因子1受体、成纤维细胞生长因子受体、血管内皮生长因子）。最近，cMET受体的激活被认为是肾上腺皮质癌抑制治疗的潜在机制，临床前数据表明沉默cMET信号可能是一个潜在的治疗靶点[51]。目前Ⅱ期临床试验正评估一种多靶点口服酪氨酸激酶抑制药（NCT03370718）的疗效（同时作用于肾上腺皮质癌靶点血管内皮生长因子和cMET）[52]。免疫治疗在肾上腺皮质癌治疗中的发挥作用，最近的一项研究发现，即使一半的受试者同时接受了米托坦治疗，但程序性死亡配体1（PDL1）抑制药（Avelumab）的有效率仍为6%。虽然很少见，但对于系统治疗后病情稳定的患者，可以考虑手术或其他局部治疗[1]。

（一）辅助治疗

辅助治疗的资料仅限于回顾性研究，米托坦的辅助治疗最有力的证据来自47名意大利患者在中心常规接受米托坦治疗和55名未接受米托坦治疗的对比，与75名来自德国肾上腺皮质癌登记单独接受手术治疗的患者对比。米托坦治疗组的无复发生存期（42个月）高于意大利手术组（10个月，$P < 0.001$）或德国手术组（25个月，$P < 0.005$）。同样，与意大利仅手术治疗组（52个月，$P=0.01$）或德国仅手术治疗组（67个月，$P=0.10$）相比，接受米托坦治疗的患者总体生存期最长（110个月）。在考虑了年龄、性别和肿瘤分期后，缺乏米托坦辅助治疗仍然是RFS的一个负向预后因素（德国组HR=2.93，CI 1.74~4.94；意大利组HR=3.79，95%CI 2.27~6.32，$P < 0.001$）[53]。尽管如此，米托坦辅助治疗的益处尚未被人知晓[31, 54]。最近，美国一项多中心回顾性研究调查了207例患者，其中88例在1993—2014年接受了米托坦辅助治疗。在考虑了切缘状态、分期和接受细胞毒性化疗后，认为米托坦与低复发期或总体生存期无关，但必须考虑在多中心长时间治疗的选择偏倚的影响[55]。另一项对218例患者的回顾性研究显示，接受辅助米托坦治疗的患者低复发生存期有所改善（30个月 vs. 12个月，$P=0.05$），但我们注意到，与在转诊前接受手术治疗的患者（他们中的许多人接受了不完全切除，更有可能接受米托坦治疗）相比，最初在三级转诊中心接受治疗的患者（其中大多数患者接受了完全切除，没有接受米托坦辅助治疗）有效率相似。他们认为与接受米托坦辅助治疗相比，初次手术切除的完整是对后期生存期更有利[55]。作者与欧洲内分泌学临床实践指南一致认为复发风险较高（Ⅲ期、R_1切除或Ki-67增殖指数＞10%）的患者应考虑辅助米托坦。ADIUVO Ⅲ期临床试验（NCT00777244）正在进行中，该试验将低风险患者随机分为术后米托坦组和根治性切除术后的观察组。对于高危肾上腺皮质癌患者（Ki-67 ＞

10%），ADIUVO-2 Ⅲ期试验比较了 2 年米托坦治疗和 2 年米托坦联合 3 个月辅助顺铂和依托泊苷（NCT03583710）的疗效 [57, 58]。

（二）新辅助治疗

术前联合化疗对肿瘤边缘可切除的患者可能是有益的。定义边缘阴性切除，即使伴有多器官切除，也不能保证技术可切除性，边缘可切除术语也可适用于放射学不确定或可疑的远处转移或边缘状态的患者。虽然缺乏随机试验数据，但是对于三级转诊中心的临床实践的回顾性研究表明，尽管新辅助治疗组肿瘤更大，疾病分期更晚，但接受新辅助治疗的边缘可切除疾病患者与接受立即切除的患者之间生存率（DFS 27.6 个月 vs. 12.6 个月，P=0.48；OS 中位数未达到 110 个月，P=0.75）[59]。对于新辅助治疗，未来的研究也应该评估降低计划手术的可能性，对危险器官（即同侧肾脏）的抢救将直接影响患者对后期（肾毒性）全身治疗的耐受性。

（三）放射治疗

在理论上，复发风险较高（如肿瘤包膜破裂或溢出，或接近或阳性边缘）的情况下，手术后辅助放疗特别有效，但其适用性存在相互矛盾的数据。一项回顾性显示，16 例在根治性手术后接受辅助放疗的患者与 32 例未接受辅助放疗的患者在局部复发率方面存在差异（分别为 44% 和 31%）[60]。相反，一项回顾性队列研究显示，在分期、切缘状态、分级和辅助米托坦治疗一致时，20 名患者在根治性手术切除后接受辅助放疗与 20 例单独接受手术的患者相比，放疗组较少出现局部复发 [61]。在两项研究中，低复发期和总生存期均无差异，这一发现可能可以用肾上腺皮质癌的高复发倾向来解释。需要进一步研究与局部复发相关的患者和疾病因素，从而确定谁可能

从放射治疗中获益是必要的。对于晚期患者，姑息性放疗是一种有效的症状控制辅助手段，对骨转移相关的疼痛尤其有效 [48]。

六、随访

即使做了根治性切除术，大多数肾上腺皮质癌患者复发的可能性仍然极高。在缺乏公开的随访监测时间下，专家一致建议前 2 年每 3 个月进行一次横断面影像学检查，之后 3 年每 3～6 个月进行一次 [5]。当出现新的或复发的症状时，也应定期对最初诊断时出现的类固醇激素或代谢物进行生化指标评估。

七、结论

肾上腺皮质癌是一种罕见的侵袭性疾病。完整的手术切除且无肿瘤破裂提供了最好的生存机会，但许多患者出现局部和远处复发。治疗原则包括整体切除，常规淋巴结清扫术，以及在多学科治疗团队的大样本中心治疗。手术切除局部和没有远处转移等良好生物学行为的肿瘤是合适的，全身治疗包括抗肾上腺能药物米托坦和细胞毒性药物，但反应率及有效率低，总体有效的方案是缺乏的。

声明

这项工作没有特定的资金来源支持，作者没有财务信息披露或利益竞争。

贡献

所有作者在构思和设计上都做出了重大贡献，参与了重要知识内容的章节的起草和修改，并最终审定了提交的版本。

第17章 肾上腺静脉采血术
Adrenal Vein Sampling

Harrison X. Bai　Scott O. Trerotola　著

夏　敏　译

一、原发性醛固酮增多症

原发性醛固酮增多症（primary aldosteronism，PA）由 Jerome Conn 于 1945 年首次描述，同年醛固酮的化学结构被确定[1]。Conn 认为有一位女性患高血压和低钾血症的病因是某种能自主产生醛固酮肾上腺肿瘤。而在 20 世纪 50 年代，影像和生化检查都不成熟，所以 Conn 说服泌尿科医生 William Baum 做了一个腹腔手术以探查肾上腺肿瘤。Baum 发现并切除了起作用的肾上腺肿瘤，这使得 Conn 综合征成为高血压的另一个原因[2]。现如今，PA 是继发性高血压最常见的原因，占高血压患者的 5%～13%，并且 PA 主要出现在那些高血压病情严重的患者中[3-5]。单侧肾上腺醛固酮分泌过多的患者可通过单侧肾上腺切除术治愈。而双侧肾上腺醛固酮分泌过多的患者主要是通过药物治疗，如盐皮质激素受体拮抗药。因此区分是单侧还是双侧肾上腺醛固酮分泌过多是至关重要的。肾上腺静脉取样在 PA 的分类和鉴别中起着关键作用，是手术和药物治疗之间的最终决定因素[6]。2016 年内分泌学会指南指出，肾上腺静脉采血术是区分单侧和双侧醛固酮分泌增多的金标准，它将决定哪些 PA 患者可以安全地转到手术治疗[7]。

二、其他诊断原发性醛固酮增多症的影像学方法

在过去的几年里，人们一直在努力创造和识别替代性的检查，以取代或减少 AVS 的应用。然而，在大多数患者中没有其他任何检查显示有足够的准确性来取代 AVS。传统的计算机断层扫描和磁共振成像的横断面成像在检测肾上腺肿瘤方面的敏感性可达 90%。但是，无功能的肾上腺腺瘤的发病率很高，占偶然发现的肾上腺肿块的 85%，CT 和 MRI 对醛固酮瘤的诊断无特异性[8, 9]。此外，CT 无法提供关于检测到的结节的分泌活动的信息，而且微密度测量参数（Hounsfield 单位）和对比剂洗脱被证明不足以区分醛固酮生成腺瘤（aldosterone-producing adenoma，APA）和分泌性结节[10]。MRI 由于其空间分辨率较低，作为 CT 检查的次选[11]。一项比较 38 例 CT/MRI 与 AVS 定位的回顾性研究表明，37.8% 的 CT/MRI 结果与 AVS 结果不一致[12]。仅根据 CT/MRI，14.6%AVS 显示双侧分泌过多的患者错误地接受肾上腺切除术，19.1%AVS 显示单侧分泌过多的患者被排除在肾上腺切除术之外，3.9% 的患者会在错误的一侧接受肾上腺切除术。在我们机构进行的 367 名患者的研究中，43% 的患者影像学结果和 AVS 结果不一致[12, 13]。如果影像学和 AVS 结果不一致，有 3%AVS 显示单侧肾上腺肿块的患者进行了错误的肾上腺切除术，而有 25% 的 AVS 显示双侧肾上腺肿块的患者会接受不必要的手术[13]。在对于招募的 200 名患者中进行的肾上腺静脉取样和计算机断层扫描比较的随机试验中（Subtyping Primary Aldosteronism，SPARTACUS），有 184 名患者有随访，随访的 184 名患者被随机分配到接受基于 CT 的治疗与基

于 AVS（CT 后）的治疗。结果显示在抗高血压疗效方面没有显著差异。随访 1 年后，抗高血压药物治疗的疗效和临床效益没有明显差异。然而，该研究被认为存在严重的偏差 [14, 15]。

影像检查会增加患者的开销，并给患者带来健康风险。2000—2008 年，横截面成像的使用在美国急剧增加，横截面成像的支出增加了 80%，并且非脑部 CT 和 MRI 的数量增加了 1 倍以上 [16]。除了时间和成本负担，CT 是医学成像技术中辐射最多的技术，并且与患者辐射暴露和环境污染相关的风险关系最为密切 [17]。Asmar 等对 2001—2013 年在我院进行的 337 次 AVS 检查进行回顾性分析证明在成像前进行 AVS 可以避免 43% 的患者进行不必要 CT/MRI 检查 [18]。

有人建议将 ^{131}I-6β– 碘甲基舒巴坦 –19 降胆甾醇胆固醇肾上腺髓质显像术用于单侧肾上腺腺瘤。然而，它的准确度仅为 77%，并未在 PA 的检查中广泛使用。^{11}C- 甲代氨基甲酸酯正电子发射断层显像已用于对 PA 亚型的诊断，但其敏感性（76%）和特异性（87%）不能与经验丰富的操作员进行的 AVS 媲美 [19]。目前正在研究使用液相色谱与质谱联用的类固醇概况分析，以进行亚型诊断 [20]。

三、患者的选择

选择 AVS 的因素包括醛固酮升高，醛固酮与肾素比例升高和肾素抑制 [21]。患者选择的流程图如图 17-1 所示。AVS 是根据内分泌学会指南中正确诊断 PA 亚型的唯一可靠方法，建议对所有诊断为 PA 并希望根据美国内分泌学会指南进行手术治疗的患者进行 AVS [22, 23]。然而，不同机构的现实情况却不是这样的，在用于确定 PA 主要亚型的肾上腺静脉采样国际研究（AVIS）中，只有 77% 的 PA 患者接受了 AVS。不同机构间接受 AVS 的患者的比率为 19%～100% [24]。当患者希望终身服药治疗或手术风险大于收益（如老年患者出现多种并发症）时，则不建议使用 AVS [24]。如果由于腺瘤的大小或有可疑肾上腺皮质癌的其他放射学特征，并且已经要求患者进行手术，则也不需要 AVS。进行 AVS 之前，至少在年轻的 PA 患者和（或）有家族史的患者中，应考虑并排除Ⅰ型和Ⅲ型家族性醛固酮过多症 [25]。

一些专家建议，患者的年龄在 40 岁以内，对于偶发肾上腺瘤的可能性较小的患者，如果在清晰显示正常对侧肾上腺的情况下发现单侧 > 10mm 肿块，可能会绕过 AVS 直接行肾上腺切除术。然而，患者满足这些标准构成少于 10% [26]。因此我们建议 40 岁以下的患者采取 AVS [13]。

四、AVS 前的准备

在我们的机构中，所有疑诊为 AVS 的患者均使用标准的程序进行筛查。该程序包括获取醛固酮和肾素的值，计算醛固酮与肾素的比值，获取成像结果。但是，根据以上的研究结果，我们不需要在 AVS 之前进行成像 [18]。通过可用的实验室数据，如血钾、肌酐和凝血参数确认 PA 诊断后，安排患者进行 AVS 检查。在 AVS 之前调整降压药十分重要。刺激肾素的高血压药物，包括阿米洛利、螺内酯和阿利吉仑，可以促进正常功能的肾上腺分泌醛固酮。这种作用可能会降低 AVS 的侧偏作用，从而导致假阴性的结果 [28]。因此，专家进行了针对假阴性情况的研究，建议在 AVS 之前的 4～6 周内停用盐皮质激素受体拮抗药和阿米洛利 [22]。暂停使用这些药物可能会出现问题，因为替代性降压药通常不能充分控制患者的高血压，并可能导致严重的低钾血症，患者常需要补充钾。此外，替代药物的耐受性通常很差 [29]。Ching 等的研究建议，服用盐皮质激素受体拮抗药或阿米洛利的患者可以提前 2 周停止使用这些降压药，从而不会影响 AVS 的结果 [30]。这样做时，请谨慎确保在手术当天抑制肾素，因为存在一小部分患者在肾素表达没有被抑制时进行了手术 [31]。对肾素分泌没有影响或影响很小的 α$_1$ 肾上腺素受体拮抗药和长效钙通道阻滞药，最好是非二氢吡啶类，如维拉帕米或地尔硫䓬是在 AVS 之前控制血压的首选药物。这些药物能够控制血压，并且不会干扰 AVS 检查。如果没有促皮质激素的刺激，应在仰卧休息 1h 后进行 AVS，因为正常肾上腺的醛固酮分泌在站立位时约为 2 倍，醛固酮高分泌侧的醛固酮分泌可能减少 [32]。

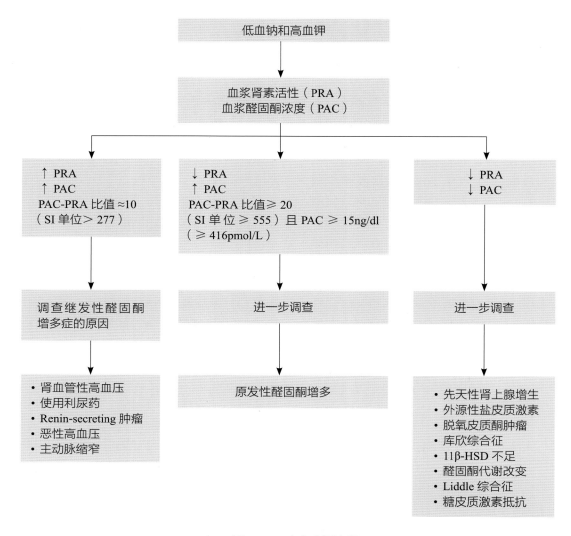

▲ 图 17-1　患者选择流程图

改编自 Young WF, Jr, Hogan MJ. Renin-Independent hypermineralocorticoidism. *Trends Endocrinol Metab*. 1994；5（3）：97-106.

五、肾上腺静脉解剖

肾上腺中央静脉构成了腺体的主要静脉系统。右肾上腺静脉由三条分支组成，起源于肾上腺顶端下的前缘，并直接流入位于右肾静脉上方的下腔静脉的中后壁。它通常来源于 T_{11} 和 L_1 节段间的 IVC，平均直径为 2～5mm[33, 34]。正常的走向是向右后方延伸。然而，23% 的患者的静脉走向在左后方，11%～38% 的患者的静脉朝着颅内走向[33, 34]。在实施 AVS 前提倡高质量的 CT 检查；在 2mm 或 3mm 的现代多层扫描仪上，超过一半的患者可以看到 RAV[27]。然而，CT 检查增

加了患者的成本，使患者接受额外的辐射，并延误了治疗。这种方法对经验不足的操作者可能有用，但我们机构很少使用，而且只在 AVS 治疗失败后使用。

RAV 和肝下附属静脉（inferior accessory hepatic vein，IAHV）可能有共同主干[27]。IAHV 变异是肝静脉系最常见的变异，在多达 51% 的人群中存在[35]。过去有研究报道，分别有 8% 和 9% 的患者的 RAV 和 IAHV 共享和"几乎"共享一个共同的主干[27]。58% 的患者在影像学上确定 IAHV，其中 29% 的人的 RAV 与 IAHV 紧邻（即距离为 0mm），48%～71% 的人 RAV 距

离在 2～5mm。RAV 与 IAVH 之间的平均距离略 > 4mm，彼此之间的距离始终在 2cm 以内。因此，对于期望提高 RAV 诊断率的医生来说，检测 IAHV 可能是一个非常有用的辅助手段。左肾上腺静脉（left adrenal vein，LAV）沿肾上腺前表面向下产生，并向下行至左膈下静脉，然后流入左肾静脉上段。LAV 通常在下膈肌静脉的侧面。它的直径为 4～5mm，长度为 1～4cm，向膈下静脉汇合处延伸。该汇合处距离左肾静脉 1～3cm。不到 1% 的患者出现左肾上腺静脉和下膈肌静脉分别进入左肾静脉的情况[36]。

左肾上腺静脉延肾上腺前表面走行，下行汇入左膈下静脉，最后汇入上方的左肾静脉。左肾上腺静脉一般位于膈下静脉外侧缘，直径为 4～5mm，延伸长度为 1～4cm 后汇入膈下静脉。汇合处距离左肾静脉 1～3cm[37]。极少数情况下，在不到 1% 的患者中，左肾上腺静脉和膈下静脉分别汇入左肾静脉[38]。

六、肾上腺静脉采血术

肾上腺静脉采血术最好在早晨患者处于空腹状态下进行[39]。然而，这可能只适用于不使用促皮质素刺激的情况。AVS 通常是在中度镇静的情况下进行，对于不希望使用镇静药的患者，单纯的局部麻醉是一种可接受的选择。通常采取经皮股静脉方法，并对肾上腺静脉进行连续或同时的导管检查。通过轻微注射少量（不超过 0.2ml）对比剂来验证导管的正确位置。然后通过缓慢抽吸来收集血液。尽管有些人主张在重力作用下"滴血"，但对于有效和诊断性的 AVS 来说，这并不是必要的。

LAV 插管相对容易操作，因为它通常与膈下静脉合并形成一个共同干，直接流入左肾静脉。对于左侧 AVS，导管尖端可以放置在左侧膈下静脉或肾上腺 - 膈干[40]。RAV 也能够通过类似口径的其他静脉直接插入下腔静脉，如肝下副静脉。但是其长度较短，而且一旦插管，导管可能随着呼吸运动而脱落，并且在吸气时，RAV 也经常塌陷[41]。因此，从右侧错误地选择静脉进行插管和取样的情况比较常见，即使成功地确定了 RAV，取样也比较困难。在我们机构中，我们使用肾脏

双曲线（renal double curve，RDC）导管首先对 RAV 进行导管插入。如果用 RDC 导管进行导管检查不成功，则采用以下方法，导管使用顺序如下 Mikaelsson（Beacon Tip，Cook，Bloomington，IN）、Multipurpose（Cook）、Cobra（Imager，Boston Scientific，Natick，Massachusetts）、HS2（Cook）和 Simmons1（Cordis，Miami Lakes，FL）导管。如果用 RDC（或其他导管）确定了 RAV 的方向，但不能用该导管采血，那么可以改变导管的使用顺序，以配合 RAV 的方向。例如，以直角进入下腔静脉的静脉最好使用 Mikaelsson 采样。在对 RAV 成功取样后，对 LAV 进行插管和取样。LAV 几乎总是用 Simmons3（Glidecath，Terumo，Somerset，NJ）导管采血。极少数情况下，需要换成 Berenstein 或多用途形状的导管来对 LAV 进行插管和取样。所有的导管都有一个 0.025in 的侧孔，在距离尖端约 1mm 处打孔，对于右侧的导管，这个孔在头侧，而对于左侧的导管，它在内侧（面朝外侧时可选择在肾上腺膈干或左肾上腺静脉内）。最初描述开孔的目的是为了在导管尖端抵住静脉壁时便于抽吸，并且如果插管没有结束，则在静脉起源处捕获 RAV 血液，这种作用也十分重要。然而，右侧导管孔的位置也有助于避免"双降"现象（见下文）。在这种现象中，过深的取样会导致非诊断性 AVS。如果没有标准的打孔器，可以在导管尖端切一个小的 V 形[42]。最多只能做两个侧孔（我们机构只做一个），因为如果侧孔过多，下腔静脉的血液可能会稀释右侧肾上腺的样本，导致错误的低醛固酮和皮质醇水平[40]。如果操作者认为有必要，可以通过 5F 导管使用高流量微导管（如 Renegade Hi-Flo；Boston Scientific）。虽然使用微导管会导致比实际更高的激素浓度，但更高的浓度并不改变患者的管理手段[43]。因此，微导管只应在需要达到拉长的 LAV 或出现"双降"现象时使用。在我们的实践中，我们使用微导管的频率不到 5%。

在寻找 RAV 的过程中，导管可能会接触到包括肝脏附属静脉、腹膜后静脉和膈肌静脉在内的其他静脉[40]。识别这些静脉对于避免取样错误至关重要。在右侧使用反向曲线导管时必须谨慎，因为它们更容易深入血管，可能会导致过度的选择性采血（即超出腺瘤的引流静脉，见下面

的"双降"现象）或导致出现血管闭塞。最终，正如许多介入手术一样，能否达到最佳的导管取样效果取决于操作者的经验和对相关解剖结构的了解。对 RAV 进行插管时，最大隐患之一是不慎将导管插入肝脏附属静脉。尽管注射对比剂常常能将两者区分开来，但在静脉造影中理解它们的细微差别是很重要的。肝脏附属静脉可通过更致密的实质染色和注射时无不适来识别，在注射 RAV 时会有相反的感受。此外，如果该静脉与另一条肝静脉相通，就会有效地排除它是 RAV，因为肝静脉从不与 RAV 相通。尽管它们可能有紧密连接的主干。此外，如果该静脉与另一条肝静脉相通，就可以准确排除它是 RAV，因为尽管 RAV 与肝静脉可能有紧密连接的主干，但肝静脉从不与 RAV 相通。根据作者的经验，在超过 800 例 AVS 手术中，只有一次 RAV 与肝静脉相通，并且是与门静脉相通[40]。已提出多种方法来改善

RAV 采血的结果（见下文），这些方法对经验不足的操作者特别有用。其中最有用的是识别下导静脉，它对成功实施 RAV 导管检查有 86% 的敏感性和 100% 的特异性[44]。

在成功的 AVS 之后，患者需要卧床休息 2h 来恢复。一旦确定取样成功（见下文），患者可以立即恢复盐皮质激素受体拮抗药或其他之前暂停使用的药物，同时等待醛固酮的最终结果[45]（图 17-2 和图 17-3）。

七、促皮质素刺激

促皮质素是促肾上腺皮质激素的一种合成衍生物，1967 年开始在 AVS 手术中注射这种药物[46]。促皮质素刺激增强了肾上腺静脉和下腔静脉之间的血浆皮质醇浓度梯度，减少连续 AVS 期间压力诱发和昼夜波动分泌的皮质醇和醛固酮，

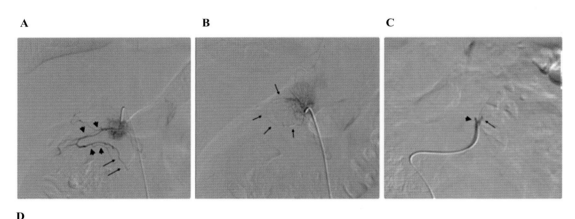

样本	醛固酮（ng/dl）	皮质醇（μg/dl）	A/C 比值	偏侧性指数
右肾上腺	3206	1766	1.8	9
左肾上腺	167.0	780.9	0.2	—
IVC	30.0	40.8	0.7	—

▲ 图 17-2 病例 1：一名 63 岁的男子因高血压和低钾血症就诊

腹部 MRI 检查显示一个 1.3cm×1.0cm 的右肾上腺瘤。血浆肾素活性为 0.2，醛固酮水平为 17。患者接受了 AVS 手术。A. 最初的右肾上腺静脉造影显示典型的 delta 征（箭头）及下导静脉（箭），证实了右肾上腺导管检查的结果。然而，没有看到上极肾上腺静脉。因此在这个位置取样有可能出现"双降"现象（见正文）。B. 导管稍微缩回，显示了所有的右肾上腺静脉支流，同时注意腺瘤造成的肿块效应（箭）。从这个位置进行取样。C. 左侧静脉造影显示导管在肾上腺 - 膈肌干中。注意 Y 形膈肌（箭头）和左肾上腺静脉（箭）的汇合处。在这个位置进行取样。D. 右侧的选择性指数（见正文）为 43，左侧为 19，表明是一项诊断性研究。侧面化指数（见正文）为 9，表明醛固酮增多症是由于右肾上腺瘤引起的，同时也存在对侧抑制。该患者接受了右肾上腺切除术。在 6 个月的随访时，他在停止补钾和一些抗高血压药物的情况下血压仍然控制良好

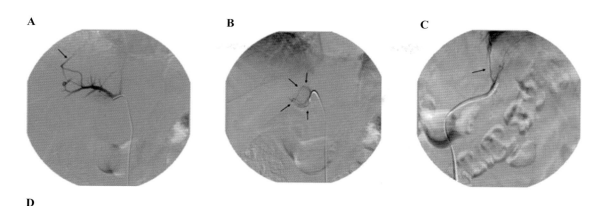

样本	醛固酮（ng/dl）	皮质醇（μg/dl）	A/C 比值	偏侧性指数
右肾上腺	1762.0	2128.0	0.8	—
左肾上腺	1442.0	835.4	1.7	2.1
IVC	30.9	34.2	0.9	—

▲ 图 17-3　病例 2：一名 64 岁的女性因高血压和低钾血症就诊

腹部和盆腔的 CT 显示一个 2.5cm×2.9cm 的右肾上腺瘤。血浆肾素活性为 0.3，醛固酮水平为 19。该患者被转诊接受 AVS。A. 右侧的初始导管检查是一条下端肝静脉与另一条肝静脉的沟通（箭），这从未发生在右肾上腺静脉。找到这条静脉是很有帮助的，因为右肾上腺静脉一般会在它的 1cm 以内，通常会更近。B. 显示了成功的 RAV 的导管检查；虽然没有明显的特征，如下咽静脉或三角征，但可以看到右肾上腺肿块（箭）。这证实了 RAV 的导管植入。然而，只有生化检查结果才能最终确定 AVS 成功完成。C. 左侧的静脉造影显示 LAV 的导管相对较深（箭），导管在取样前有一定程度的回缩。左膈肌静脉（箭）。D. 右侧的选择性指数（见正文）为 62，左侧为 24，表明是诊断性研究。LI 为 2.1 和缺乏对侧抑制表明，过量的醛固酮分泌是双侧的，并且该肿块可能是无功能的。因此，患者没有接受手术，继续进行医疗管理。在这个患者，仅根据 CT 进行手术会导致不必要的和无效的手术

并增加单侧 APA 的醛固酮分泌 [6, 47, 48]。尚无随机研究探讨在 AVS 期间使用促皮质素刺激对肾上腺切除术后高血压和低钾血症缓解的影响。注射促皮质素可提高选择性，但理论上可能会影响侧向性，因为它可能会增加正常抑制腺体内的醛固酮分泌，而不是含有腺瘤的腺体 [49-51]。尽管如此，在 AVIS 研究中，55% 的机构使用了促皮质素刺激 [24]。根据我们的经验，预刺激采血不能提供非常准确的诊断信息，并且可能会在 AVS 中提供矛盾或混淆的信息 [52]。

目前主要采用两种促皮质素的给药方案：①连续滴注（50mg/h，在第一次采样前 60min 开始）；②大剂量给药 [250mg（10U）]。对于促皮质素给药的方法（大剂量给药或滴注）及剂量都没有金标准方案，不同的方案可能导致文献中数据的冲突。一项多中心研究比较了持续输注和大

剂量注射促皮质素对 AVS 的作用 [53]。滴注和大剂量给药均显著提高选择性指数，但不影响侧化指数。在大多数患者中，连续滴注、大剂量给药或不给药，对 AVS 的诊断都是相同的 [53]。我们的研究选择 AVS 前 1h 开始持续输注 0.25mg 促皮质素 /500ml 生理盐水，直到手术结束。如果不使用促皮质素，AVS 最好在早晨进行，以避免因 ACTH 的昼夜波动而出现假阴性的结果。

八、同步插管和顺序插管

目前多采用两种 AVS 技术，即同步和顺序插管。同步插管法同时 AVS 从左、右肾上腺静脉和下腔静脉经两路检测醛固酮和皮质醇水平 [54]。顺序导管法使用一个单一的穿刺点对肾上腺静脉和 IVC 进行取样。20 个机构中的 13 个使用顺序插管，

7 个使用同步插管 [24, 27, 48]。

同步插管是在 1980 年首次提出的 [54]。目的是尽量减少由于时间原因造成的两侧差异，为了改善该项技术，两侧使用不同形状的导管 [50]。如果手术在正常条件下进行，同时插管肾上腺静脉的主要优点是避免了由于醛固酮和皮质醇分泌的变化而人为地改变两个肾上腺之间醛固酮产生的梯度 [55]。然而，与顺序插管相比，同步 AVS 的损伤更大（需要插入两根导管），并且对操作医生技术要求也更高。Young 等详细介绍了顺序技术，在该技术中，患者先接受右肾上腺静脉的导管插入，然后再通过单一通道插入左肾上腺静脉 [48]。促皮质素常在顺序插管中使用，以此来稳定激素水平的变化 [56]。在一项比较顺序与同步 AVS 的研究中，两种技术在采集左右样本之间的平均耗时相似 [52]。

九、提高 AVS 的成功率

AVS 被认为是 PA 患者术前定位分泌醛固酮腺瘤的金标准，诊断率非常高，可达 92%～100% [6, 57-59]。然而，过去 AVS 的效用受到限制，失败率高达 70%，主要是因为 AVS 的技术要求很高 [27, 39, 40, 60]。介入放射科医生拥有丰富的经验是手术成功的基础。有些机构很幸运地将所有的 AVS 手术分配给了一位或几位对手术非常熟练的介入放射医师，这只是一种理想的情况，实际上在大多数机构中，AVS 的使用率并不高 [39]。我们机构的 AVS 技术成功率超过 95% [45]。在一项对 10 年间进行的 343 例 AVS 手术的研究中，343 例初级手术中的 12 例（3.5%）和 2 例二次手术中的 AVS 无法得到准确的诊断 [52]。失败的原因如下：正确识别的静脉的样本被稀释，其他血管被误认为是肾上腺静脉，肾上腺静脉无法定位，促性腺激素刺激失败，通过非刺激性标准进行诊断，实验室错误（标本丢失等）。最近的新方法包括使用锥形束 CT、快速皮质醇检测和术中成像辅助手段，如肝下端附属静脉和下端使者静脉的可视化，而这些创新在全球范围内对 AVS 成功的最终影响还有待确定 [36, 44, 61-63]。

十、术中皮质醇分析

激素数据通常在 AVS 完成后才能获得，选择性的判断只能通过回顾性的方法实现。"快速皮质醇测定法"使介入放射科医生在手术过程中或在患者恢复过程中能够确保对两个肾上腺静脉进行充分的取样 [64, 65]。在每个部位取样后立即测量皮质醇，并在 30min 内得到检测结果，可以术后立即反馈操作是否成功。几项研究证实这种快速的皮质醇测定方法已被证明是有用的 [60, 63, 65, 66]。在一个机构中，术中皮质醇的测量将 AVS 的成功率从 50% 提高到 89% [67]。皮质醇水平可以在医院的中心实验室或在介入放射学套件中使用台式分析仪测量 [60, 63, 69]。第二种方法采用可靠的皮质醇免疫荧光分析或免疫层析和纳米颗粒，能够更迅速地为介入放射科医生提供导管尖端位置的信息 [65]。快速的皮质醇测量使操作者能够在样本不足时再次尝试肾上腺静脉插管，并使他们逐步提高成功率 [60, 69]。在实践中，很少在术中使用快速皮质醇测定，因为在有经验的人员中，测定过程中花费的 30min 不必要地延长了手术。然而，在患者离开前能够告诉他们手术成功了，并允许他们恢复或暂停药物，对患者是十分有益的。

十一、锥束 CT 和 CT 静脉造影

根据数量有限的报道，在 AVS 期间进行的 C 型锥束 CT（C-arm cone-beam CT，CBCT）能够近乎完美地放置导管 [61, 70]。但需要注意的是，简单地识别 RAV 中的导管位置并不意味着成功地进行 AVS，只有生化结果才能确定成功进行了 AVS（见下文）。对于没有经验的操作者来说，CBCT 可能是一个有用的工具，但是在我们的实践中仅在 < 5% 的 AVS 使用 CBCT。带有晚期静脉相图像或三维重建的高分辨率 CT 扫描有可能有助于在手术前确定 RAV 的解剖结构，提高疑难病例的手术成功率。然而，对于 95% 的患者来说，没有必要使用一种具有显著辐射暴露和明显增加成本的方法，因为收益可能大于健康和金钱成本。在进行重复的 AVS 尝试时，使用 CT 静脉

造影可能是最大化收益的理想方法。在我们机构已有的经验中，CT 静脉造影帮助 2 名患者成功定位了的右肾上腺静脉，这 2 名患者因重复 AVS 而接受了 CT 静脉造影 [45]。不幸的是，即使知道了静脉的位置并成功地进行了导管检查，这些样本中仍有一个被稀释到了我们的诊断阈值以下。因此，知道静脉的位置，其至成功地进行导管检查，并不意味着能够成功地取样。

十二、分段式 AVS

"超选择性"肾上腺静脉采血术（"super-selective" adrenal venous sampling，ssAVS），即使用微导管对每一条肾上腺静脉（上、侧、下）的支静脉进行取样 [71-74]。通过 ssAVS 可以检测到肾上腺的节段性病变，这使得部分双侧肾上腺切除术可以保留正常肾上腺组织。理论上，ssAVS 可以帮助鉴别双侧病灶病变的患者，这些患者本来可能被诊断为双侧肾上腺增生。然而，分段 AVS 在技术上要求更高、更耗时、更昂贵。此外，在两组病例中，节段性 AVS 的对比剂外渗发生率分别为 12.6% 和 16%，高于中央型 AVS 的并发症发生率 [73, 74]。此外，部分肾上腺切除术并没有得到广泛应用。超选择性 AVS 可能在出现"双降"结果后的重复 AVS 中最有用。

十三、AVS 标准解读

尽管有公认的标准来定义肾上腺静脉置管的选择性和醛固酮的偏侧性，但是最佳诊断准确性的证据应该来自针对接受单侧肾上腺切除术的患者进行的前瞻性研究，无论 AVS 结果如何。肾上腺切除术的激素结果能证明 PA 是否真的偏侧，并且决定选择性和偏侧的阈值，以达到最佳的敏感性和特异性。不幸的是，目前还没有这样的前瞻性随机研究。

选择性指数（selectivity index，SI）是指每个肾上腺静脉中的皮质醇与肾下静脉中的皮质醇之比，用于评估肾上腺导管治疗的选择性，其依据是两个血管之间血浆皮质醇的差异。SI 是黄金标准，因为它是生物化学方面的证明，而

不是成像上的证明。为了说明稀释的情况，原始醛固酮水平不进行横向比较。而是确定醛固酮 – 皮质醇比率，并比较 A/C 比率。偏侧化指数（lateralization index，LI）由较高的 A/C 比率除以较低的 A/C 比率组成，用来确定醛固酮是否存在偏侧化过剩。对侧抑制指数通过每侧的 A/C 比值除以下腔静脉的 A/C 比值来确定，根据激素的外周静脉水平来判断肾上腺静脉血中醛固酮浓度是否高于或低于预期。简单地说，单侧功能亢进应该导致对侧腺体的抑制，所以这一侧的 A/C 比率应该低于下腔静脉。尚未出现充分的 SI 和 LI 定位标准。已故的 John Doppman 可能是第一个提出一套标准的人，这套标准已被大多数机构使用：SI >（3~5）∶1 为充分性，LI > 4∶1 为侧向性 [54, 75]。当没有促皮质激素时，必须调整标准以补偿较低的皮质醇和醛固酮产生率。典型的 SI 在没有促皮质素的情况下要低得多，2∶1 的值被认为是充分的，尽管有人建议低至 1.1∶1，但是这接近于皮质醇测定的固有误差。在没有促性腺激素的情况下，LI 低至 2∶1 意味着足够的证据证明偏侧性 [50, 76]。Tagawa 等的一项研究表明，抑制对侧 AVS 在预测肾上腺切除术后 PA 的血压改善比 LI 更具有优越性 [77]。

十四、重复 AVS

当需要重复进行 AVS 时，辅助手段如 CT 静脉造影、锥形束 CT 和快速皮质醇检测可能是最有帮助的。Bouhanick 等发表了一系列因各种原因重复进行 AVS 的患者中，4 例患者都属于首次 AVS 失败，二次手术都是诊断性的 [78]。此外，Betz 等支持成像或皮质醇检测辅助在诊断率较低的中心是有帮助的 [63]。

在我们发表的 343 例 AVS 手术中有 12 例无法诊断的 AVS 病例中，5 例中有 3 例接受了第二次 AVS 手术，其中 1 例进行了第三次 AVS 检查 [45]。在 8 名最终无法诊断出 AVS 且没有接受第二次 AVS 的患者中，4 人根据稀释的 AVS 样本进行了肾上腺切除术，1 人根据影像学进行了肾上腺切除术；这 5 名患者的醛固酮症都得到了改善。

十五、"双降"现象

如果双侧肾上腺静脉 A/C 比低于下腔静脉，鉴别诊断包括非常罕见的肾上腺外分泌、副肾上腺静脉采血不成功、采血过深等[79]。在这种情况下，如果准备重复 AVS，高质量的 CT 静脉图可以帮助确定解剖变异；然而，超选择性抽样对于排除抽样过深的情况下仍然是重要的。不幸的是，快速的皮质醇测定在这里并没有帮助，因为即使 SI 显示肾上腺静脉插管成功，这种现象仍可能出现。

十六、并发症

AVS 是一种安全的手术，报道的并发症率低于 1%。在 AVIS 的相关研究中，肾上腺静脉破裂的总体发生率仅为 0.61% 与左肾上腺静脉相比，右肾上腺静脉的并发症更常见，可能是由于其解剖结构的多样性和复杂性[24]。与任何经静脉手术一样，最常见的并发症是股骨头血肿。其他罕见的并发症，如肾上腺静脉和腺体出血，可由肾上腺静脉强烈注射导致，疼痛可能持续 1～2 天。肾上腺静脉破裂临床表现为置管期间或置管后持续疼痛并加重，需大剂量镇痛 24～48h[40]。主要的并发症，如肾上腺功能不全、高血压危象和血栓形成是十分罕见的，并与手术经验密切相关。医生进行过手术次数与并发症发生率呈显著的负相关关系。在 AVIS 研究中，每个机构平均每年进行的 AVIS 次数一般在 40 次以下，2005 年为

16 次，2010 年为 34 次[24]。因此，在大多数机构如果每年进行 AVS 的数量有限，最理想的情况是那么所有的手术都应由 1 名介入放射科医生完成。

十七、AVS 的质量

为了达到最佳的 AVS 效果，除了提升操作者的专业知识外，团队的所有成员都必须致力于最大限度地提高诊断结果的准确性，减少错误率。在样本的交接过程中，确保标本不被误放或丢失，并且保留一个备份样本可以在对结果有疑虑的情况下重复测试。由护士、IR 技术员和实验室技术员组成的核心团队应充分了解 AVS 的适应证及出现错误时对患者的影响。工作人员应该实时充分了解自己的诊断结果，并在知情同意的前提下提供给患者，在非诊断性研究中，告知患者每个人都可能在 AVS 中失败。这对于设定预期是至关重要的。操作者应负责对患者进行 AVS 解释，并尽快将结果提供给患者。

十八、结论

AVS 是一个具有挑战性但充满趣味的操作。虽然在大多数中心是纯粹的诊断性治疗，但一些 IR 正在推陈出新，在高度选择性的患者中采用肾上腺消融术来代替手术[80, 81]。与此同时，改善 AVS 预后的新技术甚至可以帮助初学者在相对较短的时间掌握并且得到正确的结果，这反过来也有助于进一步提高 AVS 作为全球黄金标准的接受度。

第四篇　胰腺神经内分泌肿瘤（PNET）

PANCREATIC NEUROENDOCRINE TUMORS (PNET)

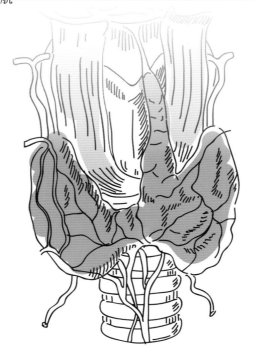

第18章

胰岛素瘤诊治进展

Advances in the Diagnosis and Management of Insulinoma

Irene Lou　William B. Inabnet Ⅲ　著

兰柳逸　译

一、概述

胰岛素瘤是最常见的功能性胰腺神经内分泌肿瘤[1]。胰岛素瘤瘤体较小，一般 < 2cm，边界常清晰，一般为良性肿瘤。胰岛素瘤的患病率约为 1/100 万，占所有胰腺肿瘤的 1%～2%[2]。恶性或多发的胰岛素瘤发病率不足 10%[3]。大部分胰岛素瘤位于胰腺内，并且均匀分布在胰头、胰体和胰尾，异位胰岛素瘤常位于十二指肠壁内[2]。

自 Paul Langerhans 于 1869 年首次提出胰岛细胞以来[4]，直到 1922 年，Frederick Banting 和 Charles Best 才在犬胰腺的溶液提取物中发现了胰岛素[5]。

二、临床表现

患者发病年龄通常在 40—45 岁，患病表现为饥饿时低血糖症状。常为中枢神经系统低血糖导致头痛、神志不清及视觉障碍，或低血糖刺激导致分泌过量的儿茶酚胺，导致心悸、出汗和震颤等症状。早期 Whipple 三联征为低血糖症状，血糖低于 40mg/dl 及摄入葡萄糖后症状缓解[4]。约 10% 的胰岛素瘤伴有遗传性综合征，最常见的为多发性内分泌性肿瘤 1 型（multiple endocrine neoplasia type 1，MEN1），其次为 von Hippel-Lindau 病[6,7]。

三、病理生理学

胰岛素瘤可偶发，也可作为 MEN-1 综合征的症状之一。MEN-1 综合征是与 MEN1 基因突变有关的常染色体显性遗传病，位于染色体 11q13[8]。MEN1 在非遗传性内分泌肿瘤如胰岛素瘤中也表现出染色体突变和杂合性缺失[9]。最近的一项研究分析了 38 例人胰岛素瘤病例，结果显示大部分肿瘤存在表观遗传修饰基因突变和调控异常，而这些基因多与细胞增殖有关。这项研究提示了诱导 B 细胞再生的可能性。

四、诊断

患者临床表现为空腹时 C- 肽升高合并胰岛素 / 血糖比值升高。若怀疑有活动性低血糖，可测定尿液或血浆中的磺脲类代谢物。该疾病诊断的金标准为"禁食试验"。提前 72h 密切监测患者的血浆 C- 肽、胰高血糖素、胰岛素原、胰岛素和血糖，测定患者的胰岛素和血糖基线值。之后禁食 72h 或直到症状出现。每 2 小时测定一次血糖，在低血糖症状出现或当血糖降至 50mg/dl 以下时测定胰岛素[1,11]。低血糖时胰岛素抑制失败则支持胰岛素瘤的诊断。75% 的患者在空腹 24h 内出现症状，95% 的患者在空腹 48h 后出现症状。现有的研究表明，48h 禁食试验也有一定诊断意义[12]。

若胰岛素瘤诊断不明，可采用激发试验帮助诊断。对可疑胰岛素瘤的患者注射胰岛素直至出现低血糖，在基线值和注射时测定 C- 肽。胰岛素瘤患者对 C- 肽分泌无抑制作用。甲苯丁酰胺为磺脲类口服降糖药，刺激内源性胰岛素的合成和释放。胰岛素瘤患者给药后会出现持续低血糖和血清胰岛素升高。该试验灵敏度高达 80%。胰高血糖素能刺激肝糖原分解，用于胰岛素瘤患者时，表现为快速升糖，继而出现严重低血糖和胰岛素水平持续升高，可对 70% 的患者做出诊断[13]。诊断过程见表 18-1。

若肿瘤为多发，临床上应高度怀疑 MEN1。尽管胰岛素瘤不是 MEN1 相关最常见的神经内分泌肿瘤，但 40 岁以下的 MEN1 患者中更为多见[14]。

五、影像学表现

胰岛素瘤通常位于胰腺内，体积小，超过 80% 的肿瘤≤ 2cm，一般难以定位。薄层 CT 和 MRI 为常用的影像学手段。随着成像技术的进步，双相薄层多探头 CT 可发现 94% 的胰岛素瘤，而双相非薄层多探头 CT 可发现 57% 的胰岛素瘤[15]（图 18-1）。脂肪饱和 T_1 加权自旋回波序列使 MRI 对胰岛素瘤的检出率高达 94%[16]。如果其他无创性检查结果为阴性，则可选择内镜超声（EUS），阳性率高达 70%～95%。一些医疗团队常规推荐 EUS，但该技术极大程度上依赖于临床经验。EUS 在识别小的胰腺病变上相当敏感，特别是当病变位于胰头和胰体时[17]。胰腺胰岛细胞肿瘤在诊断尚未明确时，也可以通过 EUS 进行活检取样以协助诊断。动脉造影可定位可疑的胰岛素瘤，定位率高达 84%[18]。研究表明主动脉造影联合钙刺激后经肝静脉测定胰岛素对肿瘤定位成功率较高[19, 20]。该技术是由于钙刺激后肿瘤细胞的胰岛素反应与正常 B 细胞不同[21, 22]。当静脉注射钙时，胰岛素瘤患者胰岛素升高，而正常患者的胰岛素或血糖则无显著变化。

神经内分泌肿瘤（neuroendocrine tumor, NET）通常具有高密度的生长抑素受体，可使用放射性标记的生长抑素类似物进行成像。由于胰岛素瘤相对于其他 PNET 来说，缺乏生长抑素受体或密度较低，因此作用有限，敏感度仅为 14%[23]。

最新的神经内分泌肿瘤定位技术是 ^{68}Ga-DOTATATE PET/CT。DOTA-DPhe^1, Tyr^3- 奥曲肽（DOTATATE）是一种生长抑素 -2 受体（SSR-2）类似物，用正电子发射 ^{68}Ga 进行放射性标记[24]。^{68}Ga-DOTATATE 对 SSR-2 受体具有高亲和力，能快速清除非受体位点，提高对 NET 的识别率。联合 ^{18}F-FDG-PET/CT，准确率高达 87%，阳性预测值为 81%，阴性预测值为 90%[25]。^{68}Ga-DOTATATE PET/CT 较最常用的奥曲肽对神经内分泌肿瘤的检出率更高，在 70.6% 的患者可发现治疗产生的变化[26]。^{68}Ga-DOTATATEPET/CT 对胰岛素瘤的检出率高达 90%，可作为在定位困难或其他影像学检查结果为阴性时的辅助检查[27]。

六、手术治疗

1926 年 William Mayo 对一位有严重低血糖史的内科医生进行了首次胰岛素瘤手术[28]。从此，手术治疗成为胰岛素瘤治疗的重要手段。胰岛素瘤与其他 PNET 不同，其恶性潜力低，不到 10% 为恶性；因此，超过 90% 的患者可以通过手术切除来治愈。肿瘤定位是胰岛素瘤治疗的基础，有多种有创性和无创性的影像学手段。肿瘤定位也有助于进行微创手术。开腹探查时采用双手触诊和术中超声能提高灵敏度[29]。但如果探查未发现肿瘤，不建议盲目切除胰腺。

胰岛素瘤在胰腺中分布一致，头 1/3，体 1/3，尾 1/3，通常很小（图 18-2）。大多数患者进行了胰腺全切术，治愈率为 85%～95%。在腹腔镜下进行胰腺全切术的病例逐年增加，如果肿瘤距离胰管距离＞ 2mm，腹腔镜手术较为安全。有些情况可进行胰腺部分切除术。在大多数情况下，不需要进行淋巴结清扫术，除非疑为恶性胰岛素瘤。胰岛素瘤二次手术治愈率高，但手术并发症和术后糖尿病也随之增加[30]。

（一）术前

术前控制低血糖至关重要。可以通过改变患者生活方式，例如经常吃混合碳水化合物，减少

表 18–1　可疑胰岛素瘤诊断流程

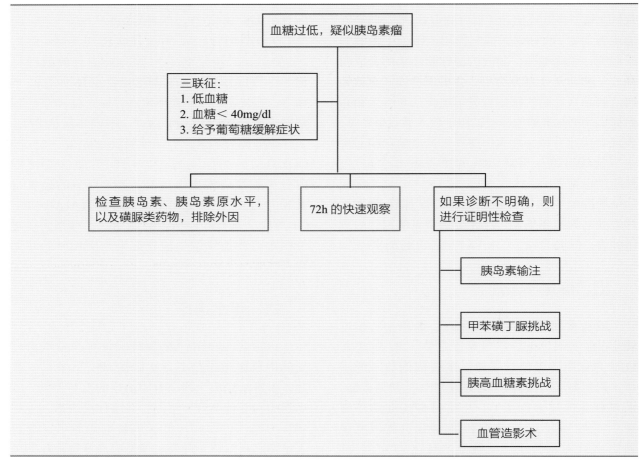

血糖过低，疑似胰岛素瘤

三联征：
1. 低血糖
2. 血糖 < 40mg/dl
3. 给予葡萄糖缓解症状

检查胰岛素、胰岛素原水平，以及磺脲类药物，排除外因

72h 的快速观察

如果诊断不明确，则进行证明性检查

胰岛素输注

甲苯磺丁脲挑战

胰高血糖素挑战

血管造影术

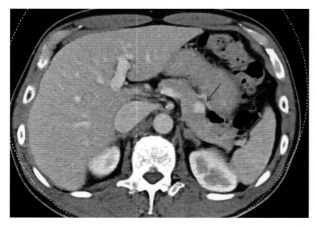

▲ 图 18–1　薄层轴向对比 CT 可见胰体内定位良好的胰岛素瘤（箭）。患者可进行微创胰腺全切术

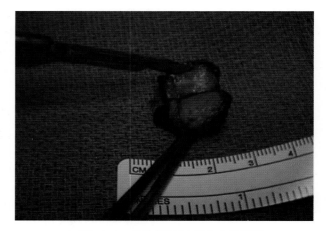

▲ 图 18–2　胰岛素瘤的经典大体外观

锻炼，降低代谢需求。此外，类固醇和二氮嗪等药物有助于预防低血糖。患者应在手术前一天入院，并静脉注射葡萄糖，避免空腹时出现低血糖（表 18-2）。

胰岛素瘤有多种微创手术途径。早期的腹腔镜手术对胰腺全切和胰腺远端切除成功率较高[31]。最近关于胰腺微创手术的安全性和有效性的研究表明，与传统的开放手术相比，腹腔镜行胰腺远端切除和胰腺全切更为安全，并且缩短了住院时间[32, 33]。

机器人手术已被广泛应用于不同的领域，包括胰腺手术。机器人手术不仅安全，而且短期治疗结局类似[34]。与腹腔镜相比，机器人手术转为开放手术的概率更低，脾保护率更高，但费用更昂贵，手术时间更长[35]。这两种微创手术包括住院时间在内的临床结局具有可比性。

（二）术中

患者术前定位后采用微创手术进行胰腺全切。对于未定位的散发性胰岛素瘤患者，建议进行手术探查。无法在术前或术中定位的胰岛素瘤，由于治愈率低和并发症发生率高，不建议进行远端盲切[36]。术者与麻醉师的沟通至关重要，应在整个手术过程中密切监测血糖，每间隔 15 分钟检测是否术中出现低血糖。一旦肿瘤切除立即停止静脉输注葡萄糖，并注意继续监测血糖（表 18-2）。

由于大多数肿瘤位于胰腺内，术中超声必不可少。需对整个胰腺进行 IOUS。即使未触诊，仅依靠 IOUS 也能发现 90% 的胰岛素瘤[37]。IOUS 可帮助了解肿瘤与重要周围结构的关系，包括胰管、脾管、胆总管和肠系膜上血管。手法触诊的灵敏度约为 90%，位于胰尾和胰体的肿瘤比位于胰头或溶解过程的肿瘤更易触及。联合手法触诊和 IOUS，可以发现几乎所有的胰岛素瘤[38]。

切除标本的冷冻切片也有助于确认是否是神经内分泌来源肿瘤。患者应在胰岛素瘤切除后立即去除所有外源性葡萄糖。另一项辅助检查是检测术中胰岛素，在对肿瘤进行任何操作前，同时采集暴露的门静脉和周围静脉的血样。肿瘤切除后 20min，再次采集门静脉和周围静脉的血样。当切除前胰岛素水平升高的患者在切除后 20min 达到正常水平时，可以认为肿瘤被完全切除。在切除前显示胰岛素水平升高的患者中，肿瘤完全切除的切除后标准化值的特异性和阳性预测值是

表 18-2 拟行胰岛素瘤切除的患者的管理

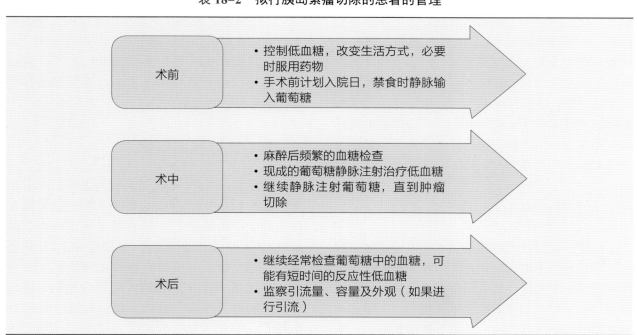

术前
- 控制低血糖，改变生活方式，必要时服用药物
- 手术前计划入院日，禁食时静脉输入葡萄糖

术中
- 麻醉后频繁的血糖检查
- 现成的葡萄糖静脉注射治疗低血糖
- 继续静脉注射葡萄糖，直到肿瘤切除

术后
- 继续经常检查葡萄糖中的血糖，可能有短时间的反应性低血糖
- 监察引流量、容量及外观（如果进行引流）

100%。在 MEN1 或多发性肿瘤的患者中，该方法对是否需要进行额外的手术探查有一定指导意义[39]。总之，建议留置引流，将其置于切除部位周围，以便于评估胰瘘的可能性。

确诊或可疑 MEN1 的患者常较早出现症状，肿瘤常多发且复发率较散发病例高[40]。因此，单纯全切或局部切除肿瘤治愈率不高，需进行胰腺次全切除，此外，对位于胰头的肿瘤应采取胰腺全切[40-42]。如果诊断尚未明确，可以进行基因检测。尽管在 10%～25% 的病例中未能检测到 MEN1 突变，但临床上高度怀疑的患者，可对其他患病的家庭成员进行基因检测[43]。

（三）术后

术后早期应经常复查血糖以密切监测低血糖。短期内患者会出现反跳性高血糖，可随访观察，不需要注射胰岛素。胰腺手术的术后并发症包括假性囊肿形成、胰腺炎、腹内脓肿、糖尿病和胰瘘（表 18-2）。

胰瘘是胰腺手术后常见的并发症。过去并不清楚胰瘘的形成[44]。因此，国际胰瘘研究组提出了一个更为普遍接受的定义。通过术中放置引流管中液体的性质和流量来评估胰瘘非常重要，并且可测定引流液的淀粉酶。根据严重程度对胰瘘进行分级；引流液中测得淀粉酶高于 3 倍正常值上限并结合临床表现可明确诊断。A 级胰瘘指实验室生化检测异常，临床结果最轻，不属于真性胰瘘。B 级胰瘘影响术后治疗，引流管放置并持续观察超过 3 周，或者需要通过内镜或经皮手术重新定位引流管。C 级胰瘘指出现一个或多个器官系统衰竭，需要再次手术[45]。对治疗无效或生命体征不稳定而无法接受其他治疗的患者可选择再次手术，一项大型回顾性研究表明手术成功率高达 92%，死亡率为 6%～9%[46]。

七、非手术治疗

对于不愿意、无法接受手术或不可切除的肿瘤转移患者可采取药物治疗。药物治疗需要少量多次进食，对难治性患者可通过二氮嗪、生长抑素类似物和糖皮质激素控制低血糖。二氮嗪是一种非利尿的苯并噻二嗪，作用于胰腺 B 细胞，减少胰岛素分泌。给药方式为每天 2～3 次，每次 150～200mg，最大剂量为 400mg/d[47]。它是控制低血糖症最有效的药物，对约 50% 的胰岛素瘤患者有效[48]。二氮嗪的不良反应包括水肿、体重增加、肾损伤和多毛症。对难治性的患者糖皮质激素如泼尼松龙也有一定效果。在表达生长抑素受体 –2 亚型的肿瘤中，生长抑素类似物如奥曲肽可用于帮助预防低血糖，但同样可能加重无受体表达的肿瘤患者的症状[49]。奥曲肽抑制胰高血糖素和生长激素的释放，因此可以从根源上降低血糖[50, 51]。奥曲肽的长期不良反应包括轻度糖尿病、胆石症、吸收不良和体重减轻[52]。部分患者也采用干扰素 α 治疗。

立体定向放射性手术（Cyber 刀）是一种微创手术，通过大剂量辐射破坏肿瘤。据报道，这项技术已用于 1 名胰岛素瘤患者，治疗后 3 年血糖持续得到控制，因此对无法接受手术治疗的高危患者可考虑[53]。

EUS 引导下的酒精消融术对不适宜手术、拒绝手术或不完全切除的患者也较为安全，治疗效果明确[54]。有病例报道称将 95% 的乙醇溶液通过内镜注入胰岛素瘤中，可控制低血糖，随访 34 个月未复发[55]。

八、病理

一些宏观、微观和免疫组织化学的发现能够支持胰岛素瘤的诊断，并可进一步进行分类。微观上，需要评估有丝分裂指数和 Ki-67[49]。组织学上，难以区分恶性胰岛素瘤，当发现转移癌时，常常可明确诊断[56]。

九、恶性胰岛素瘤

仅有 5%～10% 的胰岛素瘤为恶性；尽管治愈性切除后无病生存中位数为 5 年，但肿瘤常在不到 2 年内复发[57]。转移灶常见于肝脏。姑息性切除可延长生存期，辅助手段如射频消融、冷冻治疗、肝动脉栓塞和化学栓塞[58]。全身化疗包括多柔比星和链佐星联合用药，能显著减灭肿瘤并缓解低血糖症状，持续时间达 18 个月[59]。对于一般的 PNET，包括胰岛素瘤，卡培他滨联合替莫唑胺作为一线治疗的结果令人满意，达卡巴嗪作为二线治疗可达到 70% 的客观肿瘤反应[60]。研究证实，雷帕霉素 mTOR 的哺乳动物靶点在 PNET 中表达异常活跃。因此，mTOR 抑制药依维莫司也被认为是一种有效的新疗法，可用于转移性胰岛素瘤，对难治性低血糖有一定作用[61,62]。肽类受体放疗（peptide receptor radiotherapy，PRRT）需肿瘤细胞上存在生长激素抑制素受体亚型，以有效结合放射性配体。PRRT 在治疗高胰岛素血症方面显示出一定作用，并可维持胰岛素瘤患者血糖正常[61]。

十、预后

胰岛素瘤 5 年总生存率为 97%，带病生存率为 100%，无病生存率为 90%。大多数良性患者在肿瘤成功切除后寿命与正常人无异[1]。马萨诸塞州综合医院 25 年的治疗经验报道显示，多变量分析中仅淋巴血管侵犯可以预测疾病复发，大多数复发发生在前 5 年内[63]。梅奥诊所对 224 名接受胰岛素瘤手术的患者进行系统性研究发现，87% 的患者在术后 6 个月内无复发症状，10 年内低血糖复发率为 6%，20 年内复发率为 8%。接受胰岛素瘤切除术的患者的总生存率也与一般人群相比无显著性差异。术后糖尿病的发生率为 5%。在 MEN1 患者中，10 年和 20 年的复发率均为 21%[1]。

第19章 胃泌素瘤诊治进展
Advances in the Diagnosis and Management of Gastrinoma

Brendan M. Finnerty　Thomas J. Fahey III　著

宋　瑞　译

一、概述

胃泌素瘤是一种功能性神经内分泌肿瘤，表现为产生过量的胃泌素激素导致胃酸分泌过多，其临床后遗症被称为佐林格－埃利森综合征（Zollinger Ellison syndrome，ZES）。1955年发表的初步报道描述了基于ZES的三种临床表现：①不常见部位的消化性溃疡（peptic ulcer disease，PUD），如十二指肠远端或空肠近端；②明显的难以干预的胃酸分泌过多；③存在胰岛细胞肿瘤[1]。对这种疾病的准确认识有两个主要原因。首先，胃泌素瘤存在60%～90%的恶性风险，定义为原发肿瘤的局部浸润和（或）存在转移灶。其次，未被识别的ZES可导致与严重消化性溃疡疾病和胃食管反流疾病（gastroesophageal reflux disease，GERD）相关的并发症，如穿孔、胃肠道出血和狭窄[2]。

（一）流行病学

胃泌素瘤是仅次于胰岛素瘤的第二常见功能性神经内分泌肿瘤，每年的发病率为每百万0.5～3例[3]。男性发病率略高，发病年龄在40—50岁。但是，从疾病发作开始，ZES的确诊平均时间约5.5年。而且，超过70%的患者有溃疡史，一些患者有穿孔（5%）或胃幽门梗阻（12%）病史[4]。约75%的胃腺瘤是偶发的，而25%的胃腺瘤与MEN1型有关[5]。与此相反的是，大约一半的MEN1患者发生胃泌素瘤，是在此疾病基础上最常见的功能性NET[6]。在解剖上，80%的肿瘤位于胃腺瘤三角内，上以胆总管与胆总管连接处为界，下以十二指肠降部、水平部为界，中间以胰腺颈部和体部为界[7]。在以前，这些肿瘤被认为最常位于胰腺；然而，几十年前的报道开始否认这一论断，因为十二指肠原发性肿瘤的检出越来越多[8]。实际上，一个更权威的报道称只有25%～40%的原发性肿瘤位于胰腺[4]。与胰腺肿瘤相比，十二指肠肿瘤通常直径更小（＜1cm），淋巴结转移的风险类似，肝转移的风险更低[9, 10]。根据国际共识，散发性和MEN1型胃肿瘤的分布也有差异（分别为50%～88%和70%～100%）[11]。重要的是，10%的散发性胃泌素瘤（10%的MEN1胃泌素瘤）被认为是这些肿瘤中的淋巴结原发肿瘤，其中25%是多灶性，但大多数仍然在胃泌素瘤三角内发现[12]。被确定为"淋巴结原发"的胃泌素瘤是否是真正的淋巴结原发肿瘤还是来自隐匿的十二指肠或胰腺原发肿瘤的淋巴结转移尚不确定。

（二）临床表现

ZES的症状继发于胃泌素对胃产酸壁细胞和产组胺肠嗜铬样细胞的促分泌作用造成的高胃酸排出。因此，最常见的症状包括上腹痛（75%）、慢性腹泻（73%）、胃食管反流引起的胃灼热（44%）、恶心/呕吐（30%）和体重减轻（17%）。

由于 ZES 腔内胃酸含量高，大多数患者会表现出多种症状，事实上，近 30% 的患者会表现出四种以上的症状。散发性和 MEN1 相关胃腺瘤的症状大致相同；然而，MEN1 患者出现腹痛的频率较低（66%），反而会表现有伴随的甲状旁腺功能亢进或垂体腺瘤的体征。值得注意的是，这种情况下的慢性腹泻是多因素的，大量的胃酸不能被肠道完全吸收，可能会抑制钠和水的吸收。此外，腔内 pH 值整体较低导致胰腺消化酶失活，导致脂肪泻 [4, 13]。

大量患者可能出现继发于慢性胃酸分泌过多的并发症。超过 2/3 的患者将出现消化性溃疡的确诊证据，通常是复发和药物难治性溃疡。对于十二指肠球部远端溃疡应该高度警惕。其他影响性后遗症包括胃肠道出血（25%）、十二指肠或幽门瘢痕（10%）和消化道穿孔（5%）。因此，大多数患者已经开始使用质子泵抑制药（proton-pump inhibitor，PPI）或 H_2 受体拮抗药，约 10% 的患者甚至进行了胃酸减少手术 [13]。但实际上，只有 7% 的胃腺瘤患者在最初表现时被准确诊断，因此平均延误诊断 5.5 年。而且约 70% 的患者被误诊为慢性特发性消化性溃疡。其他常见的误诊包括慢性特发性胃食管反流、慢性特发性腹泻、炎症性肠病和肠易激综合征 [4, 13]。

（三）肿瘤分类

组织学上，胃泌素瘤与其他胰腺神经内分泌肿瘤相似，是典型的高分化肿瘤，表现为 Ki-67 < 2%，胞核均匀，染色质呈深浅相间，胞质呈细颗粒状。虽然它们生长缓慢，但 60%～90% 是恶性的，通过病理学可以定义为局部或远处转移。近 25% 的患者有"侵袭性"的病理组织，预后较差。与"非侵袭性"表型相比，这些肿瘤的发生与性别、空腹胃泌素水平显著升高、更大的直径（> 3cm）、胰腺原发部位和预期的肝转移（20%）相关，"侵袭性"表型的 10 年生存率显著较低（30% vs. 96%）[14]。无论分型如何，预测患者生存的最重要因素是是否存在肝转移及肝转移的程度 [15]。在没有肝转移的情况下，患者 20 年生存率为 95%，而那些有单独转移或有肝损伤的患者 15 年生存率为 60%～70%，而那些有弥漫性肝损伤的患者 10 年生存率为 15%[4, 10, 15]。虽然

30%～70% 的胃泌素瘤会有淋巴结转移，但这几乎没有影响患者的生存率。

（四）遗传学

大约 25% 的胃泌素瘤患者存在种系常染色体显性 MEN1 突变，引起 MEN1 综合征，导致多腺原发性甲状旁腺功能亢进、胰腺 NET 和垂体腺瘤。MEN1 编码 menin，menin 是一种核支架蛋白，通过染色质重构作为转录调控因子；它也是表观遗传修饰中组蛋白甲基转移酶复合物的重要组成部分 [16]。75% 的胃泌素瘤是散发性的，在数据上，严重缺乏描述这些肿瘤基因组学的数据。在广泛的散发性肿瘤中发现了 MEN1 位点杂合性缺失（11q13），其中高达 40% 的肿瘤含有非基因系 MEN1 突变 [17, 18]。但是，MEN1 基因突变的存在似乎与胃腺瘤患者的任何临床病理特征或预后差异无关 [19]。在胃癌患者中发现一半的患者存在 p16^INK4a 的高甲基化，并被认为是肿瘤发生的一个潜在的早期事件 [20]。目前已经开始使用更全面的基因组分析来描述促使胰腺 NET 肿瘤发生的基因改变，即非功能性肿瘤。具体来说，涉及染色质重塑和哺乳动物雷帕霉素靶点（mammalian target of rapamycin，mTOR）通路的基因突变是大型非家族性胰腺 NET 队列中大多数基因改变的原因 [21]。除 MEN1 外，其他染色质重塑基因的普遍突变包括死亡结构域相关蛋白（death-domain-associated protein，DAXX）和 X 连锁 α- 珠蛋白生成障碍性贫血 / 智力迟钝综合征（a-Thalassemia/mental retardation syndrome X-linked，ATRX），这与胰岛 NET 患者预后更差相关 [22]。然而，在对胃泌素瘤特异性基因组改变进行更多分析之前，很难得出转化这些数据的具体结论。

二、诊断

早期发现 ZES 的关键在于基于早期描述的临床特征的高度怀疑指数，特别是在出现多种症状的情况下。详细的病史和体检是必要的，要仔细注意 ZES 的症状、内科并发症（包括可能的误诊）、腹部手术和内镜检查、消化性溃疡病或 MEN1 家族史和酸还原治疗药物史。应将幽门螺杆菌检测记录在案，并询问之前使用的非甾体抗

炎药。一个典型的案例是患者出现了慢性腹痛、腹泻和体重减轻，有 PPI 治疗的复发性溃疡史，可能是幽门螺杆菌感染阴性和未使用非甾体抗炎药。图 19-1 给出了一种诊断和治疗 ZES 的算法。

（一）生化评价

诊断的第一步是获得空腹血清胃泌素（fasting serum gastrin，FSG）水平，以评估高胃泌素血症。而且不能因为害怕出血或穿孔而排除溃疡的治疗。所以，应先治疗溃疡，然后进行胃泌素瘤检查。

尽管如此，对于高胃泌素血症患者进行全面的鉴别诊断是必要的。在大多数检测中，高胃泌素血症通常被定义为 FSG > 100pg/ml[4]。胃泌素水平的升高应考虑到胃酸的分泌水平。使用 H_2 受体拮抗药或 PPI、幽门螺杆菌感染（泛胃炎）、萎缩性胃炎、慢性肾衰竭，以及既往未行前静脉切开术的迷走神经切开术，可导致胃酸分泌减少（即适当的生理反应）的高胃泌素血症。与增加或正常胃酸生产（即不适当的生理反应）相关的高胃泌素血症通常发生在胃泌素瘤、胃窦滞留综合征、幽门螺杆菌感染（胃窦为主）、胃窦 G 细胞增生、胃出口阻塞等[23, 24]。这些疾病大多数情况下只会有轻度到中度的胃泌素升高，需要与胃泌素瘤进行区分，特别是只有约 35% 的胃泌素瘤患者会出现症状性的胃泌素水平升高 > 1000pg/ml，或高于正常值上限的 10 倍。一般情况下，正常的胃泌素水平是排除胃泌素瘤的有效检测指标，胃泌素水平升高只发生在 0.3%～3% 的胃泌素瘤患者中[4]。在临床检验中，胃泌素测定有很大的差异性，12 个试剂盒中可能只有 5 个试剂盒的结果是准确可靠的[25, 26]。因此，如果诊断不明确，并担心出现假值，那么重复测定 FSG 是非常必要的。腔内胃酸分析历来是诊断 ZES 的重要辅助手段。基础酸输出量（basal acid output，BAO）是通过鼻胃管在 1h 内吸出胃内容物获得的胃酸分泌量的直接测量值（单位为 mEq/h）。最大酸输出量（maximal acid output，MAO）通过五肽胃泌素刺激后用同样方法测得的测量值。但实际上在美国，由于各中心的可及性及五肽类药物的不可及性，这些检测不常使用到临床上[24]。测量胃 pH 值的替代方法包括经鼻 pH 探头监测或使用 pH 指示剂纸进行腔内胃液性质分析。表 19-1 概述了 FSG 和胃酸水平的生化解释，主要反映了 NIH 两项大型研究对 ZES 患者的 FSG、BAO 和 MAO 的分析结果[4, 27]。通常情况下，只要 FSG > 1000pg/ml 且胃液 pH < 2，或者 FSG 升高且 BAO > 15mEq/h，就可以诊断 ZES[4]。需特别注意的是，对于 FSG > 1000pg/ml 且胃液 pH < 2 的患者，在诊断 ZES 患者之前，需要通过全面调查既往胃切除术史，包括严格审查手术报告，并在必要时进行高锝酸钠扫描，来排除胃窦滞留综合征[28]。最后，为了确保准确的生化诊断，PPI 用药应在所有测试前保持使用 1～2 周，医生和患者必须注意 PUD 恶化的体征和症状，以及在这个用药间隙期间发生的并发症。为了预防这种情况，患者在生化评估 24h 前应使用大剂量雷尼替丁，生化评估包括 FSG、BAO、胃 pH 值，必要情况下需进行刺激试验。

约 2/3 的患者会出现模棱两可的生化结果，因此需要进行分泌素或钙刺激试验来确认 ZES 的诊断。在分泌素刺激试验（secretin stimulation test，SST）中，静脉给予 2U/kg 的分泌素，并在注射前、注射中、注射后的第 2min、5min、10min、15min 和 30min 连续测量 FSG。在正常的胃 G 细胞中，分泌素对胃泌素的分泌有抑制作用，而在胃泌素瘤细胞中则相反（通常在 10min 内）。NIH 发表的一项大型系列研究检测到胃泌素水平升高 > 120pg/ml 是诊断的最佳临界值，对 ZES 的敏感性和特异性分别为 94% 和 100%[29]。在由 PPI 或萎缩性胃炎继发的贫血和胃酸缺乏症的情况下诊断存在 15% 的假阳性率，这是值得临床医生注意的[30]。钙滴注试验也有类似的方案，但与 SST 相比，稳定性较差。钙滴注速率为每小时 5mg/kg，FSG 水平在起始前、起始期间、起始后 1h、2h 和 3h 连续测量。增加钙 > 395pg/ml 时的敏感性仅为 62%（特异性 100%），因此，这种试验大多数情况下已被放弃，转而寻求 SST 进行刺激性试验。但是，由于 38%～50% 的 SST 阴性患者钙输注检测呈阳性，如果临床怀疑 ZES 高而 SST 阴性，则应使用该检测。

嗜铬粒蛋白 A（Chromogranin A，CgA）是唯一与胃泌素瘤相关的肿瘤标志物。它是一种位于神经内分泌肿瘤分泌密集核心颗粒中的蛋

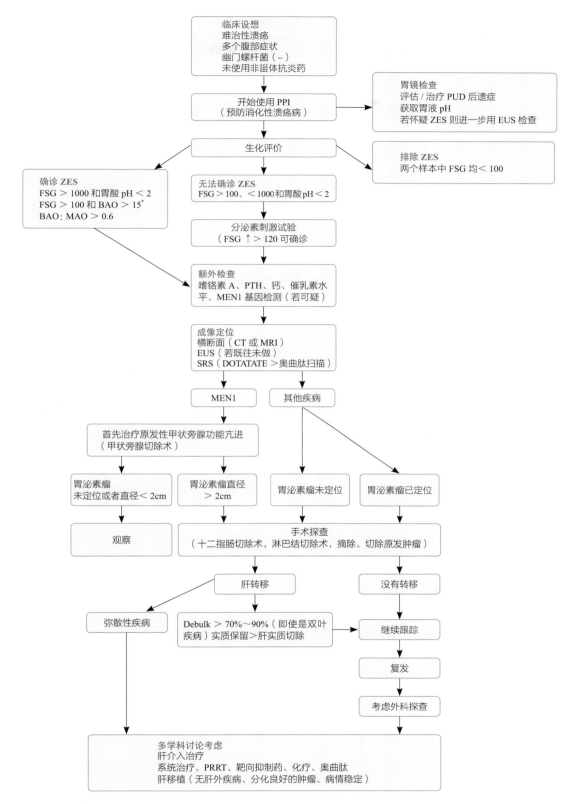

▲ 图 19-1　一种诊断和治疗 ZES 的建议流程图

*. 胃大部切除术后患者 BAO > 5 即可诊断。BAO. 基础酸产量（mEq/h）；CT. 计算机断层扫描；EUS. 内镜超声；FSG. 空腹血清胃泌素（pg/ml）；MAO. 最大酸产量（mEq/h）；MRI. 磁共振成像；PPI. 质子泵抑制药；PRRT. 肽受体放射性核素治疗；PTH. 甲状旁腺激素；PUD. 消化性溃疡病；ZES. 佐林格 – 埃利森综合征

表 19-1　胃泌素瘤的生化解释

胃泌素水平（pg/ml）	胃酸水平	解　释
＞1000	pH＜2	确诊 ZES
100～1000	pH＜2	需要额外的检查[a]（如分泌素刺激试验或者 BAO）
＞100	BAO＞15mEq/h（无胃部手术病史）	确诊 ZES
＞100	BAO＞5mEq/h（有减胃酸手术病史）	确诊 ZES
＞100	BAO：MAO＞0.6[b]	确诊 ZES
正常	—	再次重复检查，如果结果还是正常，则排除 ZES

BAO. 基础酸产量；ZES. 佐林格 – 埃利森综合征
a. 关闭质子泵抑制药 1～2 周
b. 皮下五肽胃泌素刺激后

白，被用作检测 NET 的血清和免疫组化标志物，上升水平与 NET 进展和肝转移相关[31]。然而，在胃泌素瘤中，即使有局部和有限的肿瘤负荷，90%～100% 的病例中 CgA 仍然升高[32, 33]。NIH 对胃腺瘤患者的前瞻性研究表明，嗜铬粒蛋白 A 是一种高度敏感（92%），但没有特异性（67%）的疾病标志物；此外，它与肿瘤的生长和范围没有相关性[34]。CgA 的水平在胃癌切除术后适当降低，但在升高（62% 和 53%）或稳定（42% 和 69%）肿瘤负荷的检测既不敏感也不特异[35]。并且血清 CgA 和胃泌素的升高与 PPI 治疗和幽门螺杆菌感染有关，而与 H_2 受体拮抗药治疗无关[36-38]。

最后，因为 25% 的胃泌素瘤与 MEN1 相关，诊断检查应包括血清钙、甲状旁腺激素和催乳素水平。在疑似该综合征的病例中，可进行基于 DNA 的 MEN1 基因确认检测。

（二）内镜评估

所有疑似 ZES 患者均应进行内镜检查，首先评估是否有 PUD 证据。对溃疡和可疑病变进行活检，并对出血性溃疡进行治疗。在超过 90% 的 ZES 病例中可以观察到胃泌素营养作用后出现的明显的皱襞，也可能有反流性食管炎的证据，而食管狭窄和幽门或十二指肠瘢痕只在 10% 的病

例中出现[13]。内镜检查时应注意提示高胃泌素血症的其他病因的迹象，如萎缩的胃黏膜提示恶性毒血症。如前所述，在 EGD 期间可以获得胃液进行 pH 值测试。肿瘤定位可以通过直接观察和内镜超声识别十二指肠、胰腺或胰周病变。EUS 对胰腺病变的敏感性为 75%～100%，特异性为 95%，对于胰腺内小肿瘤（＜2cm）的检测尤其有用；然而，它对十二指肠肿瘤的敏感性较差（38%～63%）[39-42]。细针抽吸肿块可以进行细胞学诊断，但它不是确诊的必需检查。

（三）肿瘤定位成像

在生化诊断的 ZES 中，必须要对胃泌素瘤的原发肿瘤进行定位和评估是否伴随转移。除了 EUS 内镜检查外，还应包括计算机断层扫描、磁共振成像和（或）生长抑素受体显像。对＞1cm 的胰腺肿瘤和肝转移来说，腹部 CT 静脉造影是最佳的检测方法，但对＜1cm 胰腺外肿瘤的检测效果较差，其敏感性为 59%～78%，特异性为 95%～98%[42, 43]。胃泌素瘤通常会因为它的高血管密度在动脉期增强。腹部 MRI 在检测胃泌素瘤方面也具有很高的特异性（88%～100%），在检测肝转移方面也优于原发肿瘤，在早期病例中，对原发病灶的识别敏感性仅为 20%～25%[44, 45]。

最近的数据显示，对于＜ 2cm 的原发性肿瘤，MRI 的敏感性大大提高了 85%，所以应首先考虑将 MRI 作为首选成像方式而不是 CT[46]。在 MRI 上，与周围器官相比，胃泌素瘤具有典型的高 T_2 信号和低 T_1 信号。

20 世纪 90 年代后期，几项前瞻性研究表明，与其他成像方式相比，使用（^{111}In-DTPA-D-Phe1）奥克肽检测胃泌素瘤的敏感性提高（原发肿瘤 58%～78%，转移 92%～100%），所以 SRS 成为一种标准成像方式，这改变了近一半患者的治疗方法 [47-49]。SRS 还发现了 64% 的＜ 2cm 的病变和 30% 的＜ 1cm 的病变，这在当时是一个诊断的改进，但仍未发现十二指肠小肿瘤 [47]。最近，几种生长抑素类似物已被正电子发射放射性核素（通常为 ^{68}Ga）标记，最常见的示踪剂是 ^{68}Ga-DOTATOC、^{68}Ga-DOTATATE 和 ^{68}Ga-DOTANOC，这些示踪剂可用于生长抑素受体 PET-CT 成像。最近的一项系统研究和 Meta 分析计算出，生长抑素受体 PET-CT 成像检测肺或胃肠胰 NET 的综合敏感性和特异性分别为 93% 和 96%[50]。据报道，这种成像方式改变了大约一半的 NET 患者的治疗 [51-53]。在胃腺瘤中，只有一个小系列评估在增强 CT 中 ^{68}Ga-DOTANOC 与 ^{68}Ga-DOTANOC 相比的疗效：分别在 36% 和 93% 的 CT 扫描阴性和可疑结果中识别出肿瘤 [54]。因此，应考虑使用生长抑素受体 PET-CT 进行肿瘤定位。

如果横断面成像、EUS 和生长抑素受体成像均未能定位肿瘤，则应在术中通过超声、透照、触诊等方法进行手术定位。十二指肠肿瘤经常因为直径较小和位于黏膜下而被 EUS 和影像学方法漏诊。手术探查可以在 98% 的阴性定位研究的患者中检测到胃泌素瘤，这与近 50% 的长期治愈率相关（平均随访 9.4 年）[55]。在此情况下，与术前定位阳性的患者相比，术前定位阴性的患者更容易出现十二指肠小肿瘤，因此手术探查的关键部分是在靠近第二和第三部分交界处的地方进行广泛的十二指肠移动和十二指肠切除术。

三、治疗

在 H_2 受体拮抗药的出现以前，全胃切除术是唯一有效的去除器官末端靶胃泌素的方法。20

世纪 70 年代，H_2 受体拮抗药的出现减少了胃切除术治疗胃泌素瘤的需要；但是患者需要积极增加剂量以维持 BAO ＜ 10mEq/h[56]。在某些治疗病例中，失败率接近 60%，许多患者仍然需要胃切除术或减酸手术（如迷走神经切开术）来治疗胃泌素瘤。这种治疗方法在 20 世纪 80 年代发生了巨大的变化，PPI 由于其高效的减酸和最小的剂量增加需要而得到广泛使用 [2]。在接受 PPI 治疗的患者中，90% 的患者有改善症状、降低 BAO 和避免继发于胃酸分泌过多的并发症的良好结果，其年复发率＜ 5%[57, 58]。PPI 极少有不良反应，除了维生素 B_{12} 缺乏、骨折、痴呆、微量营养素缺乏（铁、钙、镁）和腹腔内感染（包括艰难梭菌）的极少数例外 [59-61]。PPI 治疗仍然是术前和术后胃酸控制的金标准治疗，因为可能是由于胃泌素长期营养效应造成的残留壁细胞过多，约 40% 的患者在完成根治性切除后仍需要抗分泌治疗 [62, 63]。因此，控制胃酸分泌亢进，改善症状，防止严重 PUD 的阴性后遗症是治疗胃泌素瘤患者的首要步骤。如果酸排出量可以测量，则应滴定 PPI 的剂量，使 BAO 降低到 15mEq/h 以下（或既往有减酸手术史的患者＜ 5mEq/h）。

对于 MEN1 患者，应首先处理原发性甲状旁腺功能亢进，因为高钙血症可增加血清胃泌素水平，降低对酸还原治疗的反应 [64, 65]。因此，甲状旁腺切除术使钙水平正常化可以降低 BAO 和胃泌素水平，从而降低严重 PUD 恶化的潜在风险 [66, 67]。在平均 17 年的随访中，一些患者倾向于行甲状旁腺次全切除术（切除 3.5 个腺体），其预期的持续性和复发率分别为 12% 和 44%[67]。但是，其他研究报道称，MEN1 患者甲状旁腺次全切除术的长期复发率较高，特别是 8 年复发率为 67%[68]。因此，由于自体甲状旁腺全切开术的持续率（0%）和复发率（10%～50%）较低，一部分学者提倡采用自体甲状旁腺全切开术，但与甲状旁腺次全切开术相比，外科医生应警惕其永久性甲状旁腺功能低下的较高发生率（22% vs. 10%）[67, 69, 70]。

所有散发性 ZES 患者应由外科医生评估，并进行手术探查及切除，其术后康复率接近 60%，其中约有一半患者在 5 年内复发 [71, 72]。在散发性胃泌素瘤患者中，大约一半患者在 5 年内没有复发，约 1/3 的患者在 10 年内没有复发，其 10 年的总生存率为 95%[72,73]。从肿瘤角度看，与非手术治疗相比，手术有一个主要的生存优势，即手术患者发生肝转移的概率显著降低（5% vs. 29%），因此提高了 20 年疾病特异性生存率（98% vs. 77%）和总生存率（81% vs. 55%）[72]。

在手术探查中有几个重要的手术步骤。首先，必须采用广泛的 Kocher 手法显露十二指肠和胰头，并将胃结肠韧带切开，充分显露胰颈、胰体和胰尾。除触诊外，术中超声对鉴别十二指肠、胰腺和肝脏肿瘤也是一个重要的辅助手段。详细的十二指肠检查应包括内镜下透照和十二指肠第二部分前外侧 3cm 纵行十二指肠切开术，以方便观察和触诊 3cm 以下的肿瘤（如果可能的话是横切的）。十二指肠肿瘤应局部切除，然后进行永久性闭合。十二指肠切开术的手术探查使胃腺瘤的发现成功率从 76% 提高到 98%，这是由于十二指肠肿瘤的检出率比未十二指肠切开术提高了（62% vs. 18%），并且有更好的术后即刻治愈率（65% vs. 44%）和长期治愈率（52% vs. 26%）[74]。胰腺（和胰周）肿瘤摘除优于正式切除，如胰十二指肠切除术，除非有胰管累及或体积较大的疾病不适于保留胰腺切除。由于胃癌发生淋巴结转移的风险为 30%～70%，手术探查时也应行淋巴结切除术，充分采集胰周、胰十二指肠、肝十二指肠韧带、主动脉下腔盆的淋巴结。在一项回顾性队列研究中，系统性淋巴结切除术切除 10 个或以上淋巴结与更高的生化治愈率（100% vs. 64%）、延长疾病特异性生存率和降低死亡率风险（0% vs. 29%）相关[75]。最后，应进行预防性胆囊切除术，以避免生长抑素类似疗法继发的胆囊结石并发症或未来复发转移性疾病的肝消融治疗导致的胆囊坏死[76]。

与散发性肿瘤相比，由于 MEN1 患者肿瘤的多灶性、小体积和易发生淋巴结转移，MEN1 患者有更加难以通过手术治愈肿瘤的风险。MEN1 与较低的即时无病状态率（50% vs. 15%）、5 年无病生存期（40% vs. 4%）和 10 年无病生存期（34% vs. 0%）相关；然而，散发型和 MEN1 相关的胃泌素瘤在 10 年疾病特异性或总生存率方面没有差异[73,77]。判断其预后的最重要的指标是

肝转移，肿瘤 > 2cm 便可能发生肝转移[10,15,77,78]。此外，观察到 < 2cm 的无功能 NET 与 MEN1 患者的安全肿瘤预后相关。就像外科治疗一样[79,80]。由于手术治疗 MEN1 肿瘤非常罕见，而 ZES 症状通常可以通过 PPI 和甲状旁腺切除术来控制，治疗 MEN1 的主要目的是减少肝转移的风险，因此，这些患者只有当有一个可识别的肿瘤成像 > 2cm 时才采用胃泌素瘤切除术，非手术治疗的肿瘤 < 2.5cm 的患者、手术治疗的肿瘤 > 2.5cm 的患者和非手术治疗的弥漫性肝转移患者的 15 年生存率分别为 100%、89%、100% 和 52%[81]。一些学术组建议对 MEN1 合并胰十二指肠切除术进行更彻底的解剖切除，但考虑到与上述算法和手术方法相关的良好的长期生存，这种方法的有效性存在争议[82]。

鉴于其复杂性，复发性和转移性疾病应由多学科团队管理。对于复发的疾病应考虑手术治疗，约 1/4 的 ZES 患者接受了肿瘤切除，术后平均 6 年再手术。超过 1/3 的患者术后立即无病，1/4 的患者在 8 年的随访后仍保持无病[77]。在再次手术时，与十二指肠切除术的原则相同，必须进行适当的淋巴结切除术，所有复发的原发肿瘤必须进行摘除或正式切除。

至少 25% 的 MEN1 患者出现肝转移，其中不到 25% 的患者的疾病局限于单叶[4,15]。尽管如此，在功能性和非功能性 NET 合并肝转移的混合队列中，以减少 70%～90% 肿瘤负荷为目标的肿瘤切除手术与良好的长期预后相关，特别是疾病特异性生存率高达 90%[83-85]。在大多数报道中，手术入路结合了正式的肝切除和保留实质的非解剖性切除，并伴有或不伴有消融，因此允许对双叶性肝病进行积极的手术治疗，同时尝试保留足够的残余肝。在一项大系列的手术治疗肝网研究中，几乎所有的患者都在 5 年后复发，但 5 年和 10 年的总生存率分别为 74% 和 51%[86]。此外，33% 的队列中出现了 R_2 切缘状态，并且在多变量分析中与较差的生存无关。其他系列报道显示，接受肝切除术的高分化 NET 转移患者的 5 年和 10 年生存率分别为 90% 和 70%，手术干预是生存的独立预测因素（与非手术治疗方案相比）[87]。因此，即使遇到阳性切缘，NET 肝转移患者也有良好的长期生存，因为肿瘤切除手术仿

佛"返老还童"。目前对于弥漫性肝损伤的治疗是有争议的，肝移植是转移性 NET 患者的一种选择，几个系列的回顾报道显示，5 年总生存期（33%～90%）和无病生存期（9%～77%）有很大的变异性。组织学分化良好且无法切除的广泛肝转移的患者中，已接受原发肿瘤切除术的患者应表现为病情稳定 6 个月并且无肝外转移的证据，才可以考虑移植[88]。其他的肝脏介入治疗包括射频消融术、微波消融术、经动脉化疗栓塞术和选择性内放疗，但没有一种是提高生存率的优越干预手段[89]。这些治疗方法最好用于治疗不可切除的肿瘤和手术治疗后的肝脏复发。

针对转移性 NET 有几种全局性治疗方案，尽管它们的治疗效果不太可靠，而且评估单纯胃液瘤应答率的研究也有限。虽然生长抑素类似物可能在肝负荷增加时无效，但是它与转移性 NET 无进展生存改善相关[90, 91]。化疗方案以前是以链脲佐菌素加多柔比星为主，但最近基于替莫唑胺的方案（卡培他滨）的客观反应率为 15%～70% 不等[92-94]。mTOR 抑制药依维莫司已被证明可将转移性胰腺和胰外 NET 的无进展生存期从约 4 个月增加到 11 个月，并对后者有积极的肝脏治疗效果[95, 96]。与安慰剂相比，多靶点酪氨酸激酶抑制药舒尼替尼也显示了将转移性胰腺 NET 患者无进展生存期从 5.5 个月改善至 11.4 个月，客观缓解率（9% vs. 0%）和死亡率（10% vs. 25%）也有所改善[97]。最后，肽受体放射性核素治疗（peptide receptor radionuclide therapy，PRRT）可能是最有可能的全身治疗，因为与长效奥曲肽相比，在无法手术的生长抑素受体阳性转移性中肠 NET 患者的 20 个月无进展生存期（65% vs. 11%）、客观缓解率（18% vs. 3%）和总生存期（中期分析）均有改善[98]。并且有研究表明，在另一组 11 例进展性恶性胃泌素瘤患者的小回顾性队列中，PRRT 改善了所有患者的症状并降低了平均血清胃泌素水平[99]。1 例（9%）患者完全缓解，5 例（45%）患者部分缓解，7 例（64%）患者的抗肿瘤疗效持续时间为 14 个月。虽然本研究中 36% 的死亡患者最初表现为广泛的肝脏疾病，但这些数据表明 PRRT 可能在不可手术的转移性胃腺瘤中发挥作用，因此需要进一步研究。

四、预后

尽管大多数胃腺瘤是恶性的，但其 20 年和 30 年的总生存率分别为 84% 和 68%。即使在可手术治疗的复发性肿瘤患者中，疾病特异性死亡率也只有 13%[77]。恶性胃泌素瘤的预后主要取决于肝转移的存在和肝损伤（图 19-1）[10, 15]。局限性肝病患者的 20 年生存率为 95%。然而，如果存在弥漫性肝转移，10 年生存率从 90%～96% 急剧下降到 16%～30%[10, 15]。此外，最初出现肝转移的患者的 10 年生存率（26%）远低于后来发展为肝脏疾病的患者（85%）[15]。肝转移的危险因素包括胰腺的原发部位和原发肿瘤的大小，从 1cm 到 3cm 的直径增加，转移的风险从 4% 增加到 62%[10]。如前所述，大约 25% 的患者被归类为"侵袭性"病理，这与较差的预后相关。这些因素包括女性、显著升高的胃泌素水平、肿瘤大小 > 3cm、胰腺原发性肿瘤和肝转移。与没有这些因素的患者相比，"侵袭性"表型的 10 年生存率显著降低（30% vs. 96%）[14]。并且，其生存率似乎不受淋巴结转移或 MEN1 状态的独立影响[10]。最常见的死因是肝肿瘤引起的恶病质和肝衰竭的肿瘤负荷[15]。

五、结论

胃泌素瘤的典型表现为难治性 PUD，伴有与高胃酸排出量相关的多种症状，如腹痛、腹泻和体重减轻。对胃泌素瘤的准确认识对于避免严重 PUD 的严重并发症（即胃肠道穿孔或出血）和迅速治疗这种经常发生的恶性肿瘤至关重要。最关键的是要对伴有 PPI 的 PUD 进行及时治疗和系统检查，包括幽门螺杆菌检测、空腹血清胃泌素水平，以及胃酸 pH 测试或基础酸输出测量的胃镜检查。对于诊断不明确的患者应进行分泌素刺激试验生化诊断，并应考虑进行 MEN1 筛查，评估钙、甲状腺激素和催乳素水平（有或没有基因检测）。在 MEN1 患者中，应首先进行甲状旁腺切除术治疗甲状旁腺功能亢进，以减少胃酸排出量。有助于肿瘤定位的成像方式包括 CT、MRI、EUS 和（或）生长抑素受体显像（如果有的话，

最好是 ⁶⁸Ga-DOTATATE PET-CT)。偶发性疾病的非局部患者应行手术探查，只有在影像学上发现肿瘤＞ 2cm 时，MEN1 患者才可接受探查。术中要注意胃腺瘤三角，应常规行十二指肠切除术和局部淋巴结切除术，以减少持续疾病的风险。原发性肿瘤通常可以通过摘除来处理，对于体积较大或累及胰管的疾病，可保留正式的胰腺切除术。肝转移预示着最坏的预后，但应考虑手术治疗以达到 70%～90% 的减积。复发性疾病可以进行手术再探查，但广泛转移性疾病应在多学科背景下进行评估，考虑非手术肝指导治疗和（或）系统治疗，如 PRRT。

非功能性胰腺神经内分泌肿瘤诊治进展

Advances in the Diagnosis and Management of Nonfunctional Pancreatic Neuroendocrine Tumors

Amanda M. Laird　Steven K. Libutti　著

杨　倩　译

第 20 章

一、概述

胰腺神经内分泌肿瘤是起源于胰腺导管上皮的朗格汉斯细胞或神经内分泌细胞的胰腺内分泌肿瘤。PNET 是相对罕见的肿瘤，美国每年新增病例大约有 1000 例，占所有胰腺癌的 3%～5%[1]。该病在过去比较罕见，过去 40 年间发病率几乎翻了一番[2]。预后由肿瘤的分级和分期决定，从低级到中级到高级。在整个胃肠胰神经内分泌肿瘤中，PNET 占 7.0%，并且往往比其余消化道肿瘤的 5 年生存率较低（＜ 40%）[3]。

PNET 可能是功能性的，或是非功能性的，这意味着可能会也可能不会产生过量激素，包括胰岛素、胃泌素、胰高血糖素、血管活性肠肽和生长抑素。过量分泌的激素有助于诊断，而非功能性 PNET 常常是偶然发现的。此外，它们可能发生在遗传综合征中，包括多发性内分泌瘤和 VHL[2, 4]。存在或不存在以上任何因素可能会影响治疗和手术决策。

传统的 PNET 是通过胰腺切除术伴或不伴转移灶切除术治疗的。然而，随着横断层面成像的广泛使用，早期 PNET 可被偶然发现。最近的指南建议应用更保守的方法也可以获得相同的预后[5, 7]。本章重点介绍散发性非功能性 PNET 和影响治疗的肿瘤特异性因子。

二、诊断

（一）PNET 的临床特征

PNET 传统上被称为胰岛细胞肿瘤，并被认为起源于胰腺胰岛的朗格汉斯细胞。最近的证据表明它们来源于胰腺导管上皮的前体细胞[3]。非功能性 PNET 不分泌内分泌激素，如胰岛素、胃泌素或生长抑素，但大多会产生其他肽，这可能有助于后续的治疗。这些肽包括嗜铬粒蛋白 A、神经元特异性烯醇化酶和突触素[8, 9]。大多数 PNET 表达生长抑素受体。SSTR 也存在于其他类型的神经内分泌肿瘤和其他内分泌腺及整个胃肠道中[10]。五种类型的 SSTR 在分化良好的 PNET 而不是那些高级别肿瘤中更有特征并且含量更多[11]。这种肿瘤特征不仅有助于诊断，在治疗方面也起到了作用。

因为非功能性 PNET 不会分泌过多引起症状的激素，大多数患者被发现时已经是中晚期，肿瘤较大[12, 13]。一些患者确实没有任何症状，他们的肿瘤是被偶然发现的[14]。其他人可能会出现一种或多种症状，包括腹痛（35%～78%）、体重减轻（20%～35%）、厌食和恶心（45%）。不太常见的症状包括腹腔内出血（4%～20%）、黄疸（17%～50%）或体检时可触及的肿块（7%～40%）[15]。在大多数患者中，由于多年无症状或其他原因导致的症状致使延迟诊断。在对758名所有类型NET患者的调查中，从出现症状到确诊的平均时间为59个月。患者在确诊前平均看过5.7个医生[16]。

肿瘤确诊时的分期和分级与预后有关。在一项基于人群的研究中，存在转移比肿瘤大小预示着更差的生存，接受任何类型切除术的患者即使在转移的情况下也能提高生存率[17]。最近的一项基于监测、流行病学和终末期结果的数据评估显示，虽然NET的发病率和总体流行率正在增加，但肿瘤未转移和已发生转移的患者的生存率均有显著提高。然而，淋巴结和远处转移灶的出现仍然预示着生存率会降低[18]。

（二）PNET 的分类和分期

PNET可以是功能性的或非功能性的，其中非功能性PNET占90%[19]。它们被进一步区分为存在或不存在基因突变，这些分类可能会影响治疗。

与其他恶性肿瘤类似，PNET可能会通过肿瘤大小、结节状态和是否存在转移（TNM）这一传统分期系统进行分期，以了解临床进程和预测转移的发生。有证据表明，影响预后的最重要决定因素是肿瘤分级，这最终会影响治疗[20]。2010世界卫生组织将分级纳入PNET的分期[21]。这个分级系统已经包含在欧洲神经内分泌肿瘤协会（ENETS）已发表的最新的治疗指南中[22]。分级的决定因素包括有丝分裂率和增殖的标志物，即Ki-67指数。Ki-67指数以百分比表示，是关键的预后信息。在许多NET患者中，被用于肿瘤分级的Ki-67指数可预测无进展生存期和总体生存期[23]。低级别肿瘤每高倍视野具有<2有丝分裂率和0%～2%的Ki-67指数；中级别肿瘤每高倍视野具有2～20有丝分裂率和3%～20%的Ki-67指数；高级别肿瘤，也可能分化差，每高倍视野具有>20有丝分裂率和>20%的Ki-67指数[7]。

病理分期标准是由AJCC依据TNM分期制定的[24]。虽然分级可能最终决定预后并影响治疗方案，而AJCC系统在临床阶段仍具有意义，以确定患者是否具备手术条件及计划手术类型和范围。

三、PNET 成像

过去几年里，PNET在影像学方面进行了许多改进，不仅是计算机断层扫描和磁共振成像的质量有所改善，还有替代方法成像方法的使用，如生长抑素受体闪烁扫描和 ^{68}Ga-SA-PET 的引入。初步评估通常始于横断面成像，包括CT或MRI，尽管这两者可能是出于其他原因而做的检查，也因此大多数PNET是偶然发现的[25]。不仅仅是初步诊断，影像学对于预计手术可切除性和淋巴结和远处器官转移灶手术的合适切除范围也很重要。除了传统的影像学检查，内镜超声在获取组织病理活检及随访方面也是必要的。虽然每个个体的灵敏度和特异性不同，但都在评估和治疗中发挥重要作用。

（一）生长抑素受体闪烁扫描

SRS是核显像技术，曾经是用于NET成像的金标准。生长抑素类似物奥曲肽作为铟与生长抑素受体结合的奥曲肽给药[26]。注射后24h获取平面图像，添加SPECT/CT可以定位异常点，效果优于单独的平面成像或SPECT[27, 28]。灵敏度在70%～90%，而特异性接近100%[29, 30]。SRS不同于标准的解剖成像，它具有全身成像的显著优势，因此也被广泛使用。然而，其分辨率及检测1cm以下病灶的能力有限[30]。此外，SRS不能提供足够的解剖结构的细节来确定是否需要进行手术[9]。

（二）CT 检查

CT可能是最广泛使用的成像方式，不仅因为它十分便利，而且因为90%的PNET是偶然发现的，它可能是提示进一步评估的最初的检查[25]。CT具有类似于SRS检测原发灶的敏感性[31]。理想情况下，早期动脉期CT可以展现出典型的PNET的成像特性。通常，病灶在常规平扫图像上是等密度的，然后在动脉期增强，在门静脉期对比消失[32]，如图20-1所示。大肿瘤可能有中央坏死、异质性，并且含有钙化，可能不具有典型的成像特征[32, 33]。与其他方式相比，CT在了解肿瘤与周围结构的关系和辅助手术计划制定方面最有优势。

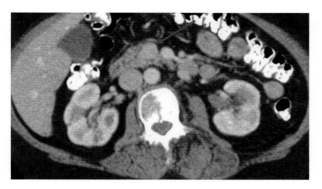

▲ 图 20-1　门静脉期腹部 CT，箭所示为胰腺肿块

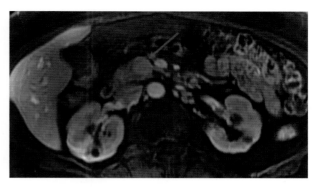

▲ 图 20-2　腹部磁共振成像对比增强，箭所示为胰腺肿块

（三）磁共振成像

与 CT 类似，MRI 可用于确定原发肿瘤与周围结构的解剖关系，从而有助于制订手术计划。MRI 还有一个优点是患者不暴露于电离辐射，而电离辐射经过长时间的随访结果显示是有一定风险的[34]。钆造影 MRI 在常规平扫、动脉期和门静脉成像的灵敏度与 CT 相似[35, 36]。PNET 在 MRI 常规平扫上 T_1 相呈低密度或等密度图像，并在 T_2 相呈高密度增强（图 20-2）[37, 38]。

（四）[68]Ga 生长抑素类似物

尽管正电子发射断层扫描是可行的，添加 [68]Ga 标记的生长抑素类似物（[68]Ga-SA）扫描是神经内分泌肿瘤最新的成像方式。可使用的生长抑素类似物包括 DOTATATE（四氮杂环十二烷四乙酸 – 奥曲酸）和 DOTATOC（DOTA0-D-Phe1-Tyr3– 奥曲肽）[39]。与 SRS 中的奥曲肽非常相似，[68]Ga-SA 对 2 型和 5 型生长抑素受体具有亲和力，但程度高于奥曲肽。[68]Ga-SA-PET 图像也可与 CT 结合以提高灵敏度，敏感性约为 80%，特异性为 90%[40, 41]。当用于评估胰腺以外的疾病时，转移的特异性接近 100%[42]。与 SRS 相比，[68]Ga-SA-PET/CT 可检测到更多的原发性和转移性病变[43, 44]。[68]Ga-SA-PET 的结果可以帮助改变治疗方案。在一项将 ^{68}Ga-SA-PET 与传统成像进行比较的单一机构研究中，[68]Ga-SA-PET 结果导致 19%～33% 的患者的继续或推迟手术治疗发生变化[42, 45]。除了提供有用的解剖学信息，[68]Ga-SA 可用于指导治疗，因为对于摄取 ^{68}Ga-SA 的 PNET 患者生长抑素类似物治疗可能有效[46]。敏感性可能会因 ^{68}Ga-SA 在胰腺钩突或炎症中的积累而受到限制，这可能导致结果假阳性（图 20-3）[47]。

（五）氟脱氧葡萄糖正电子发射断层扫描

传统的低级或中级的 PNET 不轻易摄取 FDG；因此，FDG-PET 的实用性低于其他类型的成像。低级或中级 PNET 标准摄取值通常较低[48]。FDG-PET 可能更适合高级 PNET，因为它们倾向于更容易吸收葡萄糖，并有更高的 SUV[49]。

内镜超声

EUS 对 PNET 的评估至关重要，因为它不仅可通过超声表征肿瘤，而且还可以在通过横截面成像识别病变后进行组织诊断。细针穿刺可在 EUS 时进行，并通过获取组织染色得出 Ki-67 指数，以明确肿瘤类型和分级[50]。尽管 EUS 不能提供关于远处转移灶的信息，但它可以提供在 CT 或 MRI 上看不到的额外细节，以帮助确定病灶的可切除性。它可以改善肠系膜上动脉和其他相邻结构边缘的检测[51]。它通常不用于监测散发性非功能性 PNET[52]。

四、临床指南

PNET 治疗指南由北美神经内分泌肿瘤学会（North American Neuroendocrine Tumor Society，NANETS）[6]、ENETS[7]、美国临床内分泌学家协会和美国内分泌学会（AACE/ACE）[5] 和国家综合癌症网络联合发布[53]。这些概述了从最初诊断到手术或医疗管理决策的方案。尽管许多建议

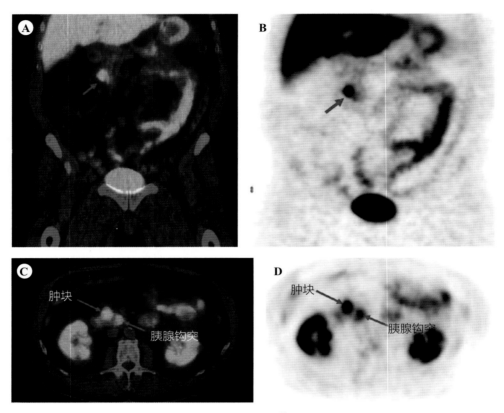

▲ 图 20-3　非功能性 PNET 的 ^{68}Ga-DOTATATE PET

A. CT 和 PET 冠状位融合图像，箭所示为肿瘤；B. 平面图像，箭所示为肿瘤；C. 融合 CT 和 PET 轴向图像显示胰腺钩突中的肿瘤和生理摄取（箭）；D. 平面图像，箭示肿瘤和钩突

是相似的，但还是存在一些差异，特别是在手术治疗方面。

所有已发布的指南在影像学推荐和血清生物标志物检测方面都相对相似。都推荐原始成像，并且 CT 是首选方法，而 MRI 取决于个体的临床情况。建议通过内镜超声引导细针抽吸对成像上被诊断为 PNET 的所有胰腺肿块进行活检。从而可以通过组织活检来明确诊断，所有指南都建议染色并获取 Ki-67 指数。建议获取血清生物标志物的水平，特别是嗜铬粒蛋白 A；建议根据临床特征检测其他水平，包括胰多肽（polypeptide，PP）和 5- 羟基吲哚乙酸（5-hydroxyindoleacetic acid，5-HIAA）。这些在表 20-1 中列出。

指南关于手术的建议存在差异。AACE/ACE 和 ENETS 对手术切除的建议因肿瘤的 T 分期和肿瘤分级而异。可以通过密切随访观察到 T_1 肿瘤（< 2cm）是低级别（G_1）和无症状的。ENETS 还包括 Ki-67 指数在 G_2 范围的下限

的低 G_2 肿瘤可作为长期观察疗法的备选。这是基于小的无功能、散发性 PNET 往往不会生长或转移的证据。两个独立的系列数据比较了手术治疗与观察治疗的患者，所有人都通过 FNA 活检或通过具有典型 PNET 特征的成像确诊了 PNET。在一个单一队列研究中，非手术治疗的患者平均肿瘤大小为 1cm，在平均 45 个月的随访后，没有肿瘤进展，也没有发生转移[54]。在另一个单一机构系列中，那些患有 T_1、中位时间为 27.8 个月的低级别肿瘤，没有显示肿瘤进展，也没有转移的证据[55]，因此手术常常用于限制病变的转移扩散，也可能用于较大的中级肿瘤。

NANETS 和 NCCN 指南建议无论肿瘤大小都进行切除，除非患者并发症严重到手术风险超过 T_1 低级别 PNET 的获益。一项由 139 名患者组成的单一机构系列研究显示，所有患者均通过手术治疗后，即使在 < 2cm 的肿瘤中，8%

表 20-1 指南建议的比较

	NANETS	ENETS	AACE/ACE	NCCN
成像	• CT • MRI, 考虑 • SRS 推荐	• CT • MRI, 考虑 • ⁶⁸Ga vs. SRS	• CT • MRI, 考虑 • ⁶⁸Ga ± EUS	• CT • MRI • ⁶⁸Ga（首选）vs. SRS EUS, 考虑
活检	• 通过 EUS 细针穿刺 • 获取 Ki-67 指数	• 通过 EUS 细针穿刺 • 获取 Ki-67 指数	• 通过 EUS 细针穿刺 • 获取 Ki-67 指数	• 通过 EUS 细针穿刺 • 获取 Ki-67 指数
实验室检查	• CGA, 5-HIAA	• CGA	• CGA, ± PP	• CGA, ± PP
手术推荐	• 手术, 观察无效	• 观察：< 2cm, G₁ 或低 G₂, 无症状 • 手术：> 2cm, G₂, 有症状	• 观察：< 2cm, G₁, 有症状, 无淋巴结转移的证据 • 手术：> 2cm, G₂, 有症状	• 所有均需手术 • 观察：< 2cm 且患者手术风险高

⁶⁸Ga. ⁶⁸Ga-SA PET/CT; CGA. 嗜铬粒蛋白 A; CT. 计算机断层扫描; EUS. 内镜超声; MRI. 磁共振成像; PP. 胰多肽; SRS. 生长抑素受体闪烁扫描; NANETS. 北美神经内分泌肿瘤学会; ENETS. 欧洲神经内分泌肿瘤学会; AACE/ACE. 美国内分泌肿瘤协会; NCCN. 国家综合癌症网络

的患者最终也会发生转移或复发。手术发病率为44%，鉴于缺乏用于比较的非手术对照组，尚不清楚在该系列中切除PNET是否会影响生存率[56]。

高级PNET（G_3）通常与中级PNET的管理方式类似。分别来自ENETS和NANETS的指南都推荐相同的成像，包括胸部、腹部和骨盆CT和（或）MRI以评估转移性疾病。此外，如果考虑通过手术来评估胰腺以外的疾病，则应进行FDG-PET。在转移的情况下，不建议对G_3 PNET进行手术。对于可切除且无转移证据的PNET，建议手术，然后进行辅助细胞毒性化疗[6, 57, 58]。有一些证据表明，所有G_3 PNET可能并不相同，Ki-67指数可能有助于确定哪些是高G_3但分化良好，哪些是低分化神经内分泌癌[59, 60]。无论Ki-67指数如何，如果肿瘤可切除，则选择手术治疗，尽管G_3 NEC的生存率更差，根据出现的分期为5～38个月[61]。

五、手术管理

（一）手术与非手术管理

不具备手术指征，如PNET未侵入相邻结构的患者，符合标准的患者才首选手术。如上文所述，治疗指南各不相同，但这些作者的意见是，观察疗法适用于小型（＜2cm）非功能性散发（与基因突变无关）PNET。T_1期肿瘤患者如果是G_2或G_3期、有症状或具有表明可能出现更具侵袭性行为的特征（如影像学或活检发现的淋巴结转移），则可以接受手术。我们对那些接受观察治疗的患者的建议是，每6个月进行腹部早期动脉期CT连续成像，持续至少2年，如果没有生长，则此后每12个月进行一次，类似于AACE/ACE指南[5]。以相同的时间间隔检测CGA水平，如果PNET大小稳定，则继续观察。如果根据实体瘤反应评估标准（response evaluation criteria in solid tumors，RECIST）[62]确定为肿瘤生长[5, 7]，则建议手术。

（二）手术切除的范围—解剖切除术与摘除术

手术切除可选择的方案包括作为保留实质的

摘除术或中央胰腺切除（central pancreatectomy，CP），而解剖切除术包括胰十二指肠切除术（pancreaticoduodenectomy，PD）、远端胰腺切除术（distal pancreatectomy，DP）伴或不伴脾切除术和全胰腺切除术（total pancreatectomy，TP）[63, 64]。摘除术可保留胰腺组织而解剖切除的优势在于切除了邻近的含有淋巴结的脂肪组织，从而可以获得完整的分期。目前尚没有随机数据比较摘除术或CP治疗的肿瘤与任何类型的解剖切除术的结果。然而，非功能性散发性PNET由于其恶性潜能手术切除的目标是限制肿瘤扩散[65]。此外，单一机构的数据表明，尽管摘除术更为有限，但摘除术和解剖性切除术的术后即刻结果和并发症发生率相似[65, 66]。了解淋巴结转移的存在与否是有用的，因为确定淋巴结转移可以预测生存率，并且会影响术后治疗[67]。我们认为，对于散发性非功能性PNET，至少应进行解剖性切除的范围＞2cm大小。

任何类型的切除方法都包括传统的开放手术（open surgical，OS）方法与微创手术（minimally invasive surgery，MIS）。最常见的切除手术是PD和DP，保留TP治疗复发性疾病。没有比较OS与MIS的随机数据，大多数数据还包括胰腺癌，这可能会混淆预后的结果。无论如何，在胰腺手术中引入了MIS技术，其目标是减少住院时间（length of stay，LOS）和术后疼痛，同时仍有可观的手术效果[68]。大多数PD都是开放的；MIS往往在医疗中心进行，30天的死亡率较高；LOS没有差异，转换率约为30%[69]。MIS PD的平均LOS在其他系列研究中为12～18天[70, 71]。对于某些胰腺尾部和体部的肿瘤，DP（或扩展DP）是最合适的手术。与PNET的OS相比，接受MIS DP的患者尤其具有更短的LOS和更少的围术期并发症，而不会影响生存[72]。很少有数据将机器人手术与传统MIS进行比较，但在某些系列中，LOS和手术时间具有可比性[73, 74]。鉴于缺乏随机数据，使用MIS技术的总OS应基于外科医生对这些技术的经验和特定的临床情况。

（三）Ⅳ期疾病的手术

如果肿瘤是可切除的，相较于Ⅳ期肿瘤，那么可以直接对具有单一性PNET的患者进行手术。

与其他实体瘤不同，减瘤以实现细胞减灭可能会影响 PNET 患者的生存。如果转移到其他位置，如肺或骨骼，则不建议进行手术。由于正常肝实质被肿瘤取代，肝功能衰竭的风险增加，并且是这些情况下死亡的主要来源[75]。根据指南建议手术的目标是从肝脏中切除足够多的肿瘤，以达到减少至少 70% 的肿瘤细胞[76]。切除的选择包括常规的肝叶切除术和肝段切除术或保留实质的手术，包括楔形摘除术或局部消融技术，如射频消融（radiofrequency ablation，RFA）。保留实质的技术后的生存率与保留肝功能的肺叶切除术和肺段切除术后的生存率相似[77, 78]。合并 PNET 和小肠神经内分泌肿瘤患者进行细胞减灭术，细胞减灭率至少达到 70% 可改善总体生存率和无进展生存率[79]。

一小部分 PNET 和肝转移患者的 PFS 为 11 个月，细胞减少率至少为 70%[78]。关于转移性 PNET 肝切除术的数据有限，大多数数据包括功能性 PNET，这可能会混淆结果。如果为晚期发生转移的 PNET 进行手术，如果患者可能接受生长抑素类似物作为治疗的一部分，则应在手术时考虑胆囊切除术，因为它们可能发展为胆石症和胆囊炎[53]。

肝转移的其他局部治疗包括肝动脉栓塞术（hepatic artery embolization，HAE）、RFA 和使用 ^{90}Y 的放射栓塞术（radioembolization，RE）。鉴于 PNET 的普遍稀有性和缺乏随机化治疗，数据有限。HAE 可能对不适合手术的患者有用，并且通常是安全的[80]。RFA 可以经皮或腹腔镜更大病变进行，并有较低的发病率，尽管没有关于有利于生存的数据[81, 83]。RE 涉及动脉内肝脏注射 ^{90}Y 微球，但用途仅限于约 1cm 的较小肿瘤，数据有限[83]。指南未对任何这些治疗提出任何具体建议或反对[84]。

六、医学管理

R_0 切除的 PNET 患者中，G_1 或 G_2 期的应每 3～6 个月进行一次随访，G_3 期则应每 2～3 个月进行一次随访[6, 85]。G_3 分化良好的 PNET 和胰腺 NEC 的术后治疗包括顺铂或卡铂联合依托泊苷的细胞毒性化疗[86, 87]。尽管其他方案已用于治疗部

分缓解或肿瘤无进展的胃肠道神经内分泌癌，但尚无二线化疗[88]。不建议对 G_3 PNET 使用生长抑素类似物进行治疗[85]。

对低级或中级 PNET 进行 R_0 切除后额外治疗的建议不太明确。与出现肝转移的患者相比，完全切除的患者即使在手术后没有额外治疗也能提高生存率[89]。SSA 可能有助于控制产生激素的 PNET 的症状或晚期疾病的类癌综合征症状的患者[90]，但它们作为初始完全切除后辅助治疗的益处尚未确定[85]。由于许多 PNET 进展很缓慢，因此初始切除后的观察疗法可能是最合适的[91]。

（一）生长抑素类似物

SSA 作为 PNET 的单一疗法，尚未与安慰剂或与其他胃肠道 NET 分开进行前瞻性评估。它们的使用可用于控制类癌综合征的症状，但越来越多的最近的数据显示出有效的结果。有一项试验将 SSA 奥曲肽与奥曲肽加 IFN-α 进行了比较，其中包括 PNET 和其他类型的胃肠 NET。然而，添加 IFN-α 并不优于单独使用奥曲肽治疗[92]。SSA 治疗 NET 的最大试验是兰瑞肽抗神经内分泌肿瘤抗增殖的对照研究（CLARINET）试验，包括 PNET 和胃肠 NET。该研究符合安慰剂对照、双盲和国际性。纳入的患者有 G_1 PNET 和部分未接受过 SSA、放射栓塞或化疗的 G_2 患者。根据原发肿瘤来源的结果没有被报道。兰瑞肽组未达到 PFS，安慰剂组为 18 个月。兰瑞肽组 24 个月时的估计生存率几乎是安慰剂组的 2 倍，安慰剂组为 65.1%，而安慰剂组为 33%。组间安全性相同。鉴于其有效性和安全性，兰瑞肽被批准用于治疗 SSTR 阳性的转移性神经内分泌肿瘤。

（二）分子靶向治疗

然而，在一些患者中，即使是那些分化良好的 G_1 期肿瘤，转移也会随着时间的推移而发展，或者在初始诊断时就已经发现了转移灶。当诊断时处于晚期且无法进行手术切除时，建议进行其他治疗，G_1 和 G_2 期肿瘤有多种选择，包括在没有症状和小体积疾病的情况下观察，使用依维莫司、舒尼替尼、卡培他滨 / 替莫唑胺等。细胞毒性化疗仅用于其他治疗失败后的进展性疾病和 G_3 PNET[6, 85]。治疗医师应考虑将护理讨论作为多学

科方法的一部分，以提供为患者量身定制的最佳治疗计划。PNET 的这些类型的治疗选择已在临床试验中进行了评估，每一种都有各自的优势。目前尚无试验性治疗的研究；因此，每个选项都必须单独评估，没有按特定的顺序选择的治疗方法。如果对治疗有反应或疾病无进展，则继续选择该种方法治疗，如果随访成像显示疾病进展，则重新评估治疗方案[6]。

RADIANT-3 试验（RAD001 in Advanced Neuroendocrine Tumors）评估了口服 mTOR 抑制药依维莫司作为单药治疗与安慰剂治疗 G_1 和 G_2 PNET 在转移情况下的疗效。2 年内大约 400 名患者被纳入研究。中位随访 17 个月后，依维莫司组的 PFS 为 11 个月，而安慰剂组为 4.6 个月。此外，治疗组的肿瘤大小减小，这代表了晚期 PNET 管理的重大进展，因为在这些病例中只有单独使用链脲佐菌素或与多柔比星一起使用链脲佐菌素被批准[93]。酪氨酸激酶抑制药舒尼替尼也被评估为单一药物。在一项安慰剂对照随机试验中，对 171 名患者进行了评估。由于安慰剂组的严重不良事件及使用舒尼替尼的良好结果，该试验提前终止。将舒尼替尼与安慰剂相比，PFS 分别为 11.4 个月和 5.5 个月[94]。对这些数据进行的更新分析证实了初始结果，治疗组的 PFS 为 12.6 个月，安慰剂组为 5.8 个月。5 年后，接受治疗的患者的总生存期分别为 38.6 个月和 29.1 个月；然而，与舒尼替尼组有显著交叉[95]。

（三）细胞毒性化疗

最后，还有用于疾病进展或特定临床情况的 G_1 和 G_2 PNET 患者的化疗方案。卡培他滨和替莫唑胺（CAPTEM）联合给药的缓解率为 54%～61%，PFS 为 14 个月[96, 97]。疾病进展情况下的另一种选择是链脲佐菌素联合 5-FU 或多柔比星[85]。单机构回顾性评估显示，接受该方案治疗的晚期 PNET 患者的中位 PFS 为 16 个月，总生存期为 28 个月。Ki-67 指数是反应的预测因子，数值与反应率呈负相关[98]。

（四）肽受体放疗

治疗胃肠道和胰腺转移性 NET 的最新进展是靶向放射性药物 ^{177}Lu-DOTATATE。^{177}Lu 与肿瘤的 SSTR 结合后通过发射 β 辐射起作用。最近 FDA 批准它用于治疗表达生长抑素受体的晚期 G_1 和 G_2 GI 和 PNET。Ⅲ 期神经内分泌肿瘤治疗（NETTER-1）试验评估了 ^{177}Lu-DOTATATE 加奥曲肽与单独奥曲肽治疗患者的治疗反应。该试验的纳入标准是 SSTR 阳性的 G_1 或 G_2 GI NET 患者且在接受任何 SSA 治疗后进展。患者每 8 周接受 ^{177}Lu-DOTATATE 治疗，共接受 4 次治疗，并且每月接受长效奥曲肽治疗。在 4 年的时间里，招募并随机分配了 229 名患者，群体特征相似。与对照组的 8.4 个月相比，^{177}Lu 组在随访期间未达到 PFS。20 个月时，^{177}Lu-DOTATATE 组的 PFS 为 65.2%，而对照组为 10.2%[99]。FDA 批准后，适应证相似，包括 G_1 和 G_2 PNET。它不适用于 G_3 PNET，因为它们通常不表达 SSTR。

七、结论

胰腺神经内分泌肿瘤是罕见的肿瘤。可以通过分级和分期来预测肿瘤生物学行为，即使在最初出现时看似良性的明显分化良好的肿瘤，最终也可能表现得更具侵袭性。即使在晚期疾病的情况下，手术仍然是患者最有效的候选疗法。对于那些不适合接受新疗法的手术的患者，存在多种治疗选择。多学科评估和管理允许为干预和随访制订周到的治疗计划。

垂体腺瘤：外科评估与管理
Pituitary Adenomas: Evaluation and Management From a Surgical Perspective

William W. Maggio　Josef Shargorodsky　著

吴冬冬　译

第21章

垂体腺瘤是一种常见的良性肿瘤。根据尸检和影像学检查，10.4%～16.7% 的人可能患有垂体腺瘤[1, 2]。虽然这些肿瘤体积较小，偶然发现，并且有些肿瘤可导致非特异性、微小的症状，但其进展导致显著的临床症状较罕见。大腺瘤和巨大腺瘤的发病率为 1/600[2]。根据 2011—2015 年数据显示，有显著临床症状的垂体瘤占所有脑肿瘤的 17.5%，是最常见的脑肿瘤之一[3]，其年龄标准化发病率为 4.19/100 000，并且在不断增加[3, 4]。此外，2.7% 的垂体腺瘤合并 1 型多发性内分泌瘤病，而 40% 的 MEN1 合并垂体腺瘤[5, 6]。

基于免疫组织化学（immunohistochemistry，IHC），世界卫生组织将垂体腺瘤分为生长激素瘤、泌乳素瘤、促甲状腺激素瘤、促肾上腺皮质激素瘤、促性腺激素瘤、零细胞瘤、胸膜激素瘤和双腺瘤[7]。具有特定 IHC 的肿瘤可能有功能或无功能。腺瘤或分泌性腺瘤与激素分泌过多有关，通常具有典型的内分泌综合征。对于无功能性垂体腺瘤，虽然 IHC 常常表现为一种或多种垂体激素阳性，但与任何激素的分泌亢进均无关。泌乳素腺瘤是指 IHC 显示泌乳素阳性的肿瘤，可分泌泌乳素，通常也称为泌乳素瘤。泌乳素瘤是最常见的功能性垂体腺瘤，占所有垂体腺瘤的 30%～50%。此外，10%～20% 的垂体腺瘤是可分泌生长激素的功能性生长激素瘤，与肢端肥大症有关。库欣病是由促肾上腺皮质激素瘤分泌过多的促肾上腺皮质激素引起的，约占垂体肿瘤的 15%。促性腺激素瘤由免疫组化染色定义，较常见但通常无功能。促甲状腺激素瘤比较罕见。另外，无功能性垂体腺瘤是最常见的垂体腺瘤，占 14%～53%。

垂体腺瘤也可根据大小和侵袭性进行分类。直径< 10mm 为微腺瘤，> 10mm 为大腺瘤，而超过 4cm 的则为巨大腺瘤。微腺瘤通常局限于蝶鞍，大腺瘤可以而且经常延伸到海绵窦或蝶窦等蝶鞍上方区域。侵袭性腺瘤是由侵犯海绵窦的程度来决定[8, 9]。

有症状的垂体腺瘤可伴有神经系统疾病或内分泌系统疾病。视力视野障碍是由于肿瘤压迫了海绵窦的视神经、视交叉或脑神经所致。双颞侧偏盲是垂体大腺瘤压迫视交叉的典型表现。同时，也可能出现其他视力视野障碍问题。当肿瘤侵犯或压迫海绵窦时，可出现动眼神经麻痹导致的复视或瞳孔异常。患者可能没有意识到视力视野障碍，因此建议对所有大腺瘤患者进行专业的眼科评估。头痛是一种常见的肿瘤压迫症状。

对每个怀疑患有垂体腺瘤的患者应充分评估垂体激素分泌轴。血液检查应包括泌乳素、生长激素、胰岛素样生长因子 –1（insulin-like growth factor 1，IGF-1）、皮质醇、促肾上腺皮质激素、游离甲状腺素（T_4）、促甲状腺激素、卵泡刺激素（thyroid-stimulating hormone，FSH）和黄体生成素（luteinizing hormone，LH）。除了如肢端肥大症或库欣病等有明显临床表现的疾病外，这些初步的检查可提示激素分泌亢进和垂体功能低下。垂体功能减退症是指一种或多种垂体激素的缺乏，常见于 87% 的垂体腺瘤[10]。全垂体功能减退症很少见。一个激素分泌轴的垂体功能减退可同时伴有另一个激素轴的分泌亢进。生长激素分泌不足最常见，通常无明显临床症状。促性腺激素轴、促甲状腺激素轴和 ACTH 轴的功能减退可同时出现，并且伴有相应的临床症状[11]。可能需要进行刺激性试验或动态反应测试来进一步明确这些内分泌系统疾病。

垂体腺瘤的标准成像方式是具有动态冠状 T_1 造影后成像的垂体 MRI。正常的垂体和腺瘤都可以通过对比增强，但是动态成像出现强化的时间却有所不同。正常的垂体和下丘脑漏斗部在注射对比剂后 60s 内出现强化，而垂体腺瘤在 60s 后增强[12, 13]。在冠状位成像上，茎偏离腺瘤或鞍隔膜的不对称升高可以支持微腺瘤的诊断，但如果没有明显的肿瘤，这一发现可能会引起误诊[14]。强化时间的差异对发现微腺瘤很重要，但对肉眼可见的大腺瘤意义不大，因为大腺瘤的直径使其更容易被发现。

治疗取决于神经系统症状、内分泌功能紊乱和影像学表现。尽管垂体腺瘤通常是良性病变，但部分腺瘤具有早期复发的侵袭性及经多种方式治疗后无效的可能。以全身性或颅内远距离转移为特征的恶性垂体瘤非常罕见。垂体卒中是由栓塞或出血引起的罕见并发症，通常伴有急性占位效应和垂体功能低下。

一、垂体内镜手术原则

手术干预的指征取决于垂体腺瘤的类型。但无论何种类型的肿瘤，出现视力障碍或存在导致视力障碍的风险时都具备手术指征。垂体卒中也是手术治疗的指征。除泌乳素瘤外，手术是治疗激素分泌亢进的一种方式，但对于垂体功能减退的治疗尚无明确的手术指征。

垂体肿瘤的手术方法包括开颅手术或经蝶窦入路手术。经蝶窦入路可进入蝶鞍、鞍上区和内侧海绵窦，而无须进行脑部操作。对于几乎所有的垂体腺瘤，首选经蝶窦入路。伴有明显颅内延伸的巨大腺瘤可能需要联合开颅手术和经蝶窦入路。

经蝶窦入路手术可在显微镜或内镜下进行。显微技术需要鼻镜来支撑鼻结构，并保持一条笔直狭窄的通道放入器械，保证视野和光源。自 1992 年首次提出经蝶窦入路手术以来[15]，这种全新的术式越来越普及。有研究将显微手术与内镜手术进行比较，结果显示在切除范围、复发和并发症方面无明显差异[16-20]。尽管有一些证据表明，内镜手术会导致更多的脑脊液漏和术后尿崩症（diabetes insipidus，DI）[21]，但这些并发症也说明内镜手术在解剖和切除肿瘤方面具备更好的优势。内镜手术的优点是在对鼻部结构损伤更小的情况下可以更广泛地显露蝶窦和蝶鞍[22, 23]。在一项研究中，在显微手术结束时使用内镜，内镜发现的肿瘤多了 40%，切除的肿瘤多了 36%[24]。手术团队通常由神经外科医生和耳鼻喉科医生组成，同时通过双侧鼻腔，一侧放入内镜，一侧放入操作器械。

术前必须纠正任何可能存在的甲状腺素或皮质醇缺乏，同时须控制与激素分泌亢进综合征相关的任何心血管或代谢问题，最大限度地降低手术风险。影像学检查明确微腺瘤可能很困难，但对于成功实施手术很重要：对于大腺瘤，鞍上区扩展或海绵窦浸润的程度对于预测完全切除的可能性和脑脊液漏的风险，评估蝶窦解剖的变异性对手术的安全和成功至关重要，肿瘤和颈动脉与蝶窦间隔之间的关系很重要。

外科医生还应评估脑脊液漏的风险。肿瘤大小和鞍上区延伸程度与脑脊液漏的风险有关。肿瘤 > 2.5cm 或鞍上区延伸超过 1cm 的肿瘤术后脑脊液漏的风险更高，通常需要进行鼻中隔皮瓣重建和腰椎管引流[25]。体重指数（body mass index，BMI）升高是经蝶窦入路手术后发生脑脊液漏的最重要危险因素之一，$BMI > 25kg/m^2$ 的患者发生此并发症的风险更高[26]。

一般不需要行腰椎管引流。当预计可能发生脑脊液漏时，可以在手术开始时放置引流管，以便鞘内注射荧光素染料，从而有助于在手术期间监测脑脊液漏[27]。腹部常规准备，需要筋膜用于修复。该过程是在术中立体定向成像引导下完成的。

内镜从前到后沿着鼻中隔行进，依次经过中鼻甲、上鼻甲和蝶筛隐窝，直至看见蝶窦开口，然后进行宽蝶窦切开术。如果可以预见的话，可获取基于蝶腭动脉分支的带蒂鼻中隔黏膜皮瓣，以备后续进行重建时使用。接下来进行后鼻中隔切除术，从而确定对侧蝶骨，完成蝶骨切开术后可为进入蝶窦开放通路。根据需要去除蝶窦腔内分隔，以便充分显露整个蝶鞍、双侧颈内动脉 - 视神经隐窝及蝶骨顶和蝶骨底。如有必要，同侧乃至双侧筛窦切除术及可能的中鼻甲切除术可以提供更多的视野空间和仪器空间。然后将蝶骨黏膜剥离，并用钻头或刮匙将蝶鞍上的骨去除。此时，耳鼻喉科医生通过一个经鼻内镜，同时神经外科医生可通过另外一个鼻孔进行操作。

在蝶窦内有很多非常重要的解剖结构，外科医生在打开蝶鞍之前必须明确海绵窦内的颈动脉、视神经和蝶鞍底部的位置，以及双侧颈内动脉 - 视神经隐窝。如果这些结构不能立即显现，影像学引导和术前评估蝶窦可能会有所帮助。为了充分显露蝶鞍内容物，骨剔除应常规延伸至双侧海绵窦内侧，上至鞍结节，向下至蝶鞍底部。接下来便可完全打开硬脑膜。外科医生需要明确肿瘤和垂体的位置。对于微腺瘤，瘤体可能不会立即显现，可能需要切开正常的腺体，根据瘤体在影像学上的位置确定切口。通过保持朝向囊内的方向来引导肿瘤的去除。打开硬脑膜后大腺瘤更容易显。巨大腺瘤通常需要在切除外周部分之前进行囊内减压。我们更喜欢先从底部和背侧切除瘤体，然后是两侧，最后瘤体上部。蛛网膜和正常垂体塌陷有时会妨碍对瘤体上部的切除。在切除瘤体上部时常发生脑脊液漏。肿瘤完全切除后，可以用内镜检查蝶鞍。蝶鞍和海绵窦内的出血很常见，但通过常规止血方法便可控制出血。

垂体肿瘤切除完成后，外科医生必须确定是否对蝶鞍缺损进行重建，最大的决定因素是预计发生脑脊液漏的程度：如果没有明显的脑脊液漏，或根据解剖的程度发生脑脊液漏的风险很低，则缺损无须重建。如果发现或怀疑有脑脊液漏，则有几种不同的重建方法。放置在蝶鞍缺损内的底层移植物包括腹部脂肪及从腹直肌筋膜、阔筋膜、颞肌筋膜获取的游离筋膜移植物，商业

生产的同种异体移植物也是一种有效的替代物。对覆盖底层移植物的选择包括鼻中隔带蒂皮瓣，中鼻甲或鼻中隔黏膜游离移植物，无筋膜移植物或胶原纤维来源的同种异体移植物。根据重建方法的不同，可能需要临时性鼻腔填充，直到在缺损处发生融合为止。

术后应仔细监测尿崩症、肾上腺皮质功能减退、低钠血症和脑脊液漏的发展情况，必要时可在术后行腰椎管引流。手术后，大量的黏液及渗出物可沿黏膜边缘和裸露的骨头在后鼻腔形成痂，温和的盐水冲洗对于软化痂很重要。大约 1 个月后，在内镜下仔细清理后鼻腔有助于清除痂并恢复鼻窦黏膜功能。未能清除的痂利于细菌过度生长，并沿鼻窦口形成瘢痕和导致鼻窦炎。需要进行定期监测和进一步的清创术，直到术区形成健康的黏膜。术后 3～4 个月需要进行首次 MRI 检查。

最常见的并发症是内分泌功能障碍。一过性尿崩症的发生率为 8.4%～17%，永久性尿崩症的发生率为 2.3%～4.3%，有症状的低钠血症的发生率为 4.2%，新发垂体功能减退的发生率为 3.6%。脑脊液漏的发生率为 1.7%～11% 或发生于个别病例。不到 2% 的患者可出现视力下降。鼻出血、血肿形成、脑膜炎、新发脑神经缺损、颈动脉损伤、卒中和脑积水的发生率均低于 1%。医疗相关并发症的发生率也很低，肺炎、心肌梗死、血栓栓塞性疾病及败血症的发生率不到 1%[16, 17, 19, 20, 28–31]。

二、垂体腺瘤立体定向放射外科的原则

治疗垂体腺瘤，立体定向放射外科和其他精确靶向的放射技术已经取代了常规的分次放疗。SRS 是一种单次治疗（距边缘 12～30Gy）。大分割 SRS（hypofractionated SRS，HSRS）需要分 2～5 次，具有 20～25Gy 的更高剂量。分次 SRS（fractionated SRS，FSRS）在 20～30 次治疗中的总边缘剂量为 45～60Gy。三种方法具有相似的肿瘤控制率和并发症。这三种方法的选择取决于患者是否方便、控制肿瘤与并发症之间的平衡[32]。这些技术通常被认为是二线治疗，但已成

功用于初始治疗[33, 34]。SRS 技术的并发症包括辐射诱发的垂体功能低下、视力障碍和海绵窦脑神经损伤。疗效与腺瘤类型有关，分泌性肿瘤需要更大剂量的辐射才能得到控制[34]。

垂体功能减退症是 SRS 治疗最常见的并发症。数据显示，在放射外科手术后的 10 年内，其发生率为 31.3%，而多数患者 5 年内发生[35]。大多数垂体功能减退症的患者只有一个激素轴受损，其中，甲状腺功能减退症最为常见。FSRS 或 HSRS 治疗后垂体功能减退症的发生率是为 15%～22%。在进行 SRS、HSRS 或 FSRS 之后，全垂体功能减退症很少见[32, 36, 37]。

SRS 损伤视神经或视交叉的风险与肿瘤压迫或毗邻这些结构有关。如果神经暴露于 10Gy 或更少的剂量，则一次 SRS 治疗导致的放射诱发性视神经病变（radiation-induced optic neuropathy，RION）的风险约为 1%。SRS 剂量超出 8Gy 时，RION 的风险会升高[38-41]。患者年龄和既往接受过放疗会增加 RION 的风险，既往接受过放疗会使 RION 的风险增加 10 倍[38]。从 SRS 到发生 RION 的潜伏期为 6～50 个月，其中 90% 的病例在 3 年内出现[42]。大多数医生建议尝试将视神经和视交叉的暴露剂量保持在 8Gy 以下[34]。为了最大限度地减少视神经和视交叉的暴露，推荐视神经或视交叉距瘤体 3mm 以上的患者才可以安全地进行单次 SRS。瘤体比较靠近视神经系统的患者可考虑选择外科手术、HFRS 或 FSRS[40]。对于 HFRS，3 次 20Gy 或 5 次 25Gy 的治疗发生 RION 风险 < 1%[38]。海绵窦内的 III、IV、V 和 VI 脑神经似乎对辐射损伤不那么敏感。SRS 对海绵窦的辐射剂量 < 30Gy，因此很少发生脑神经病变。但是当辐射剂量达到 40Gy 时，新发脑神经病变的风险约为 8%。从 SRS 到发生海绵窦脑神经缺损之间的延迟期为 3～41 个月[41, 42]。

三、泌乳素瘤

泌乳素腺瘤是指 IHC 显示泌乳素表达阳性，通常称为泌乳素瘤。几乎所有泌乳素瘤均与泌乳素分泌亢进有关。高泌乳素血症会导致女性闭经和溢乳，导致男性性欲减退。男性患者可能会忽略这些症状。

微腺瘤患者的泌乳素水平为 0.1～0.25μ/ml，大腺瘤的泌乳素水平通常高于 250ng/ml，而巨大腺瘤的泌乳素水平可能超过 1000ng/ml[43]。根据血清泌乳素升高和相应的影像学表现可诊断泌乳素瘤。

可疑泌乳素升高时须注意这些情况：妊娠、哺乳、运动和精神压力大时都可导致泌乳素升高。生理性泌乳素血症很少超过 40ng/ml。一些药物，如镇静药、抗精神病药、抗抑郁药、降压药、甲氧氯普胺和 H_2 受体拮抗药可引起轻度高泌乳素血症（< 100ng/ml）[43, 44]。巨泌乳素是泌乳素和免疫球蛋白的复合物，可导致泌乳素升高，但通常与高泌乳素血症症状无关[45]。原发性甲状腺功能减退症也可引起高泌乳素血症。

蝶鞍和鞍上区泌乳素瘤以外的巨大肿瘤可通过"茎效应"引起泌乳素水平升高，这是因为连接下丘脑与垂体的漏斗部被破坏，干扰了多巴胺对泌乳素分泌的抑制作用。茎效应导致的高泌乳素血症通常 < 150ng/ml。"钩效应"是与大泌乳素瘤相关的继发性低泌乳素水平，发生这种情况是因为极高浓度的泌乳素超出了泌乳素放射免疫检测法的范围。可以通过稀释泌乳素的血清样品来纠正钩效应。当垂体大腺瘤伴泌乳素水平正常或低于 0.15μ/ml 时，临床医生应怀疑是否发生茎效应或钩效应[43, 44]。

无论选择哪种治疗方法，治疗前的泌乳素水平、肿瘤大小和影像学上的海绵窦浸润均是重要的预后指标。治疗前泌乳素水平越高，则越难通过药物、手术或放疗使泌乳素正常化[44, 46-48]。相较于微腺瘤，大腺瘤无论采取何种治疗方法均不易获得良好的治疗。海绵窦浸润是治疗失败的独立预测因子。

泌乳素瘤是否需要治疗取决于高泌乳素血症的症状和肿瘤大小。无症状或症状轻微的微腺瘤可以观察。微腺瘤很少会发展为大腺瘤[44, 49]。对高泌乳素血症患者进行观察时，必须考虑长期高泌乳素血症会增加患者骨质疏松的风险[43]。可通过定期检测血清泌乳素来监测微腺瘤，如果泌乳素水平升高或出现新的症状，则需要进行影像学检查。泌乳素瘤的治疗目标是使血清泌乳素、月经、生育力和性欲正常，缩小大腺瘤，预防骨质疏松症，以及最大限度地减少治疗不良反应。

泌乳素瘤的药物治疗可选择多巴胺激动药卡麦角林 [43, 44, 46, 49, 50]。卡麦角林可使 92% 的微腺瘤患者和 77% 的大腺瘤患者的泌乳素水平降至正常 [46, 49]。此外，89% 的女性患者可恢复正常的月经周期。约 67% 的大腺瘤患者的瘤体在 1 年之内将缩小 50% 以上 [44, 51, 52]。

仅有 3% 的患者对卡麦角林不耐受，通常表现为难治性恶心和呕吐 [44, 49]。每周少于 2mg 的标准卡麦角林剂量是十分有效和安全的。高剂量使用时可能存在患心脏瓣膜病的风险，因此患者的使用剂量较高时可能需要进行超声心动图监测 [44, 49, 53, 54]。

溴隐亭是有效治疗泌乳素瘤的二线药物，可使 77.8% 的微腺瘤和 72.5% 的大腺瘤患者的血清泌乳素水平降至正常。80%～90% 的患者会恢复排卵 [44, 50, 55]。因为该药物通常每天须服用 2 次以上，其缺点就是服药频繁、严重的难治性恶心、呕吐和不方便。

妊娠通常是女性泌乳素瘤患者的治疗目标。妊娠期使用溴隐亭和卡麦角林都是安全的 [56]，但仍然建议患者意识到自己已怀孕时应尽快停止使用多巴胺激动药 [44]。微腺瘤在妊娠期间长大的可能极小，但是大腺瘤可能会增大并引起神经系统症状。目前建议患者在妊娠期监测临床症状，并在出现神经系统症状时进行影像学检查。如果有证据表明症状性肿瘤增大，可以重新开始多巴胺激动药治疗 [57]。对母亲和未出生的孩子而言，药物治疗被认为比妊娠期行手术治疗更为安全。

由于多巴胺激动药疗效良好，经蝶窦入路手术治疗泌乳素瘤的是二线方案。当无法耐受药物、对多巴胺激动药产生耐药性或与出现脑卒中相关的视力急剧下降的情况时可进行手术。由于严重的心脏瓣膜疾病的风险，在需要大剂量卡麦角林以使其泌乳素水平正常的患者中也可以考虑手术。预防性手术可能对妊娠前患有症状性增长的泌乳素瘤且正在考虑继续妊娠的患者起作用。

手术可以使 78%～90% 的微泌乳素瘤和 50%～75% 的大泌乳素瘤患者的泌乳素在术后达到正常水平，但对于伴有海绵窦浸润的患者，仅有 27% 的患者术后泌乳素可恢复正常 [58, 59]。高泌乳素血症患者术后 4～5 年的复发率达到 16%～50% [59]。微泌乳素瘤长期控制率达 90%～94%，而大泌乳素瘤的长期控制率为 50%～75% [58, 60]。术后第 1 天的泌乳素水平低于 10ng/ml 可用于预测长期治愈 [58]。缓解的可能性与治疗前的泌乳素水平、肿瘤大小和海绵窦浸润程度呈负相关 [58, 59]。

对多巴胺激动药产生耐药性的泌乳素瘤也难以通过手术控制。在这种情况下，高泌乳素血症的手术控制率仅为 27%～63%。术后对多巴胺激动药的反应可能会改善 [61-63]。男性泌乳素瘤患者的肿瘤较大、侵袭性强，并且对多巴胺激动药耐药，因此更难通过手术得到控制 [64]。

SRS 主要用作手术或药物治疗的辅助治疗。通过 SRS、HSRS 或 FSRS 控制泌乳素瘤的生长可以达到 89%～100% 的控制率，同时 46%～84.6% 患者的瘤体会缩小 [36, 37, 48, 65-70]。肿瘤缩小的中位时间约为 3 年 [33]，其反应包括肿瘤完全消失。这与其他类型的垂体腺瘤的反应相似。泌乳素水平是否能达到正常尚不确定。17.4%～46.6% 的患者在使用多巴胺受体激动药治疗后泌乳素水平可恢复正常，其中位时间为 24～96 个月 [34, 68]。一项长期研究表明，泌乳素水平一旦正常，就不会复发 [68]。

四、无功能性垂体腺瘤

基于 IHC，NFPA 是一种异质性垂体腺瘤，该病不伴随任何垂体激素分泌亢进。根据 IHC 染色结果，大约 80% 为促性腺激素瘤，15% 为促肾上腺皮质激素瘤，2%～3% 为生长激素瘤，其余可能是静止性促甲状腺激素瘤、静止性泌乳素瘤、静止性混合性泌乳素 - 生长激素瘤及零细胞瘤。IHC 的结果十分重要，因为静止性促肾上腺皮质激素瘤、静止性疏颗粒型生长激素瘤和混合性肿瘤更具侵袭性 [71]。15%～37% 的垂体腺瘤是 NFPA，而垂体大腺瘤中约 80% 是 NFPA [6, 11, 16, 18, 33-36]。

检出 NFPA 主要因为出现肿瘤占位症状或通过影像学检查偶然发现。最常见的症状是头痛和视力视野障碍，13%～60.8% 的患者通常表现为视野缺损、视力下降和运动问题。因无症状视野缺损比较常见，所以所有大腺瘤患者均应进行包括正式视野在内的完整眼科检查，作为其治疗前评估的一部分 [29, 72]。有症状的 NFPA 通常是大腺瘤，大多数微腺瘤是无症状的偶发瘤。通过 MRI 检查可做出诊断，肿瘤通常可延伸至鞍上区并侵入海绵窦。NFPA 是与脑卒中相关的最常见的垂体腺瘤[73]。

与 NFPA 相关的最常见的内分泌病变是垂体功能减退症和高泌乳素血症。这些异常可能是疾病的并发症。NFPA 患者中有 37%～85% 存在垂体功能减退症，以生长激素缺乏最常见，发生于 61%～100% 的患者中。36%～95% 的患者可出现性腺功能减退症。肾上腺功能不全和甲状腺功能减退也很常见，可危及生命[10]。25%～65% 的患者出现高泌乳素血症，泌乳素的平均水平为 39ng/ml[10]。与大腺瘤相关的泌乳素轻度升高是由茎效应或钩效应引起的。如果不重视钩效应，可能会将大泌乳素瘤误诊为 NFPA。

NFPA 主要通过外科手术治疗，其他的治疗方案包括观察、SRS、HSRS 和 FSRS。内科治疗尚未被证明是有效的。在决定治疗之前，应进行全面的内分泌和眼科评估。NFPA 手术的指征是缓解肿瘤压迫症状。肿瘤压迫可能会导致失明、动眼神经麻痹、头痛和垂体功能减退症。即使视力检查为正常，但影像学检查提示有导致失明的征象，例如明显的鞍上区延伸、毗邻视神经或视交叉，甚至是移位，也是手术治疗的指征[29, 30]。垂体功能减退症是外科手术的相对指征，因为术后垂体功能能否恢复尚不明确[74]。

尽管随访观察通常是偶发性微腺瘤最佳的治疗方案，但对于大腺瘤需要更仔细地考虑。对 NFPA 采取观察策略之前，必须考虑肿瘤生长、脑卒中和新发激素缺乏的风险。微腺瘤有 10% 的生长风险，大腺瘤在 1—8 年内的生长风险为 23%～40%，在此期间脑卒中风险为 1.2%～9.5%[74, 75]。此外，有 21% 的大腺瘤在观察开始后的 3 年内需要手术干预[75]。在观察过程中，有 7% 的微 NFPA 和 12% 的大 NFPA 可能会变小[74]。

64%～90% 无功能性垂体大腺瘤的患者可通过经鼻入路内镜手术将肿瘤完全切除[29, 30, 59, 76]。肿瘤小于 2cm，或通过影像学或术中探查发现肿瘤未浸润海绵窦，预示肿瘤可以完全切除。完全切除后，在中位随访时间达 53 个月的情况下复发率为 12%～19%[29, 59, 76]。而部分切除术后，影像学

检查进展的风险为 61%，症状进展风险为 17%[29]。

不管切除的程度如何，手术均能有效缓解肿瘤压迫症状。术后 89.7% 的患者头痛有所改善，75%～91% 的患者视觉损伤有缓解[30]。伴有不同程度垂体功能减退的患者中，19.6% 的患者恢复正常，30%～50% 的患者得到不同程度的改善[29, 30, 59]。并发症的总体发生率约为 9.1%，死亡率为 0.6%[18]。

尽管 SRS 对于无手术意愿或由于并发症而不适合手术治疗的患者很有用，但 SRS 仍被认为是手术治疗的辅助治疗方案[77-79]。选择 SRS、HSRS 或 FSRS，通常取决于肿瘤大小，以及毗邻视神经和视交叉的程度[37, 77, 80-82]。

SRS 的 5 年中位肿瘤控制率达到 90%～95%，肿瘤缩小率为 20%～60%，视力可以提高 25%。新发激素缺乏或激素缺乏加重的发生率为 10%～40%，并且当视神经照射剂量 < 10Gy 时，视力缺陷的发生率为 1%～4%[78, 81]。在距离视神经 2mm 内的肿瘤中，总剂量为 45～50Gy 的 FSRS 也有类似的结果和安全性，因此单剂量 SRS 治疗是不安全的[81]。针对部分切除术，术后预防性 SRS 似乎比在发现残余肿瘤生长后进行 SRS，具有更好的长期肿瘤控制[83]。

五、生长激素瘤：肢端肥大症

慢性生长激素过量会导致儿童巨人症和成人肢端肥大症。肢端肥大症的发病率估计为 10/1 000 000，患病率为 125～137/1 000 000[84, 85]。肢端肥大症以软组织和骨骼过度生长为特征，同时伴随手、脚和面部增大和粗化。肢端肥大症患者通常伴有糖尿病、高血压、心肌病、心律失常，以及与 GH 和 IGF-1 过量相关的冠脉疾病。肢端肥大症患者的年龄相关死亡率是一般人口的 2～3 倍[84, 86]。超过 95% 的肢端肥大症患者伴有分泌生长激素的垂体腺瘤。分泌生长激素的腺瘤的 IHC 可能为阳性，甚至分泌其他垂体激素，其中泌乳素最常见[85, 87]。

肢端肥大症的症状通常比较隐匿。尽管这些症状几乎持续存在，但患者很少意识到身体上的潜在变化[88, 89]，通常因为口腔或整形等相关问题而就医。也有患者表现为肿瘤压迫症状。

GH 和 IGF-1 水平升高结合垂体瘤的 MRI

征象即可做出诊断。正常的 GH 水平每天会急剧上升几次，从小于 1ng/ml 的基线水平上升到 30ng/ml，因此随机 GH 水平可能会误导诊断。而 IGF-1 水平更为稳定，因此随机 IGF-1 水平的升高通常更有助于诊断肢端肥大症。由于葡萄糖抑制生长激素的分泌，口服葡萄糖耐量试验（oral glucose tolerance test，OGTT）对肢端肥大症诊断很重要，口服葡萄糖耐量 2h 内，GH 水平低于 1ng/ml 可排除肢端肥大症。随机 GH 水平低于 0.4ng/ml 也可排除肢端肥大症 [84]。在大约 1/3 的肢端肥大症患者中可出现泌乳素升高，其原因可能是茎效应或者混合性生长激素 - 泌乳素瘤。垂体 - 靶腺轴需要全面评估，因为可能会发生垂体功能减退和其他垂体激素分泌亢进。

肢端肥大症成功治疗的目的是缓解任何由生长激素瘤引起的肿瘤占位症状，并使 GH 和 IGF-1 恢复正常。外科手术是实现这一目标的最有效和最快的方法。生长抑素类似物和 GH 拮抗药可改善肢端肥大症的症状，但不被认为是主要的治疗方法。SRS 是有效的辅助治疗方法或补救疗法。有效的治疗通常须采取多种治疗方式。

无论采用何种方式，如果 GH 水平不能降到 2.5ng/ml 以下，肢端肥大症的死亡率仍然很高 [84, 86]。疾病缓解是指随机 GH 水平 < 1ng/ml，口服葡萄糖耐量期间的 GH 水平低于 0.4ng/ml，以及 IGF-1 水平正常 [90]。术后第 1 天的 GH 水平低于 2.5ng/ml 可预示疾病缓解 [91-94]，而术后 1 个月 IGF-1 水平下降超过 50% 也预示缓解。术后可能需要 6 个月才能达到缓解。

由于许多肢端肥大症患者都伴有与心血管、内分泌相关的问题，仔细评估和及时纠正并发症对减少术后并发症很重要。术前 GH 和 IGF-1 水平、肿瘤大小及影像学评估的海绵窦浸润，是预测手术成功的因素。术前 IGF-1 水平低于 625ng/ml 与 100% 的缓解率相关，而当 IGF-1 水平超过 825ng/ml 时，缓解率仅为 31.6%。同样，如果 GH 水平低于 4.5ng/ml，其缓解率可达 100%，而当 GH 水平超过 30ng/ml 时，缓解率仅为 18.2% [91]。

生长激素瘤的手术缓解率为 74%～100% [22, 86, 91]，而不伴有海绵窦浸润的大腺瘤的缓解率为 60%～67% [22, 86, 91–93]。海绵窦浸润与缓解率的相关性为 5%～54% [22, 91, 93]。在达到缓解的患者中，10 年复发率为 3%～7% [84, 93]。手术后持续性尿崩症的风险为 2%～5%，肾上腺功能不全的风险为 2%～5.4%，男性患者新发性腺功能减退的风险为 1%～29%，女性患者则为 1%～17% [91, 92]。

有两种药物可用于控制 GH 分泌过量，即生长抑素类似物和 GH 拮抗药。SRL 具有与生长抑素抑制肿瘤细胞生长相似的作用。GH 拮抗药可阻断 GH 的作用，从而降低 IGF-1 的产生。SRL 包括奥曲肽、兰瑞肽和帕瑞肽。这些 SRL 的长效制剂可以每月给药一次。作为一线药物或手术后用药，无论哪种 SRL 均能使 55% 的患者 GH 得到控制，并使 56% 的患者 IGF-1 水平达到正常 [95, 96]。奥曲肽可以使生长激素瘤显著缩小约 66%。在对收缩进行量化的研究中，奥曲肽的平均缩小率可达 50%，然而肿瘤缩小与生化控制并不一致 [90, 97]。SRL 可以改善许多肢端肥大症的症状，如头痛；但是并不能改善该病的死亡率，除非将 GH 降低至 2.5ng/ml 以下 [84, 86]。

迄今为止，唯一的 GH 受体拮抗药培维索孟需要每天皮下注射。它对肿瘤或 GH 水平无直接影响，但可有效地使 65% 的患者 IGF-1 水平正常，同时也能有效缓解肢端肥大症的很多症状 [95, 98]。目前没有研究表明培维索孟可以导致肿瘤生长或缩小，但仍建议定期进行影像学检查 [84, 95, 98]。没有证据表明培维索孟对肢端肥大症的死亡率有影响。多巴胺激动药卡麦角林也可用于肢端肥大症，并可控制 1/3 患者的 GH 水平，但需要高剂量用药 [84]。

SRS 技术通常用作手术的辅助治疗。已有研究表明使用 SRS 作为肢端肥大症的主要治疗方法的疗效不如手术治疗 [99]。与 NFPA 相比，由于需要更高的 SRS 边缘剂量来控制分泌性肿瘤，因此发生并发症的风险也更高 [34, 35]。目前认为 SRS 治疗后的缓解标准是 IGF-1 水平正常和口服糖耐量期间 GH 水平低于 1.0ng/ml [100]。建议在 SRS 治疗前 1 个月停止任何垂体抑制药物 [100, 101]。

采用肿瘤边缘剂量 18～30Gy 的 SRS 治疗后，进行中位随访时间 36～61.5 个月的随访，GH 分泌和 IGF-1 恢复正常的总体缓解率为 50%～65.4% [100, 101]。SRS 治疗后的缓解可能会延迟数年[100]。在相同的 3～5 年中位随访中，影像学发现肿瘤大小缓解率可达到 98.5%～100%。但是，有 1.5% 的肿瘤可能会在 SRS 治疗后几年开始增长。治疗前较高的 IGF-1 水平和 SRS 治疗时使用 SRL 与低缓解率相关[100, 101]。辐射剂量越高，缓解的可能性就越大[100]。

随着 SRS 治疗所需的辐射剂量增加，5 年内新发垂体激素缺乏症的发生率高达 31.6%。尽管大多数只涉及一个垂体 - 靶腺轴，但仍有少数病例发生全垂体功能减退症。与缓解类似，垂体激素缺乏可能需要 8 年或更长时间才能显现出来。放射剂量越高、肿瘤越大（ > 2.5ml），新发激素缺乏发生的风险越高。肢端肥大症患者接受 SRS 治疗 5 年内发生视力减退的风险约为 3%[100]。

六、促肾上腺皮质激素瘤：库欣病

库欣综合征是由皮质醇水平持续升高引起，伴有特征性外观改变、高血压、糖尿病、肥胖症、骨质疏松症、血管疾病及早逝等相关症状的一组疾病，其原因包括外源性皮质激素摄入、分泌 ACTH 的垂体腺瘤、异位分泌 ACTH 的肿瘤及肾上腺肿瘤，其中分泌 ACTH 的垂体肿瘤最常见，占 70%～80%。库欣病（Cushing's disease，CD）是一种由分泌 ACTH 的垂体腺瘤引起的库欣综合征。CD 在人群中的患病率约为 39.1/1 000 000，年发病率为（1.2～2.4）/1 000 000。未经治疗的 CD 的标准死亡率为 1.9%～4.8%，手术是主要的治疗方式，成功的手术可立即让患者达到生化缓解[102]。

因为尚缺乏单一的可靠的检测用于诊断 CS 或 CD，所以诊断是一个多步骤过程，需要综合病例的临床数据。CS 的诊断需要至少两种不同的筛查试验来验证皮质醇升高，包括 24h 尿游离皮质醇、午夜唾液皮质醇试验和低剂量地塞米松抑制试验。一旦诊断为 CS，就需要进一步检查明确病因是否为 CD。

为了明确 CD 是 CS 的病因，需要明确升高的皮质醇是由垂体分泌。兴奋试验的原理是，ACTH 垂体腺瘤不是完全自主的，对促肾上腺皮质激素释放激素的刺激和高剂量地塞米松的抑制有一定反应。异位促肾上腺皮质激素分泌肿瘤对这些刺激无反应。正常人对 CRH 和大剂量地塞米松的反应情况相同，因此在进行 CD 兴奋试验之前，明确诊断为 CS 至关重要。

如果高皮质醇症不是由 ACTH 分泌过多引起的，那么血中的 ACTH 水平应该无法测量，因此水平正常或升高的 ACTH 强烈支持诊断为依赖 ACTH 的 CS。如果 ACTH > 10pg/ml，则原因可能是分泌 ACTH 的垂体腺瘤或异位分泌 ACTH 的肿瘤[103]。异位 ACTH 肿瘤倾向于产生比垂体肿瘤更高水平的 ACTH。但是 ACTH 垂体腺瘤是 CS 的最常见原因。无法确定的情况需要进行 CRH 刺激试验或大剂量地塞米松抑制测试。异位 ACTH 肿瘤通常对这些检查无反应，但存在假阴性和假阳性可能。

所有怀疑患有 CD 的患者均应进行特殊的垂体 MRI 检查。高分辨率梯度回波图像可以提高对 ACTH 小腺瘤的检出[104, 105]。ACTH 腺瘤可以是微腺瘤或大腺瘤。腺瘤可能太小而无法通过影像学检查发现，12%～40% 的 CD 患者的垂体 MRI 检查可能无异常。影像学检查正常的大多数垂体可能会伴有小腺瘤[106, 107]，也有可能 MRI 检出的病变可能是与 CD 无关的偶发瘤[105]。

通过上述检查如果不能确定患者是否患有 CD 或异位 ACTH，则应进行选择性的双侧岩下窦取样。通常在垂体 MRI 正常或无法确定的情况下才可进行 IPSS[107]。同时检测岩下窦和外周血的血液样本中 ACTH。相对于外周，岩下窦 ACTH 水平显著升高提示 CD。该检查仅能对 70% 的患者做出正确预测[102]。IPSS 期间进行 CRH 刺激也可以增强检查的敏感性。

一旦确诊为库欣病，即使影像学检查无异常，也要进行手术。CD 患者可表现为微腺瘤、巨腺瘤或 IPSS 确诊的正常影像学表现。影像学上已表现为明显的海绵窦浸润，但外科医生应意识到即使是微腺瘤也具有侵袭性[31]，而 MRI 对侵袭性的预测具有较高的假阴性率[107]。因此，对于外侧腺体有 ACTH 腺瘤的患者，手术时应探查海绵窦内侧壁，而且如果怀疑有侵犯则应切除硬脑膜[108]。

经蝶窦入路手术治疗 CD 有望达到 90% 缓解率。微腺瘤的缓解率为 65%～90%，10 年复发率为 10%～20%。而大腺瘤的缓解率低于 65%，复发率更高，为 12%～45%[109]。最新的研究表明微腺瘤的初始缓解率为 89%～97%，而大腺瘤为 63%～87%[31, 102, 106, 110]。

在术前影像学检查正常的患者中，往往在术中探查发现微腺瘤，后续的报道表明缓解率为 84%～100%[31, 106]。对于 MRI 检查正常的患者，须根据 IPSS 结果行术中探查。由于 85% 的微腺瘤位于垂体前叶外侧，因此从垂体侧面开始探查，然后在腺体内部进行解剖和探查。如果未发现腺瘤，则应考虑行一定程度的切除术。

手术成功后，皮质醇水平会立即下降。术后缓解的标准是术后皮质醇水平为 2～5μg/dl 或 UFC 低于 20μg/24h。术后第一个早晨的皮质醇水平低于 2μg/dl，可高度预示持续缓解和低复发率[109]。术后肾上腺皮质功能减退症是可以预期的，并且也有可能缓解。大多数患者需要皮质醇替代治疗 6～12 个月。术后脑脊液漏和垂体功能障碍的发生率与其他经蝶窦入路手术治疗的垂体腺瘤相似。但是，由于并发诸如血栓栓塞性疾病等并发症，CD 患者术后并发症的总体发生率更高，为 13%[111]。

CD 手术失败后的二线治疗包括 SRS、药物和双侧肾上腺切除。SRS 需要比 NFPA 更高的辐射剂量才能实现缓解。手术失败后，SRS 可使 70% 的患者在 5 年后获得缓解[112]。复发率为 15.6%，新发内分泌功能障碍的发生率为 36%。新发脑神经功能障碍或脑神经功能障碍加重的发生率为 5.2%，但这些通常发生在接受多次放疗的患者中[112]。一项针对多位接受 SRS 预先治疗的患者的小型多中心研究发现，在中位随访时间 12.7 个月的随访中，缓解率为 81%，复发率为 9.7%。新发垂体功能障碍的发生率为 20%，脑神经功能障碍的发生率为 4.7%[99]。

对于 CD 患者，药物治疗不是满意的长期方案，不良反应很常见。药物通常用于控制皮质醇过多，直到通过手术或 SRS 治疗达到缓解。这些药物可用于改善与 CD 相关的临床参数，但在降低血清皮质醇水平方面效果较差。有三种用于治疗 CD 的药物：阻止肾上腺类固醇合成的类固醇生成抑制药，阻止过量皮质醇导致全身反应的糖皮质激素受体拮抗药，以及可降低肿瘤和 ACTH 水平的垂体定向药物。酮康唑是最常用的类固醇生成抑制药。单独使用酮康唑将使 49% 的患者的 UFC 达到正常水平。米非司酮是一种糖皮质激素受体拮抗药，可改善 CD 的临床症状和体征，但会引起 ACTH 和皮质醇水平升高，并可能导致腺瘤进展[113]。

帕瑞肽和卡麦角林两种对肿瘤有直接作用的药物，也是研究最多的药物。帕瑞肽是一种生长抑素类似物，与其他生长抑素类似物不同，它可以选择性地与 CD 中的促肾上腺皮质激素瘤表达的生长抑素受体亚型结合。单独使用帕瑞肽可使 5%～29% 的患者的 UFC 水平在 6～12 个月达到正常。帕瑞肽也可能使肿瘤缩小[114]，其不良反应为血糖升高。研究表明，卡麦角林可使 25%～40% 的患者 UFC 水平达到正常，但是随着时间推移，有相当多的患者的 UFC 会偏离正常水平[113]。由于单一疗法的控制率低和不良反应，人们对联合疗法产生了兴趣。迄今为止，最具前景的联合用药方案是帕瑞肽、麦角林和酮康唑的序贯疗法，其中 88% 的患者最终实现了 UFC 水平正常化[115]。

双侧肾上腺切除术作为最后的治疗选择可用于控制 CD 的高皮质醇症状。该手术可达到 95% 的缓解率，但手术死亡率较高，脑卒中、心脏疾病等并发症的发病率也较高。CD 患者行肾上腺切除术后，纳尔逊综合征的发生率 8%～29%。伴有纳尔逊综合征的垂体瘤可能很难控制[102, 109]。

七、结论

同时存在神经和内分泌系统症状的垂体瘤很常见。最常见的肿瘤是泌乳素瘤、NFPA、生长激素瘤和促肾上腺皮质激素瘤。每种类型的肿瘤都有独特的临床表现、病史，对治疗的反应也不同。虽然这些肿瘤都是良性肿瘤，但是管理不当，仍会致病甚至影响寿命。垂体腺瘤的并发症有时可能立即危及生命。合理的管理需对内分泌系统、神经系统和解剖进行细致的评估，通常需要一个多学科的管理团队。

眼眶减压术治疗 Graves 眼病的研究进展

Advances in the Orbital Decompressive Surgery for the Treatment of Graves' Ophthalmopathy

Tushar R. Patel　Jordan N. Halsey　著

徐高姗　译

Graves 病是一种自身免疫性疾病，会影响甲状腺激素的产生，导致促甲状腺激素减少，血清三碘甲腺原氨酸（T_3）和甲状腺素（T_4）水平升高，从而出现甲状腺功能亢进的症状。在美国，Graves 病影响 13.9/100 000 名患者，40 岁以下的女性最常见。它可以是自发性的，也可以是家族性的，并且通常与其他自身免疫性疾病有关。环境因素特别是烟草的使用，与 Graves 病的发展相关。人类白细胞抗原和 CTLA-4 等特定基因也与 Graves 病的易感性有关 [1]。

Graves 病患者可出现多种全身表现。许多患者的甲状腺肿大，称为弥漫性甲状腺毒性甲状腺肿。这会影响呼吸和吞咽，并且在体检时会变得非常明显。Graves 病的其他表现包括体重减轻、失眠、心悸、气短、皮肤变化、脱发和肌肉无力。值得注意的是，Graves 病最常见的甲状腺外表现是 Graves 眼病，通常在初次诊断后 18 个月内出现。Graves 病的眼部变化在 50% 的患者中具有临床相关性 [2]。

尽管得到充分治疗的甲状腺功能正常患者比激素水平不受控制的患者有更好的预后。但在 Graves 眼病患者中，甲状腺激素水平与疾病进展程度之间没有相关性。因此，对于 Graves 眼病患者来说，内分泌科医生密切跟踪并保持对他们的治疗的依从性至关重要。Graves 病的首选一线治疗的药物有甲巯咪唑、卡比马唑和丙硫氧嘧啶。

这些药物的作用是减少甲状腺激素的过度产生。其他不太常用的治疗选择包括放射性碘治疗和甲状腺切除术 [3]。

Graves 眼病在 5 岁和 7 岁有一个双峰的峰值。最近在伊朗进行的一项研究表明，随着年龄的增长，眼病症状的严重程度会增加 [4]。尽管患有 Graves 眼病的男性更可能出现严重的症状，但 Graves 眼病影响女性的人数是男性的 4 倍 [5]。疾病患病率的种族差异也被观察到，研究表明白种人比亚裔更容易患 Graves 眼病 [6]。如上文所述，吸烟已被证明与眼病的发生和进展有关。吸烟的患者也往往比不吸烟的患者出现更严重的症状，并且更难以接受药物治疗 [7]。

Graves 眼病患者表现出不同程度的眼睑内陷及"凸出"眼睛的出现，称为眼球突出。除了与眼球暴露增加相关的症状（如干眼症和角膜炎）外，患者还经常受到面部外观变化的困扰。他们在外观上的审美变化往往会导致患者对矫正的渴望。与 Graves 眼病相关的显著身体表现对患者来说可能是毁灭性的。由于这个原因，Graves 眼病不仅会影响患者的临床表现，还会导致生活质量下降和社会经济地位下降 [8]。与直接影响视力并导致失明的其他自身免疫性疾病相比，Graves 眼病已被证明对患者功能有显著影响，因为其在临床症状和与其毁容相关的心理上具有综合影响。

Graves 眼病患者通常在开始初步诊断后的

1～3 年的时间内经历疾病进展和潜伏期。在经过早期活跃的、恶化的疾病之后，患者通常会进入疾病进展停止的稳定阶段。在患者重新进入活动性疾病稳定时期的阶段，Graves 眼病很少会重新激活，这些不常见的发生通常与放射性碘治疗或吸烟有关[9]。在 3%～5% 的患者中，Graves 眼病会迅速发展为最严重的形式，称为恶性突眼。由于视神经快速受压，这些患者通常需要紧急手术减压。

Graves 眼病患者最初经常向他们的内分泌医生或初级保健医生提出复视和减轻眼球突出的视觉主诉。这些症状的发生是眶周脂肪增加及眼外肌肥大和最终纤维化的直接结果，这些都是 Graves 病病程的一部分。由于眶周脂肪膨胀和眼外肌水肿，导致眶顶体积减小，最终导致眼球突出。最初出现时还经常出现各种其他眼部症状，包括结膜炎、畏光、眼睑炎、结膜水肿、过度流泪、角膜炎和角膜溃疡。在某些情况下，可能会出现眼压急剧升高，导致急性青光眼和视神经病变。德国内分泌学会制订了 Graves 眼病眼眶临床表现的分类系统，见表 22-1。

如上文所述，Graves 眼病的发病机制与通过扩大脂肪和肌肉肥大对眼眶内容物的机械压缩有关。研究表明，40 岁以下的患者脂肪膨胀更多，而老年患者的眼外肌肿胀更多[10]。眼眶结缔组织含有促甲状腺激素受体样蛋白和胰岛素生长因子 -1，这表明与甲状腺中表达抗原发生了免疫交叉反应。这些是 Graves 病自身免疫反应的一部分，导致细胞因子和糖胺聚糖产生过多。这些细胞因子吸引 T 淋巴细胞和 B 淋巴细胞，它们以自身免疫方式攻击眼眶组织。此外，有研究认为甲状腺受体抗体直接激活成纤维细胞，导致肿胀和纤维化[11]。

扩张的眼周组织的压缩作用导致眼眶充血和静脉阻塞。最终患者的眼睛变得严重突眼，上下眼睑收缩，导致巩膜外露、脂肪突出和视神经张力增加。随着时间的推移，眼外肌变得纤维化甚至萎缩，限制眼外肌功能并导致恶化复视。Graves 眼病的发病机制可见于图 22-1 中。

Graves 眼病的诊断通常是在临床上的，基于患者在 Graves 病诊断背景下的临床表现和症状。Graves 眼病的严重程度可以通过患者经历的功能

表 22-1　内分泌眼病的改良 Werner 分类 [1]

级别 I	• 非浸润性眼睑症状 • 上眼睑退缩（Dalrymple 征） • 俯视时上眼睑凝视（Graefe 征） • 罕见的眼睑闭合（Stellwag 征）
级别 II	• 浸润性眼睑症状 • 眼睑肿胀、溢液 • 球结膜水肿、角膜炎、结膜炎 • 畏光
级别 III	• 眼球突出：有或没有眼睑肿胀 • 病理 Hertel 指数
级别 IV	• 眼外肌受累 • 复视 • 收敛弱点（Möbius） • 斜视
级别 V	• 角膜受累（由于眼球突出） • 角膜点画（非常痛） • 角膜溃疡（不痛）
级别 VI	• 视神经受压 / 血栓性鼻窦炎导致视力丧失直至失明

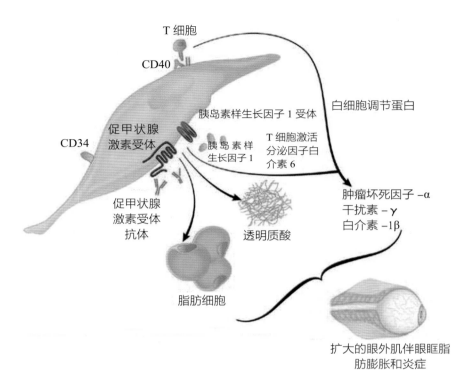

T 细胞

CD40

促甲状腺激素受体

CD34

胰岛素样生长因子 1 受体

胰岛素样生长因子 1

白细胞调节蛋白

T 细胞激活分泌因子白介素 6

肿瘤坏死因子 −α
干扰素 −γ
白介素 −1β

促甲状腺激素受体抗体

透明质酸

脂肪细胞

扩大的眼外肌伴眼眶脂肪膨胀和炎症

▲ 图 22-1　Graves 眼病发病机制 [5]

缺陷程度来表征。欧洲 Graves 眼病小组（European Group of Graves' Orbitopathy，EUGOGO）开发了一个评级系统，根据主观和客观发现对患者的严重程度进行分类 [7]。

1. 轻度：轻度眼病对日常生活的影响很小，不足以证明免疫抑制或手术是合理的。患者可能有 < 2mm 的眼睑回缩、眼球突出 < 3mm、一过性复视和对润滑剂有反应的角膜暴露。

2. 中度：中度眼病的症状并不紧急，但会影响日常生活。活动期 / 急性期推荐免疫抑制治疗，可结合放射治疗。对免疫抑制无效的患者建议择期手术。患者通常表现为眼睑明显回缩、眼球突出 ≥ 3mm 和复视。

3. 重度：发生急性视力变化需要紧急手术。急性手术干预的指征包括明显的角膜破裂、眼眶半脱位和视神经病变。

所有出现 Graves 眼病症状的患者都应进行全面的眼科检查。患者应尽快接受眼科医生的评估，以进行彻底的眼部检查。需要评估视网膜的微血管变化，检测眼外肌和视野，评估视力，注意主动和被动复视，并在疑似病例中使用荧光素

评估角膜损伤。做一个精确的 Graves 眼病患者眼球突出的评估，用于初步诊断和监测临床改善。Hertel 眼球突出量计（图 22-2）可用于测量眼球突出的前眼位移程度。仪器测量眶外壁到角膜前部的距离，其正常值 < 18mm。许多研究表明，即使由不同的检查员使用，Hertel 眼球突出计也是一种非常可靠的工具。荷兰的一项研究表明，由两名独立审查员测量的 Hertel 值中有 96% 的一致性误差在 2mm 以内 [12]。

尽管眼科医生可以对患者的视力及与眼球本身相关的结构中发生的变化进行出色的检查，但相关的眼科医生或整形外科医生也必须重要的是，对眼睑和眶周结构进行彻底检查。临床上，

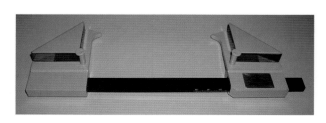

▲ 图 22-2　Hertel 眼球突出计

应评估睑裂增宽的程度、边缘反射距离（MRD-1/MRD-2）和眼睑下垂的程度。此外，应使用回弹测试检查眼睑的色调，并应进行内侧和外侧眦松弛测试。

多种成像技术可用于评估 Graves 眼病患者的眼部变化和疾病进展。超声可以揭示眼外肌发炎或纤维化的存在[13]。眼眶的计算机断层扫描和磁共振成像有助于观察眼外肌增大及眶周脂肪的增加（图 22–3）。MRI 在评估视神经方面特别有用，视神经可能会受到 Graves 眼病的影响。三维 CT 成像分析允许用于对眼眶脂肪和肌肉进行精确的

体积分析，可评估活动性疾病，也可用于手术计划。使用成像量化脂肪和肌肉肥大的量可以准确地揭示活动性炎症的发作，并显示出医疗后的治疗反应[14]。有趣的是，仅具有单侧临床意义疾病的患者的双侧眼眶成像通常显示亚临床脂肪肥大和眼外肌增大[15]。

彩色多普勒血流成像也可用作评估眼眶血管血流的无创方法。有趣的是，视网膜中央动脉收缩期和舒张末期峰值速度已被证明与 Graves 病的眼内压升高和眼外肌肥大相关[16]。活动性 Graves 眼病患者的视网膜微血管密度增加，这也可能导

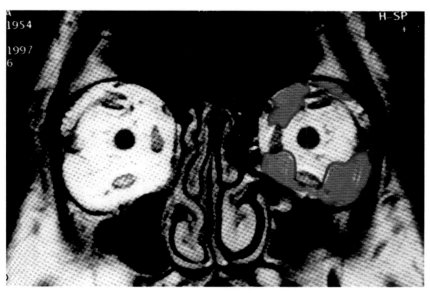

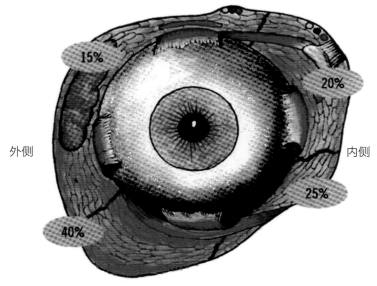

▲ 图 22–3　眶周脂肪的体积分析 [2]

致这些患者的视力下降[17]。

Graves 眼病的治疗因疾病的活动期和非活动期而异，除非存在急性视神经压迫、眼球半脱位或严重角膜损伤等手术紧急情况。在疾病的活动期，Graves 病的药物治疗及免疫抑制药物和放射治疗是指定的治疗方法。在疾病的非活动期，定义为当通过非手术方式的临床改善达到平台期时，眼眶康复性手术减压成为纠正 Graves 眼病身体表现的首选治疗方法。

治疗活动性 Graves 眼病的第一步是优化Graves 病的药物治疗。尽管一旦出现眼病症状，甲状腺切除术和抗甲状腺药物治疗并未显示出改善 Graves 眼病的结果[19]，但是与甲状腺功能正常的患者相比，甲状腺功能不受控制的患者的症状更严重[18]。放射性碘治疗通常用于对抗 Graves病的显著甲状腺功能亢进症状，与大约 15% 的患者的眼病症状的发展或恶化有关[20]。这可以通过在放射性碘治疗后使用皮质类固醇 3 个月来解决。

轻度 Graves 眼病的病例通常可以通过药物治疗来解决，不需要额外的免疫抑制或手术治疗。如果存在角膜暴露，建议使用润滑剂和软膏以防止磨损。头部抬高还可以减少眼睑肿胀，肉毒杆菌素已被证明是一种有用的辅助治疗，可通过直接放松眼轮匝肌和提肌来治疗眼睑内陷患者[21]。EUGOGO 还提倡补充硒 6 个月。一项多中心、随机、双盲、安慰剂对照试验显示，硒可显著改善生活质量和眼病症状，同时降低疾病进展率[22]。

中度至重度活动性 Graves 眼病通常通过静脉注射或口服皮质类固醇进行治疗。对于脉冲高剂量静脉注射类固醇是否比口服类固醇更有效，文献中一直存在很大争议。选择使用类固醇应该是明智的选择，因为长期使用类固醇有潜在的并发症，包括体重增加、库欣样症状、高血糖症和骨质疏松症。使用类固醇超过 3 个月的患者应开具抗骨质疏松症药物。环孢素、硫唑嘌呤、甲氨蝶呤和许多较新的免疫抑制药也经常使用，并且可以与类固醇联合使用以对抗 Graves 眼病的炎症作用。

Graves 眼病的发病机制与眼眶组织表达TSH-R 和 IGF-1，导致炎性细胞因子产生和淋巴细胞募集有关。Graves 眼病免疫疗法的优势在于，药物直接攻击特定受体、细胞因子和淋巴细胞，从而产生有效的、有针对性的生理反应。其中许多药物仍处于研发阶段，尽管有些药物已开始用于临床并显示出可喜的结果。

针对 TSH-R 和 IGF-1 的药物目前处于不同的开发阶段。值得注意的是，Teprotumumab 是一种针对 IGF-1 受体的单克隆抗体，已用于安慰剂对照的多中心临床试验，用于治疗活动期严重Graves 眼病患者[23]。该试验于 2017 年完成，结果非常好。对于有眼球突出 > 2mm 和眼球突出临床表现的患者进行 6 周治疗后有所改善。虽然目前正在开展更多的安全性和有效性研究，但根据试验结果，美国 FDA 将 Teprotumumab 指定为"突破性"状态。这种药物将来可能会在 Graves眼病的治疗中发挥作用[23]。

基于细胞因子的单克隆抗体疗法已被证明可用于其他自身免疫性疾病，如类风湿关节炎和克罗恩病，尤其是对其他治疗失败的患者。IL-6 受体拮抗药托珠单抗和阿特珠单抗在幼年型类风湿关节炎的治疗中效果极佳，由于在疾病活动期产生强效的 IL-6 细胞因子，已被提议用于治疗Graves 眼病。在初步研究中，TNF-α 抑制药（如依那西普）也被证明对 Graves 眼病有效[24, 25]。

单克隆 / 多克隆抗体已被证明可有效对抗Graves 眼病中的淋巴细胞反应。此类药物中研究最多的药物是利妥昔单抗，这是一种单克隆抗体，可攻击 B 淋巴细胞上的 CD-20[26]。在欧洲进行的一项临床试验表明，利妥昔单抗的疾病缓解作用与甲泼尼龙相当，反应率为 100%。然而，在美国进行的一项类似试验表明，利妥昔单抗在治疗 Graves 眼病方面与安慰剂等效。人们认为这些随机对照试验的样本量小是导致结果相互矛盾的原因，因此需要更大规模的研究来更好地了解利妥昔单抗在治疗 Graves 眼病中的作用。重要的是，两项研究确实证明了当早期治疗开始时，会产生比之前更强的免疫抑制[26]。

眼眶放射联合免疫抑制治疗在 Graves 眼病患者中有效。低剂量放射具有针对性的抗炎和免疫抑制作用，而不会产生如长期使用类固醇产生的全身毒性。放射降低白细胞 – 内皮细胞的黏附，诱导促炎症细胞凋亡，减少一氧化氮和活性氧，并增加抗炎症细胞因子（IL-10、TGF-α）的表

达 [27]。Graves 眼病的典型剂量为 10~20Gy，每天 10 次给药，持续 2 周。

放射已被证明可以改善复视和眼睛运动，尤其是在症状出现的第 1 年内使用时。第 1 年之后放疗有效性降低，可能与眼外肌随时间发生纤维化有关。研究表明，与口服类固醇治疗中重度 Graves 眼病相比，放疗是一种有效的治疗方法。然而，大多数研究表明，放射与类固醇的使用结合起来特别有用。

Graves 眼病治疗中使用低剂量放射治疗比通常在癌症治疗的高剂量治疗中观察到的不良反应少许多。最常见的不良反应是干眼症 [29]，尽管在极少数情况下已经描述了放射诱发的癌症、视网膜病变和白内障形成。建议不要对 35 岁以下的患者及未控制的高血压或糖尿病患者使用放疗，因为放疗可能会加重任何已经存在的视网膜病变 [28]。与使用放射相关的另一个并发症是瘢痕和纤维化，这可能会使后续手术过程中的解剖更加困难。

在疾病进展的活动期使用非手术治疗方案已被证明有 65% 的反应率和适度改善临床症状。当药物治疗达到稳定水平时，应与患者讨论手术治疗方案。眼眶减压手术可以解决通过保守措施无法缓解的眼球突出、眼睑回缩。重要的是，在某些情况下，必须紧急进行 Graves 眼病的手术治疗。当患者出现视神经受压迹象时需要进行急性手术治疗，因为紧急手术减压已被证明可以改善 70%~90% 患者的视力症状 [30]。大多数患者的视神经病变表现为突然的完全视力丧失，尽管一些患者有部分或间歇性视力丧失，这会使视神经损伤的诊断变得困难。其他情况，如眼球半脱位或明显的角膜溃疡，也需要紧急评估和手术治疗。

在大多数情况下，大剂量静脉注射皮质类固醇可作为急性视神经压迫的初始治疗，也在急诊手术前进行术前给药。研究表明，当单独使用高剂量类固醇或与外科手术联合使用时，通常会在 1~2 周内观察到视神经功能的改善 [31]。荷兰的一项研究表明，脉冲类固醇与视神经病变患者的手术治疗等效，并且通常需要两种疗法联合使用。在他们的研究中，82% 的接受手术治疗的患者仅通过手术无法完全解决他们的症状，但当手

术与高剂量类固醇联合使用时，几乎 100% 的患者症状得到解决。相反，45% 仅接受类固醇治疗的患者在接受手术减压治疗后才完全好转 [32]。任何出现急性视力丧失或严重视力障碍急性发作的 Graves 病患者都应紧急评估防止包括永久性视力丧失的长期后遗症。

在大多数情况下，Graves 眼病的手术治疗是在选择性的基础上进行的。如前所述，当患者的症状和临床表现变得难以使用其他疗法时，患者通常会寻求手术。但是，也可以完成初始手术减压作为 Graves 眼病的一线治疗。大多数患者将显著受益于眼眶减压作为主要治疗方法，而不会使患者接受顽固的医疗管理和相关的不良反应。手术减压程序的目标是解决 Graves 眼病中表现出的眼眶充血、疼痛、眼球突出和眼睑错位。眼眶减压手术的候选者应在术前 3 个月保持甲状腺功能正常，并应计划在第一只眼和第二只眼的手术之间至少间隔 2 周。艺术家对 Graves 眼病患者术前外观的描绘和术中图（图 22-4）显示了要切除的眶周脂肪和眶内/下壁及术后结果。

眼眶减压手术，无论是紧急的还是选择性的，都涉及通过眶壁内侧、外侧和（或）下壁的骨切除来切除眶周脂肪和扩大眶骨。这些手术可以在其他外科手术之前进行或与其他手术结合进行，以解决眼睑回缩、眼睑张力降低和斜视。眼眶减压手术可以通过多种切口和方法进行 [33]。在 20 世纪 50 年代，经颊切口通常用于进入眶下缘，因为它们不太明显。在 20 世纪 60 年代后期，Tessier 提出眼眶减压手术应该通过冠状切口进行，这样可以完全看到眼眶壁。这个切口虽然比经颊切口大得多，但可以隐藏在发际线中。这种在 20 世纪 80 年代流行的技术现在已在很大程度上被眶周方法所取代。下穹窿切口常用于接近下眶壁和内侧眶壁及下眶周脂肪。外侧眶壁截骨术可以通过隐藏良好的上睑皮肤折痕或眼睑成形术切口进行。"摆动眼睑技术"是一种经结膜方法，可以完全进入骨眶和脂肪室 [1]。大多数外科医生根据患者的具体病理调整切口模式，通常结合眶周切口。

Olivari 技术是一种优良的 Graves 眼病手术治疗方法。该技术包括去除眶周区域的锥体外和锥内脂肪，以减轻眼球的压力。由于眶周组织的

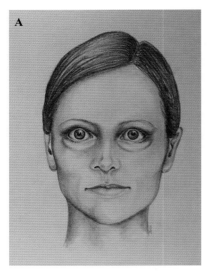
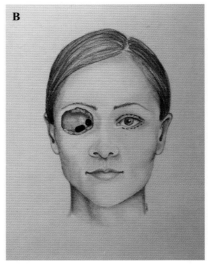
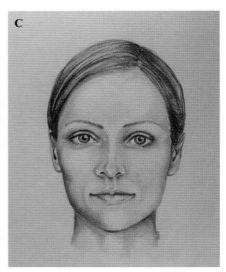

▲ 图 22-4　A. Graves 眼病病理特征患者的术前照片；B. 眶周脂肪过多，眶下壁 / 眶内壁标记并计划切除；C. 术后结果，眼球突出和眼睑内陷得到改善

体积大约为 14ml，因此仅切除少量脂肪即可产生显著的临床效果。切除直接围绕眼球的锥形内脂肪是必不可少的，因为即使是眼外肌区域的小脂肪切除可以改善眼睛活动度并减少复视症状。必须在全球范围内以对称方式切除圆锥内脂肪，以防止全球位置不正。

其他描述的手术技术包括通过改进的三壁去除组合来扩大眼眶。Tessier 最初描述了通过去除眼眶壁进行眼眶减压，用于治疗显著眼球突出症，但是即使显著减少脂肪也不能完全矫正 [13]。然而骨扩张使能眼球恢复到更生理的位置，解决美学和功能性问题与眼球突出相关的问题（图 22-3）。图 22-5 中可以看到通过去除脂肪和骨扩张进行眶减压后的术前和术后结果示例。

Doumit 等最近在整形和重建外科杂志上发表的一篇文章。建议采用三级手术治疗 Graves 眼病的方法 [34]。根据他们的算法，轻度眼球突出应单独使用圆锥内 / 外脂肪切除术治疗。中度至重度眼球突出，Hertel 值超过 28mm，应通过脂肪切除结合眶壁去除进行治疗。在负向量患者严重眼球突出的情况下，即当颧骨隆起在角膜前部的后面时，颧骨隆凸应进行颧骨增大。

对于所有接受手术减压的 Graves 眼病患者，必须切除圆锥内和圆锥外的眼眶脂肪。使用 Olivari 技术执行此操作，在上下眼睑的皮肤和眼轮匝肌上进行眼睑成形术切口，以暴露包围眼睑脂肪隔室的眶隔。使用这种切除方法，可以从上眼睑的中央和内侧隔室，以及下眼睑的外侧、内侧和中间隔室去除多余的锥体外脂肪。通常首先接近上盖。在最初的眼睑折痕切口后，遇到眶隔并在内侧切开，以便从内侧和中央隔室中切除脂肪。在上睑中央隔室的脂肪切除过程中必须小心，因为这是泪腺的侧面。如果泪腺明显肥大，Olivari 等建议将腺体连接到 Whitnall 韧带，并使用双极烧灼小心地减小其体积。在手术的各个方面都必须小心使用双极，以防止对眶周结构的高温损伤。值得注意的是，上眼睑的中央隔室通常比内侧隔室具有更多的黄色脂肪，从而可以轻松区分这些隔室的脂肪。脂肪应小心地从每个隔间中取出，当脂肪被收回以在整个过程中保持止血时，小心地凝结隔间内的小血管。

在上眼睑隔间脂肪切除过程中，内直肌最终会暴露在隔间内的浅表脂肪深处；这应该完好无损。其他更深的结构，如上斜肌和滑车上动脉和神经，也可能会被观察到，并应予以保护。在上睑脂肪室的底部是槲筋膜。切开呈纤维状的深腱允许暴露较软的锥形内脂肪，该脂肪在临床上与最初遇到的锥形外脂肪不同。在这部分手术中必须小心保护眼球，并且必须注意不要在锥形内脂肪切除过程中损伤眼外肌。在任何时候收回或操

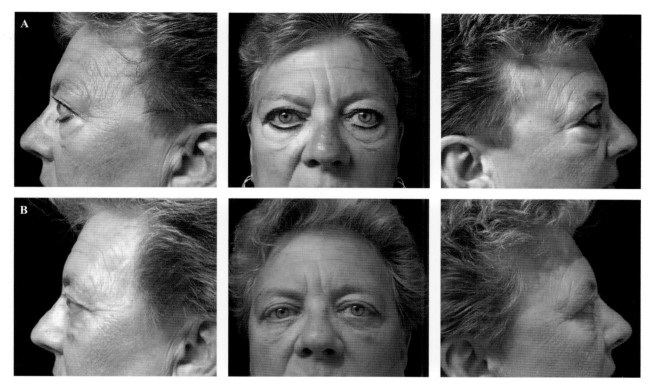

▲ 图 22-5　A. 一名 54 岁女性患者接受眼眶减压手术的术前照片；B. 术后结果，眼球突出改善，眼睑位置改善

作眼球时都应让麻醉师知道，因为可能会发生由眼心反射引起的心动过缓。为了防止空洞，在这个阶段也可以操纵锥形内脂肪，以适当填充脂肪切除后出现的任何空白区域。所有眶周脂肪切除术都应该是对称的，以防止术后眼球错位。

下眼睑的术式接近几乎类似于上眼睑。一旦最初的睫状下切口穿过皮肤和轮匝肌，眶隔就会被解剖并向下暴露到弓缘。可以根据需要在这个隔膜上做切口，以从外侧、中间和内侧脂肪室中切除脂肪。第一个切口通常在中央和中间隔间之间形成，允许通过单个切口从任一隔间去除脂肪。就像在上眼睑中一样，从下眼睑内侧隔间切除的脂肪看起来比中间隔间呈黄色的脂肪更苍白。在内侧脂肪室的底部可以看到下斜肌。为了暴露更深的锥形内脂肪，必须再次在深腱筋膜上做一个切口，切口应该在下直肌和内直肌之间。眶周脂肪可以一直小心地切除到眶尖。在脂肪切除过程中应使用双极电灼保持止血，并应小心地收回眼球以防止受伤。

与上下眼睑的所有隔室相比，下眼睑的中间脂肪隔室通常具有最大量的脂肪。切除外侧隔室

的脂肪后，可以在外侧和下直肌之间的厚腱筋膜上做一个额外的切口，暴露下眶的侧面，从而可以切除更多的锥形内脂肪。腱筋膜切口和眶隔切口不需要缝合，眼轮匝肌通常也不是作为一个独特的层闭合的。然后可以进行上下眼睑的皮肤闭合。

在皮肤闭合之前，一些作者主张在眼眶减压的同时进行辅助眼睑手术。在上眼睑明显回缩的患者中，Olivari 等主张通过沿 Müller 肌肉切开肌肉的外侧 3/4 来拉长提肌。也可以进行斜视矫正，因为眼外肌在手术过程中很容易暴露。或者，这些程序可以在以后的局部麻醉下进行。在第二阶段进行手术可以解决可能出现的任何水肿并在处理眼睑之前解决眼球突出。此外，在眼睑定位的微调过程中使用局部麻醉并保持患者清醒，可以在患者配合下进行精确的眼睑调整。

关于下眼睑错位和回缩，Olivari 等不提倡在初始减压程序时进行任何矫正手术；相反，在眼眶减压后 3~6 个月处理下眼睑。其他外科医生主张在减压手术时进行下眼睑矫正，以减少对额外手术的潜在需求，并让患者更快康复 [35]。在下

眼睑脂肪切除期间，可以轻松地进行眼角固定/跗骨剥离手术。在患者表现出过度下睑松弛的情况下进行眼眶减压手术。对于下眼睑内陷，建议的治疗包括将实心移植物放置在从跗骨延伸到边缘弓的间隔后袋中，以保持下眼睑处于稳定的非内缩位置。已描述用于下眼睑的材料包括耳软骨、硬腭黏膜、脱细胞真皮基质和聚二恶烷酮箔[36, 37]。移植物可以用永久缝合线缝合到跗骨板的下方，而下方保留移植物的边缘以保持适当的眼睑活动度。

在严重的 Graves 眼病病例中，会在脂肪切除期间进行眶底和外/中壁截骨术，以进行更彻底的眼眶减压。可以利用多种下眼睑入路来暴露眶骨，它们通常与外眦切口相结合，以实现更广泛的可视化。当需要进行骨减压时，摆动眼睑技术效果显著。解剖应在隔后平面向下进行至边缘弓。然后切除边缘弓，从内侧到外侧眶壁进行钝性骨膜下剥离，向后延伸至眶尖[36]。然后使用钻头去除眶外侧壁的后部。可以使用钻头或用骨凿压伤筛骨气囊来切除眶内壁的后部。如果需要，然后切除眶底，但眶底的前部和眶下缘应保持完整。来自作者经验的术前和术后照片见图 22-5。

眼眶减压手术大约需要 2h，需要全身麻醉。在手术结束时，患者可能会出现明显的水肿和眶周水肿。应告知患者肿胀的外观需要几天时间才能改善。围术期皮质类固醇的使用和持续的头部抬高可有助于改善术后水肿。此外，可以在病例的末端将临时 Frost 缝合线放入下眼睑边缘并固定在眶上缘，以防止术后最初可能发生的外翻和眼球突出。可以进行上睑和下睑睑缘修补术以改善或预防外翻。

最近，一些中心已经开始进行微创内镜眼眶减压手术。Yang 和 Ye 在中国中山眼科中心通过经鼻入路在内镜下对眶内壁进行骨减压。使用这种方法可以很容易地接近内侧眶壁，并通过筛骨气囊破裂。这种微创方法的主要优点是避免外部切口瘢痕；然而，如果需要侧/下壁减压，则可能需要额外的切口。这种较新的技术需要更高的设备成本，并且已被证明由于视力不佳而无意中造成眼外肌损伤而导致内斜视的发生率很高[38]。这种技术也不允许进行脂肪切除，除非进行额外的切口。

一般来说，眼眶减压手术与其他眶周手术具有相似的风险特征。眼眶减压手术最常见的并发症包括结膜炎、血肿、复视、眶上神经麻痹和感染。干眼症和暂时性复视通常会随着时间的推移而消退，无须进一步治疗。围术期可能会出现出血，在严重的情况下，如球后血肿，可能需要紧急探查。任何类型的切口方法都可能发生肥厚性瘢痕和瘢痕疙瘩形成。经结膜切口可导致下眼睑内翻，而睫状下切口可导致外翻。冠状入路使患者容易出现颞骨凹陷。较新的内镜方法可导致阻塞性鼻窦炎、黏液囊肿和脑脊液漏[39]。也可能发生沿眶周区域三叉神经分支的感觉减退和神经瘤形成[11, 12]。

从眼眶减压手术中恢复后，一些患者可能需要进行后续手术来解决斜视、减压未完全矫正的眼睑回缩及眼眶周围区域现在可能明显的任何多余皮肤。眼睑松弛度的术后评估应使用眼睑弹回测试及眼睑通畅的评估进行。在初始手术后至少 6 个月～1 年不应进行翻修手术，以等待眶周水肿完全消退和伤口愈合的初始阶段消退。术后 6～18 个月通常可以看到眼球突出的完全改善。所有患者都应在必要的时间内得到适当的咨询，以允许眼眶重新定位并最终达到预期。

总之，Graves 眼病是 Graves 病最常见的甲状腺外表现，可能是该人群发病的重要来源。眼眶脂肪增加和肌肉肥大引起的显著眼突出可导致视力改变、眼球运动下降和使人虚弱的眼球突出。开始出现眼病发展迹象的 Graves 病患者应接受评估并开始药物治疗以阻止疾病进程的活跃阶段。对于医疗管理失败或出现明显或渐进性视觉症状的患者，手术减压可能是一种有用的治疗方式。作者推荐的中重度 Graves 眼病眼眶减压术的首选技术如下。

- 通过眼睑成形术切口从中央和内侧隔室切除上眼睑外和锥内脂肪。
- 通过睫状下切口从内侧、中间和外侧隔室切除下眼睑圆锥外和圆锥内脂肪。
- 有指征时行眶底和眶内壁切除术。
- 下眼睑开角术、上下眼睑睑裂、下眼睑霜冻缝合。

眼眶减压手术可以为 Graves 眼病患者的症状提供功能和美学改善。

第23章

甲状腺、甲状旁腺和肾上腺疾病的微创外科治疗进展

Advances in the Minimally Invasive Surgical Approaches to Thyroid, Parathyroid, and Adrenal Disorders

Marco Raffaelli   De Crea Carmela   Pennestrì Francesco

Lombardi Celestino Pio   Bellantone Rocco   著

刘景平   译

内镜下肾上腺切除术和甲状旁腺切除手术成功实施以后，近年来也陆续推出了几种内分泌手术的微创方法[1-12]。

传统手术治疗颈部内分泌疾病通常是使用 Kocher 切口，其特征是一个长长的颈部皮肤切口，导致颈部有很明显的瘢痕。颈部内分泌疾病的微创手术方式包括是否需要内镜。内镜微创手术还可分为纯内镜的和视频辅助两种方式[2-13]。在纯内镜技术中需要持续 CO_2 填充或使用外部装置（牵引器）来维持解剖定位和操作空间，手术医生可直接在内镜下观察手术视野[3, 4, 12, 14]。单纯内镜治疗对外科医生的技术要求很高，它的主要限制是解剖定位困难，特别是对于不熟练的内镜外科医生，很难在不同的情况下重复从颈外进入[14]。另一方面，微创视频辅助甲状旁腺切除术（minimally invasive video-assisted parathyroidectomy，MIVAP）和微创视频辅助甲状腺切除术（minimally invasive video-assisted thyroidectomy，MIVAT）在 20 世纪 90 年代末被引入后不久就获得了世界范围内的认可，也许是内镜放大镜放大视野的优势。由于与传统手术非常相似，这些手术方法安全且容易在不同手术条件下应用。MIVAP 和 MIVAT 是在完全不需气体的情况下进行常规操作的术式。内镜是一种通过极小皮肤切口进行手术的工具[6-8, 16, 17]。

内镜肾上腺切除术在早期相较于开放手术有一些优势，特别是在减少术后疼痛、改善患者满意度、缩短住院时间和术后恢复时间方面[18-20]。这些优势使得肾上腺切除术的适应证得到进一步完善[21-23]。迄今为止，腹腔镜肾上腺切除术是中小型良性肾上腺肿瘤的标准治疗方法[24]。如今腹腔镜肾上腺切除术死亡率非常低，术中并发症发生率为 7%，术后并发症发生率（Clavien-Dindo Ⅰ～Ⅱ）为 1.2%～3.6%，而术后主要并发症发生率（Ⅲ～Ⅳ）为 0%～1.4%。内镜肾上腺切除术的主要适应证包括良性非功能肿瘤（36.8%～39.6%）、嗜铬细胞瘤（18.9%～27.4%）、原发性醛固酮增多的肿瘤（11.8%～17.9%）、糖皮质激素分泌肿瘤（15.4%～25.2%）和肾上腺转移瘤（4.6%）。内镜肾上腺切除术的中转率＜2%，平均住院时间为 1.8～3.5 天[24, 25]。已经报道了几种不同的微创肾上腺切除术方法，如前/侧腹腔镜和侧/后腹腔镜入路[26]。所有手术过程通常都可以使用多个端口或一个多通道单站点端口来执行。此外，所有的手术都可以在机器人协助下执行[27]。

一、微创视频辅助甲状腺切除术

最低程度的皮肤接触保证了最佳的美容效果（图 23-1）。此外，避免颈部过度伸展和广泛切除能减少术后疼痛。几项对照研究表明，与传统的甲状腺切除术相比，MIVAT 在减少术后疼痛、增强美容美观性和提高患者满意度方面更有优势[28-31]。此外，通过对大量患者的多中心研究的数据表明，MIVAT 是一种安全、有效和具有可重复性的术式[29, 32, 33]。其低侵入性和与传统手术的相似性使该方法在局部麻醉（颈传导阻滞）下也可行，在全身麻醉相对禁忌证患者（如孕妇甲状腺乳头状癌患者）中显示出最佳效果[34]。当时，一些对 MIVAT 的担忧得到了消除，在一项已发表的回顾性研究中，我们证明了 MIVAT 和传统甲状腺切除术之间的操作方法的相似性，但不能确定 MIVAT 的患者有否额外的甲状腺胶囊破裂和甲状腺细胞播种的风险。此外，我们和其他国家的作者一起证明了通过视频辅助的方法治疗甲状腺恶性肿瘤的可能性和可行性。经过适当的重复和标准化，MIVAT 已成功地用于特定的甲状腺乳头状癌病例的手术治疗[35-38]。

一些研究比较了 MIVAT 和常规甲状腺切除术的效果，结果显示 MIVAT 对于治疗小乳头状甲状腺癌是安全有效的，具有与传统甲状腺切除术相似的肿瘤治疗效果，至少在中期随访时得出这样的结论[38]。

准确的患者选择是 MIVAT 成功的关键。在早期的 MIVAT 治疗经验中，其适应证相当有限。事实上，最初的禁忌证包括甲状腺炎和颈部手术史[14]。随着经验的累积，MIVAT 的手术适应标准已经扩大，以前做过对侧视频辅助颈部手术或甲状腺炎的患者不再是 MIVAT 的禁忌证。根据我们的经验，经受过视频辅助甲状腺切除术但需要甲状腺全切术的患者或 Basedow 病的患者均采用了视频辅助方法治疗。一些作者证明，在特定的 Graves 病患者中，MIVAT 是可行的，并且可以安全地进行，效果与开放手术之间没有明显的差异[39]。根据我们的经验，直径 > 35mm 的结节也有实行 MIVAT 的可能[14]。在术前诊断方面，细胞学诊断不明确的可疑小结节是理想的 MIVAT 指征。此外，小体积的热结节是这种类型的手术的最佳指征。MIVAT 在"低风险"的体积较小的乳头癌中的效果是确定的。因此，特定的甲状腺乳头状癌患者是有 MIVAT 的手术适应证。而术前诊断发现淋巴结受累仍被认为是 MIVAT 的禁忌证[14]。携带 RET 原癌基因突变的家族性甲状腺髓样癌但尚未出现临床症状（没有检测到的结节和降钙素在正常范围内）的患者也是适合进行 MIVAT 的[40]。MIVAT 所需的大部分手术器械几乎所有手术室均有使用，也不需要额外的成本。唯一在传统甲状腺切除术中不常用的工具是精细解剖所需的小型工具（直径 2~3mm）（专门设计的拉钩和吸引器），但它们是可重复使用的[41]。超声刀系统在这种手术中也非常有用，可以减少手术时间。手术技术之前已有详细的描述（图 23-2）。监测器位于患者头部和外科医生前面，外科医生位于患者的右侧。第二个监视器通常被放置在患者左侧的助手的前面。内镜由其中一个助手手持。由于没有任何外部支撑，因此可以根据解剖的不同来调节和改变内镜的位置。这与纯内镜技术相比，是视频辅助手术的一个重要优势。内镜的尖端通常面向患者的头部，但当需要同时进行中央区淋巴结切除术时，它可以改变方位以暴露和探查上纵隔[17]。

我们在 2009 年发表了一篇回顾 10 年间 MIVAT 患者术后效果的综述。在研究期间共尝试了 1363 例视频辅助甲状腺切除术。有 7 例患者需要改为传统手术。在 126 例患者中，通过相同

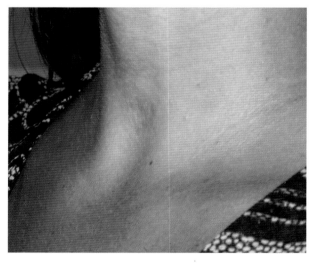

▲ 图 23-1　MIVAT 的美学结果

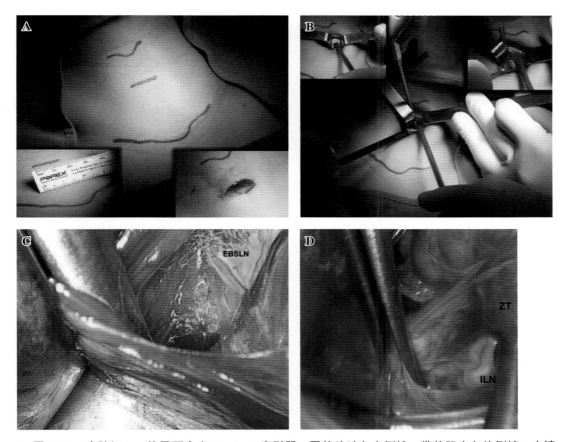

▲ 图 23-2　皮肤切口：使用两个小 Farabeuf 牵引器，甲状腺叶向内侧缩，带状肌肉向外侧缩；内镜（5mm，30°）和专用小型手术器械通过单一皮肤切口引入，不使用任何套管；解剖采用钝性技术，使用铲刀进行

方法切除中央区淋巴结。病理结果显示，986 例良性，368 例甲状腺乳头癌，1 例 C 细胞增生，1 例 RET 种系突变髓样微癌。术后并发症包括 27 例短暂性和 1 例确诊性喉返神经麻痹，230 例短暂性低钙血症，10 例确诊性甲状旁腺功能减退，4 例术后血肿，以及 5 例伤口感染[42]。

二、微创视频辅助颈淋巴结清扫术

甲状腺乳头状癌患者和 RET 基因突变的携带者中通常在显微镜下很常见到中央区淋巴结转移。然而，根据目前的指南，分化性甲状腺癌的预防性中央区淋巴结清扫并不是强制性的[36-38, 43-45]。术前发现的甲状腺乳头状癌淋巴结受累一直被认为是视频辅助手术的绝对禁忌证。然而，准确地评估术前中央区的状态是很难的，而在甲状腺癌切除术中意外发现Ⅵ区淋巴结肿大则相当频繁。在这些情况下，应切除肿大淋巴结以明确淋巴结状态，有时还需要淋巴结清扫。自从第一次应用 MIVAT 治疗术前没有淋巴结受累的分化型甲状腺癌后，我们有几次面临需要切除肿大的淋巴结。在获得了该技术的充分经验，并得到视频辅助方法肿瘤切除的安全性和完整性的证据支持后，我们研究出了在术中意外发现淋巴结肿大的甲状腺乳头状癌或可疑癌的 MIVAT 患者的视频辅助中央区清扫术（video-assisted central compartment dissection，VA-CCD）。

2002 年，我们报道了 5 例甲状腺乳头状癌 MIVAT 中偶然发现肿大的中央区淋巴结切除的初步经验[46]。对于手术时间，淋巴结切除术所需的时间增加了约 15min。我们记录了 2 例术后短暂性低钙血症与其他并发症。通过第一次经验，VA-CCD 证明是可行和安全的，没有额外的并发症风险，在更好的美容效果和更少的术后不适症状方面有额外的优势。在这个初步报道发表之后，许多其他关于 VA-CCD 治疗甲状腺乳头状癌患者及在 RET 基因突变的携带者的论文已发布。并且，这些报道都代表了不同中心对相对数量较少的患者的经验。尽管有这些令人鼓舞的结果，一些专家仍然不愿接受 MIVAT 作为治疗甲状腺癌的有效选择 [15, 36, 37, 43, 47-51]。

在文献中，由于缺乏专门针对 VA-CCD 与常规手术相比的肿瘤学结果的比较研究，我们比较了两组有相似的流行病学和病理学特征甲状腺乳头状癌患者分别进行视频辅助的中央淋巴结清扫和传统中央淋巴结清扫 [52] 平均随访时间是可靠的。在所有病例中，是否进行中央区淋巴结清扫取决于外科医生在术中对淋巴结状态的评估。事实上，根据术前评估，所有患者均被视为 N_0（结节阴性）。视频辅助和常规组淋巴结转移发生率分别为 50% 和 46%。两组在平均手术时间、并发症发生率、病变大小、切除淋巴结数量及组织学转移淋巴结数量方面均无统计学显著差异。此外，对随访数据的比较分析显示，两组在 LT_4 抑制治疗后的平均 sTg 水平和术后平均定量 ^{131}I 消融方面无显著差异。本研究的结果证实了预先对视频辅助技术安全性的效果，并清楚地表明，无论手术方法如何，两组手术切除的完整性都是相似的。这两种技术的中短期随访方面也显示出了相同的结果。尽管这种结果是令人鼓舞的，仍需要进一步的对照研究，以评估长期的结果。纯粹从技术角度来看，应该考虑到内镜具有特定的优点。事实上，它允许对中央区进行细致的探查，并能够识别在开放手术中可能被忽略的甚至稍微较大的淋巴结。目前用于评估甲状腺乳头状癌患者淋巴结状态的最广泛的成像技术是超声检查，但它依赖于操作人员的技术水平。由于淋巴结体积小，某些不利的解剖情况（如肥胖患者、短颈等）可能干扰对淋巴结的探查，只能识别一小部分淋巴结 [53]。内镜的光学放大保证良好暴露的颈部，在处理高风险损伤如喉下神经和甲状旁腺广泛暴露时继续进行颈部中央淋巴结切除术是非常重要的，VA-CCD 的预期优势与在 MIVAT 等其他视频辅助操作中已经证明的优势相同。

受视频辅助手术治疗分化甲状腺癌病例效果的支持，以及 VA-CCD 结果的鼓励，我们还评估了微创视频辅助方法治疗甲状腺乳头状癌患者功能侧颈部淋巴结清扫的可行性。我们纳入了 2 名侧颈部淋巴结转移 < 2cm 且没有大血管受累的低风险甲状腺乳头状癌患者。一名患者接受了双侧 VALNED 检查，另一名患者接受了单侧 VALNED 检查。平均每侧切除 25 个结节。2 名患者都经历了短暂性低钙血症，没有任何其他并发症。在随访时未发现残留组织或复发的证据 [54]。它只显示了该技术的可行性，只是一个初步的经验。

为确保视频辅助手术都能成功，特别是在治疗开始时，准确地选择合适的患者尤为重要。如今视频辅助方法的理想适应证是微小中低风险分化甲状腺癌和 RET 基因突变携带者，并且术前没有淋巴结基因转移的证据。前面提到的研究结果表明，如果在 MIVAT 过程中发现可疑的或单纯的淋巴结增大，VA-CCD 可与常规手术以相同的方式进行。显然，要获得最好的结果和与传统干预相似甚至更少的并发症发生率，单单选择合适的患者是远远不够的。外科医生也需要在内分泌和内镜方面接受良好的培训 [32, 33, 55]。

由于 VA-CCD 代表着 MIVAT 的完成，内镜下两者所使用的仪器也是相同的。解剖时使用两种相同的专用仪器，称为铲刀。VA-CCD 是在内镜视觉下进行的，选择性地剪切和切割，或用能量设备直接切割淋巴管（图 23-3 和图 23-4）。准确控制仪器尖端以避免喉返神经和气管损伤是非常重要的。

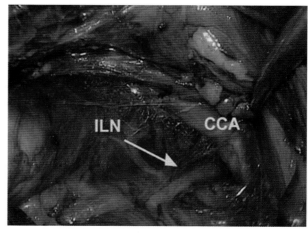

▲ 图 23-3 内镜放大图像（2～3 倍）可以很容易地识别喉返神经和甲状旁腺

CCA. 颈总动脉；ILN. 喉下神经

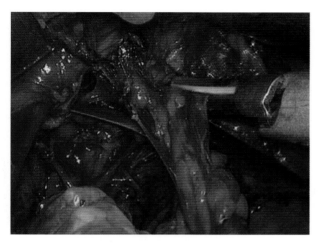

▲ 图 23-4　内镜能够识别肿大的淋巴结，以允许更准确的解剖

三、机器人经腋窝甲状腺手术

最初是由于某些人群的伤口愈合不良及对颈部瘢痕的厌恶而采取的非颈部、远程入路[56]。2000 年 Ikeda 等第一个开发经腋窝内镜治疗甲状腺[57]。随着达·芬奇机器人（Intuitive Surgical，Sunnyvale，CA，USA）的引进，一些外科医生已经认识到它的潜在优势。

2007 年底，在韩国的 Chung 领导下，首尔的团队率先采用跨腋窝治疗甲状腺[58, 59]。2011 年，Kupersmith 和 Holsinger 在北美首次描述了机器人辅助的跨腋窝甲状腺手术（robotic-assisted transaxillary thyroid surgery，RATS）方法[60]。RATS 一经报道，韩国进行了 3000 多种 RATS 手术，全世界进行了 6000 多种 RATS 手术[61]。在其他机器人辅助的甲状腺切除术（整容入路，双侧 - 腋窝乳房入路）中，跨腋窝成为最流行的。最初的 RATS 是通过两个切口（腋窝和前胸壁）进行的，但后来描述了使用单腋窝切口进行[57, 58]。首尔团队首次报道 RATS 后，它在世界其他地方受到了极大的欢迎。有几个团体发表了他们的成功经验[62]。然而，由于传统的方法是安全的、有效的、历史悠久的，一些外科医生质疑机器人辅助下甲状腺手术及其临床使用的价值[63]，包括 RATS 在内的机器人甲状腺切除术仍存在争议[62]。

虽然有过几例关于 RATS 的合适标准的报道，

但还没有建立标准的适应证[64]。绝对禁忌证是颈部手术或照射史、胸骨后甲状腺肿和晚期甲状腺疾病（侵入气管、食管和远处转移）。相对禁忌证是患者的并发症、年龄、肥胖、非常大的甲状腺肿、直径 > 2cm 的良好分化的癌、侧颈转移和术前的同侧肩功能障碍[57, 65, 66]。

腋窝切口的下边界在沿胸骨切迹开始的一条水平线上，上边界通过一条斜线与甲状腺切口呈 60° 角。麻醉后，患者的手臂处于头部的延伸位置，手臂应该小心地旋转至肘部弯曲 90°。腋窝切口（5~6cm）在皮下、胸大肌和锁骨层面进行解剖（图 23-5 和图 23-6）。在胸锁骨关节处，可识别胸锁乳突肌的胸骨和锁骨头。这两者之间继续解剖，可暴露出带状肌和更深的甲状腺。此时插入牵引器，在此过程中应注意避免损伤颈内静脉和颈外静脉[67]。达·芬奇车被放置在对侧，三个臂通过腋窝切口（握钳、谐波剪切和马里兰解剖器）插入，同时摄像头应呈 30° 摆放。机械臂对准对于避免机械臂在工作空间内的碰撞和该过程的总体成功至关重要。甲状腺切除术以经典的方式进行：首先，解剖游离和安全切除甲状腺上血管；其次，向内侧缩回甲状腺叶，以帮助识别甲

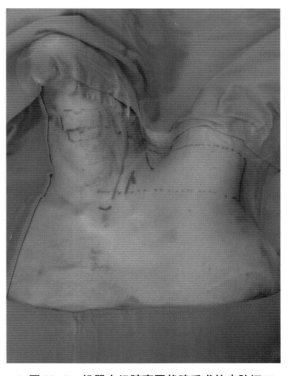

▲ 图 23-5　机器人经腋窝甲状腺手术的皮肤切口

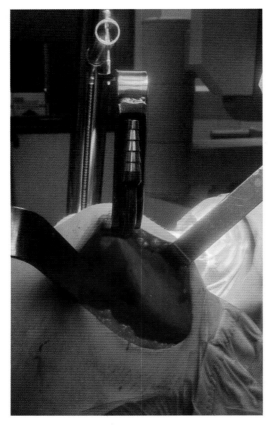

▲ 图23-6 腋窝切口后，胸大肌浅层至锁骨的皮下平面进行解剖

状旁腺和喉返神经。在结扎甲状腺下血管并识别气管后，仔细解剖甲状腺叶的Berry韧带，并通过腋窝切口将其取出。甲状腺床上放置引流管[66,68]。

与传统的甲状腺切除术相比，RATS最明显的优势是它不会产生任何颈部切口。美容方面使RATS特别吸引年轻的女性患者和那些有瘢痕体质的患者。与内镜的方法相比，RATS有几个技术优势。首先，机器人系统提供了三维放大的可视化，这比颈部方法更容易识别喉返神经和甲状旁腺。其次，它的手臂更加稳定；最后，它可以通过机器人的内关节和手臂的关节来实现更广泛的运动。所有这些都能更好地降低并发症发生率、抑制肿瘤和提高术后功能。此外，与开放或内镜手术相比，改善的视觉效果和外科人体工程学可减少外科医生的肌肉骨骼不适。RATS可以产生更好的效果，包括减少疼痛和提高美容满意度，以及降低感觉异常、术后声音变化和吞咽不适率[59,69]。另一方面，由于非经典的解剖环境和触觉丧失，RATS引入了潜在的新并发症，如气管和食管损伤。很少有研究考虑到这种并发症，所以经常需要转换为开放甲状腺切除术[58]。此外，由于同侧臂的位置，也有发生臂丛神经病变的风险。通过将手臂放在头顶上弯曲90°的位置，减少了拉伸神经的机会，可以降低这种风险。手术中对尺神经、桡神经和正中神经的监测可以通过重新定位并早期识别臂丛神经的损伤，进一步降低臂丛损伤的可能性[58]。RATS另一个缺点是由于工作空间和机器人对接，操作时间长。然而，几项研究已经测试了机器人甲状腺切除术的学习曲线，并表明经验的增加会缩短总的手术时间[58]。与传统方法相比，RATS涉及一个陡峭的学习曲线。然而，与需要55～60例手术的内镜方法相比，机器人甲状腺切除术只需要35～40例[59]。RATS的另一个缺点是身体习惯和BMI的限制。尽管肥胖的患者（BMI > 30kg/m²）使操作（特别是工作空间准备）具有挑战性，在熟练的医生手中，这一障碍也可以被克服[58,70,71]。就成本而言，由于设备的成本和手术时间的延长，机器人甲状腺手术更昂贵。然而，一些研究指出，机器人甲状腺切除术消除了对额外手术助手的需要，再加上潜在的缩短住院时间和机器人维护成本的预期较低，可能最终具有同样的手术效益[67]。

2011年，Lee等发表了他们在1043例低风险高分化甲状腺癌患者中机器人甲状腺切除术的经验。他们表明RATS是可行的，并提供了类似传统的和内镜的甲状腺切除术的结果[72]。另一项最近发表的研究探讨了RATS在北美甲状腺癌人群中的疗效，与传统方法相比，RATS具有相似的手术时间和失血量，恶性肿瘤边缘均呈阴性，并且两者甲状腺球蛋白水平相似[73]。Ban等描述了3000例机器人甲状腺癌切除术患者的手术并发症，低钙血症是最常见的并发症，永久性低钙血症为1%；喉返神经损伤占0.27%，气管损伤占0.2%；颈动脉损伤占0.03%；皮瓣损伤占0.1%，臂丛病变占0.13%。死亡率为0%[74]。男性、BMI超重、大甲状腺，甲状腺炎合并分化甲状腺癌病例是机器人手术的不利影响因素，即延长手术时间[61]。通过一个腋下切口进行甲状腺全切或对侧甲状腺次全切是一个挑战。因此，一些外科医生怀疑 RATS 手术完整性。最近发表的一项 Meta 分析比较了机器人甲状腺切除术与常规开放甲状腺切除术治疗低风险分化型甲状腺癌完整性和肿瘤学的结果。

分析了 10 项研究，其中包括 752 例机器人甲状腺切除术患者和 1453 例开放甲状腺切除术患者。与开放的甲状腺切除术相比，机器人甲状腺切除术中央区淋巴结完全切除的较少（基于 Tg 水平），可能是对侧的残余组织所致。然而，机器人甲状腺切除术组没有发现局部复发；因此，作者得出结论，使用机器人甲状腺切除术不太可能影响低风险分化甲状腺癌的预后 [62]。其他几项研究通过刺激甲状腺球蛋白水平、RAI 摄取和术后超声检查，将其与甲状腺切除术进行了比较，研究了甲状腺切除术的完整性。这些研究最终表明，如果由经验丰富的外科医生进行手术，机器人甲状腺切除术的手术完整性可与传统甲状腺切除术相媲美 [75-78]。

四、机器人美容甲状腺切除术

随着达·芬奇机器人（Intuitive Surgical，Sunnyvale，CA，USA）的引入，在没有任何可见颈部切口的情况下进行甲状腺手术变得更易行，这使无气体腋窝入路成为可能 [79]。当美国外科医生开始实施这种方法时，人们对西方大体格的患者使用这种技术的安全性感到担忧 [60, 71, 80-83]。这种方法还需要放置引流管，需要住院，这相对于这 10 年期间微创甲状腺手术的进步倒退了一步。另一种机器人远程方法以帮助克服西方患者人群中机器人腋窝甲状腺切除术的担忧和局限性，即机器人美容甲状腺切除术（robotic facelift thyroidectomy，RFT）被开发出来 [84, 85]。发展 RFT 方法与尸体解剖评估程序的可行性有关 [86]。Terris 等报道了 2011 年首次使用 RFT 的方法，其中 14 名患者接受了 18 次 RFT 手术 [87]。为了治疗最初手术中发现的恶性肿瘤，1 名患者通过双侧切口进行了甲状腺全切除术，3 名患者进行了第二次对侧 RFT 手术，平均手术时间 155min，没有转入颈前路。第一个用这种技术治疗的患者接受了引流管置入并入院治疗，但随后的所有手术都是在门诊环境中进行，并且没有放置引流管。本系列中有 2 名血肿和 1 名短暂声带无力患者，所有症状都在没有干预的情况下缓解。所有患者均出现耳大神经分布暂时感觉减退，持续数周，未出现永久性声带无力和甲状旁腺功能减退症。远程入路甲状腺切除术在美容上具有明显优势。外科医生对头颈部解剖结构很熟悉，所以不像机器人腋窝手术那样有损伤臂丛的风险 [60, 80, 85]。与腋窝方法相比，RFT 方法的解剖面积更少，允许在门诊进行且不放置引流管 [84, 86]。自从实行了单侧甲状腺叶切除手术，外科医生已经开发了机器人技术来进行全甲状腺功能切除术、双侧中央区淋巴结清扫，并通过单侧耳后切口进行同侧改良性颈部淋巴结清扫 [88]。虽然这种方法是可行的，但它只在 4 名患者中进行了实践评估。即使在最有经验的人手中，这种方法也需要相当多的时间和准备，而且仍然被认为是实验性的。尽管有这些优势，但这项技术并非没有缺点。由于通过传统的前部入路不会出现普遍发生的耳大神经的短暂性感觉减退，所以需要提出适当、简易的可以帮助患者得出更易接受的方式。RFT 方法的相对于比传统的甲状腺叶切除术的主要缺点是延长了手术时间 [84] 和增加了手术费用 [89]。

为了最大限度地提高手术成功的可能性，同时达到最小并发症的风险 [87] 建立了严格的 RFT 患者选择标准。合适的患者不应该病态肥胖，以避免难以收回过厚的皮瓣，但过瘦的患者也有挑战性，因为分离一个薄的皮瓣需要非常精细的解剖。因为瘢痕会损害皮瓣的完整性，所以合适的患者不应该有颈部手术的历史。除了具备有利的特征外，需解决的甲状腺问题也必须适合该方法 [87]。增大或有症状的良性结节、滤泡性病变或意义不确定的滤泡性病变通常通过单侧手术治疗。结节的最大尺寸不应超过 4cm，没有甲状腺炎或既往甲状腺手术史。甲状腺叶没有向胸骨下延伸的，没有支持高度恶性肿瘤的证据，如病理淋巴结病 [89]。

枕部的发际线向后剃 1cm，整容切口被标记在发际线后面，这样一旦头发再生，它就会被隐藏起来。切口开始于耳后颞叶的下部，并向上和后移动到枕部发际线的剥离区域。切口尽可能向后方和下方进行，以允许充分暴露。用解剖刀切开皮肤，然后形成一个甲下皮瓣。识别胸锁乳突肌，沿着 SCM 向前和向下继续解剖，所确定的第一个重要结构是耳大神经。耳大神经的浅层解剖显示颈外静脉，随后是 SCM 的前缘、肩甲舌骨肌和胸骨舌骨肌之间的肌肉三角边界。然后将舌骨、胸骨舌骨和胸骨甲状腺肌收进腹侧，暴露甲状腺上极。将改良的 Chung 牵开器（Marina Medical，Sunrise，USA）固定在手术台的对侧，然后将带状肌侧向和背侧缩回，Singer 钩（Medtronic，Jacksonville，FL）连接后固定在手术台同侧的 Greenberg 牵引器（Codman & Shurtleff，Inc.，Raynham，USA）上，使 SCM 横向和背侧缩回，并提供稳定的手术野。机器人控制台位于患者的对侧，底座与操作台倾斜 30°。机器人手术部分从上椎弓根与谐波装置的分割开始。甲状腺上极向下方和腹侧缩回，以露出下收缩肌。肌肉被解剖到下缘，避免损伤喉上神经。解剖位于甲状腺后部的上甲状旁腺以保存血液供应，然后就可以识别出喉返神经。暴露 Berry 韧带，然后切断。分离峡部，结扎甲状腺中静脉。识别下甲状旁腺，然后从甲状腺中分离出来，避免损伤其血液供应。最后切断甲状腺下血管，切断剩余的甲状腺叶和周围的组织之间的连接，从视野移出标本。

五、经口腔甲状腺切除术

自 2008 年以来，人们一直在仔细研究腔镜甲状腺切除术，在整个舌下范围内采用自然口腔内腔镜手术（natural orifice transluminal endoscopic surgery，NOTES），或通过经气管途径，可实现皮肤完全无瘢痕的效果[90-93]。2013 年，泰国推广了一种新的下三切口前庭甲状腺手术[94]。经口腔甲状腺切除术（transoral thyroidectomy，TOT）的主要好处和适应证是美容效果。与常规的和其他内镜甲状腺切除术相比，TOT 的优点是在皮肤、颈部和（或）在患者身体的其他部位都没有可见的切口[94-96]。这三个手术切口在前庭和下唇上，因此，没有与瘢痕有关的物理或生理并发症，如瘢痕疙瘩、增生性瘢痕、挛缩形成和裂开[97-99]。

TOT 遵循严格、精确但广泛的纳入标准，即术前超声估计腺体大小 < 10cm；甲状腺体积 < 45ml；显性结节大小 ≤ 50mm；良性病变，如甲状腺囊肿、单结节甲状腺肿或多结节甲状腺肿；Bethesda Ⅲ 或 Ⅳ 病变；无任何转移证据的乳头状微小癌[94-103]。纳入标准比其他内镜或机器人手术更广泛。排除标准包括：不适合手术的患者，不能忍受全麻，在头部、颈部或上纵隔区域有先行辐射，有颈部手术史，复发性或巨大甲状腺肿，甲状腺体积 > 45ml，显性结节 > 50mm，有淋巴结或远处转移，气管/食管侵犯，术前喉返神经麻痹，甲状腺功能亢进的生化或超声检查和口腔脓肿的迹象[94-103]。

TOT 是一种微创手术，它的前庭通路接近甲状腺，从而保证了解剖操作的长度[94]，比从腋窝、乳房或耳后部到达的路线要短[101-104]，而皮瓣解剖与传统手术相似[104]。TOT 是通过中央 - 正中入路，因此它提供了所需的双侧安全视野和甲状腺的显露，并且可以进行双侧手术，而不需要额外的切口[104]。除此之外，其他内镜和机器人辅助通路有侧向远程入路（如腋窝或耳后部），TOT 通路提供了中线入路（图 23-7 和图 23-8）和通往峡部的主要路线，左右甲状腺叶完整（上下极、后叶）、锥体叶、两个喉下神经和喉上神经、甲状旁腺和淋巴结（Ⅵ 区）、气管和食管[96-98]。中央区探查、完整淋巴结切除术是可行和安全的[94-103]。TOT 比其他远程技术（双侧 - 腋窝乳房）更有优势，解剖对侧甲状腺叶、中央区淋巴结和锥体叶实际上对那些经验丰富的外科

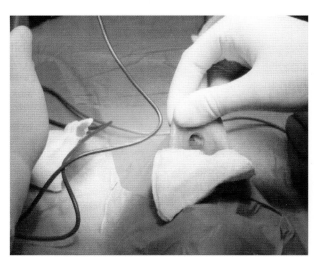

▲ 图 23-7 经口甲状腺切除术过程中的切口

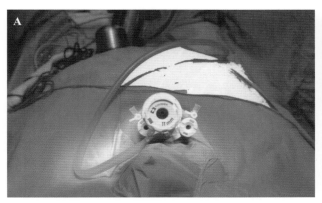
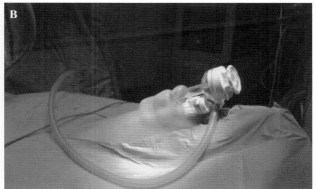

▲ 图 23-8　经口甲状腺切除术中套管针的位置

医生也是要求很高的[82]。由于经济障碍，机器人在颈部甲状腺手术中没有被广泛推广[82]。使用常规腹腔镜内镜仪器治疗 TOT 似乎是一个更可行的选择。TOT 可以在有或没有机器人的帮助下进行，并且只使用传统的内镜器械就可以安全地进行。事实上，TOT 是使用传统的内镜器械进行内镜检查的，手术总时间更短[102]。

六、微创视频辅助甲状旁腺切除术

双侧颈部探查，识别 4 个甲状旁腺，切除所有功能亢进组织被认为是治疗原发性甲状旁腺功能亢进的"金标准"，治愈率 95% 以上，并发症的病例一般低于 3%[14]。在过去的 30 年里，改进的术前定位研究[105]促进了术中 PTH 试验的临床实践[14]，推动了甲状旁腺切除术的靶向方法的发展[106]。MIVAP 首先由 Miccoli 等提出[6]，早期由于与传统的甲状旁腺切除术技术的相似性，MIVAP 在不同的手术环境下获得了全球广泛的接受[107, 108]。几项对照研究表明，与传统的和开放的非内镜微创甲状旁腺切除术相比，MIVAP 在减轻术后疼痛、改善美容结果和患者满意度方面有优势[109, 110]。

根据术前影像学结果（MIBI 扫描和超声检查），怀疑有散发性的单个腺瘤的 PHPT 患者是 MIVAP 的理想候选者。> 3cm 的甲状旁腺腺瘤由于难以解剖和摘除，包膜渗出和甲状旁腺瘤病的风险通常被排除在外[111]。起初，排除标准包括颈部手术史、持续或复发的甲状旁腺功能亢进

症、纵隔腺瘤和伴随的大甲状腺肿，如果符合视频辅助甲状腺切除术的一般纳入标准则可以进行 MIVAP[112]。此外，在选定病例中，可以选择既往颈部手术和胸腺内/胸骨后腺瘤的患者进行 MIVAP。由于双侧颈部检查可以通过相同的途径进行，因此可以在疑似多腺疾病和术前定位不确定的患者中进行 MIVAP[111]。散发性 PHPT 患者由于合并存在的需要传统术式治疗的甲状腺疾病的发病率不同，进行 MIVAP 也各不相同（37%~71%）[29, 42, 113]。MIVAP 也可用于 4 种腺体增生的患者（即家族性 PHPT）[114]及继发性和三级甲状旁腺功能亢进[43, 107, 108, 111, 112, 114, 115]。然而，这些适应证仍然需要通过更大的对照研究来验证[14]。

对于选定病例的 MIVAP，在局部麻醉（颈部阻滞）下可行[113]（图 23-9）。MIVAP 所使用的仪器与上述 MIVAT 所使用的仪器相同。由于中心通道，MIVAP 允许在必要时通过同一通道探索对侧甲状旁腺（由于 IOPTH 下降不足而怀疑的多腺疾病，单侧探索发现两个增大的腺体，术前定位研究不足等）（图 23-10）。

一些大型的回顾性研究报道了 MIVAP 的短期和中期结果。在 6 年内 350 例 MIVAP 中，Miccoli 等[115]报道的治愈率为 98.3%。在 35.1 个月的中位随访中，有 4 名患者因假阳性的 IOPTH 而出现了病情持续。14 例患者出现并发症：2.7% 的短暂性低钙血症，0.8% 的永久性神经麻痹，0.3% 的术后出血[115]。其他人也在较小的研究中报道了类似的结果[107]。在我们之前发表的 107

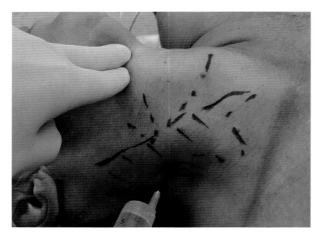

▲ 图 23-9　局部麻醉（颈部阻滞）

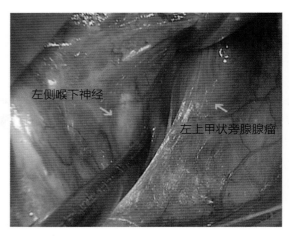

左侧喉下神经

左上甲状旁腺腺瘤

▲ 图 23-10　**MIVAP：左喉下神经和左上甲状旁腺腺瘤**

例 MIVAP 病例的文章中，报道了 2 例持续性患者（1.9%）的成功率为 98.1%[113]。我们报道了 11.1% 的暂时性低钙血症发生率，没有永久性甲状旁腺功能减退和其他并发症[113]。在这些病例和有经验的中心可以考虑 MIVAP 对散发性 PHPT 的标准治疗[113]。

七、无机器人的内镜下甲状旁腺切除术

需要使用内镜（完全内镜和视频辅助技术）的手术不仅有针对性的入路优势，而且内镜放大率也很好，允许通过非常小的切口进行相同的手术[116, 117]。虽然没有循证的数据支持，但有人认为，使用内镜达到颈部结构的最佳可视化使并发症的风险降低[117]。使用内镜的甲状旁腺技术可以分为完全内镜和视频辅助。在 1996 年 Ganger 等描述了全内镜下甲状旁腺切除术[2]。最初的技术是完全在稳定的气流下进行的，使用通过中心套管引入的 5mm 内镜，以及用于针镜器械的两到三个额外的套管。首先在颈阔肌下进行解剖，以获得良好的手术空间。从筋膜中剥离甲状腺后，打开中线并缩回带状肌以暴露甲状腺叶并探查甲状旁腺[118]。这种原始的中央颈部入路和气体注入的方法随着时间的推移慢慢被改变，目前已经很少进行。这主要是因为中央入路的气体注入的方法不能完全和容易地暴露后侧的甲状旁腺[117, 119]。因此，这种手术入路很适合用于定位位于甲状腺

下极顶端或沿甲状腺韧带时的甲状旁腺和下甲状旁腺腺瘤。然而，这种前通道并不总是适合切除颈部前后的甲状旁腺腺瘤，因为甲状腺体积可能会阻碍解剖。使用带状肌和颈动脉鞘之间的侧向通道（或后门通道）更适合这些后方的甲状旁腺腺瘤[116, 120]。1995 年，Henry 等首先阐述了完全内镜侧向方法[121]。在 SCM 前缘做一个 10mm 的切口，通过锐性和钝性解剖，形成甲状腺同侧外侧和颈动脉及颈内静脉内侧的空间。将 2 个 3mm 套管针沿 SCM 前缘从头侧和尾侧分别插入切口，在初始切口放置一个 5mm 套管，内镜为 0°，用荷包缝合暂时闭合。注入 8mmHg 的压力下的二氧化碳以扩大空间，并用 3mm 的仪器进行解剖。在手术过程中，通常很容易识别喉返神经和同侧甲状旁腺。通过五项回顾性研究和一项比较研究对于完全内镜侧向入路（Henry 技术）进行了评估[116, 120, 122-124]。一项包括 200 名患者的前瞻性研究表明，超过一半（52%）的 PHPT 患者可以接受完全内镜下的侧甲状旁腺切除术，治愈率为 98%。在这个系列研究中，这种入路的并发症发生率类似于传统技术[118]，没有患者死去。5 例患者出现短暂性喉返神经麻痹（2.5%），并在 1 名患者中持续性存在（0.5%），11 例患者（5.5% 出现）术后短暂性甲状旁腺功能减退[122]。然而，中转率仍然是一个重要的问题（28%），患者的选择、疾病的严重程度和腺瘤的位置对中转率没有显著的影响[122]。在另一个系列的中期评估结果中，Maweja 等报道说，在中位数 20.5 个月的随访

后，394 个完全内镜手术的治愈率为 98.5%，1 例复发[125]。这些技术的主要限制了单侧阻碍了双侧的探查。总的来说，完全内镜侧向方法并没有广泛进行，评估这种技术的研究仍然很少[116, 120, 122, 125]。除了那些直接进入颈部的技术外，也出现了其他使用颈外内镜入路的手术方法[117, 120]。由于避免任何颈部瘢痕对于亚洲人具有重要的文化意义，这些方法最初主要在亚洲外科团队中获得了成功。也因此有了从胸壁、乳房、口腔、耳后区域（美容切口）和腋窝进行甲状旁腺切除术的报道[124, 126, 127]。所有这些内镜技术都需要连续的 CO_2 注入或机械外部收缩以保持牵引和套管定位的手术工作空间[117]。所有这些颈外内镜方法可提供颈部最佳的美容结果，但技术要求需要延长解剖到达颈部，与颈外切口有关，有潜在的相关并发症，很难复制，特别是对于不熟练的内镜外科医生[117]。

八、机器人内镜下甲状旁腺切除术

颈部和颈外内镜方法的固有局限性导致机器人甲状旁腺切除术作为替代选择[128]。目前据报道的机器人甲状旁腺切除术经验有限，主要是颈外入路[129]。2011 年，Tolley 等前瞻性评估了 11 例选定 PHPT 患者[130]，排除患有严重甲状腺炎、甲状腺体积大和既往有颈部手术史的患者。在同侧腋窝前线上进行了同侧腋窝下切口和三个小切口，11 例患者甲状旁腺腺瘤均被成功切除，都没有并发症。所有病例均解剖出了喉返神经。一名患者病情持续，另一名患者因高体重指数需要转换为开放手术[130, 131]。同年，Landry 等报道了 2 名患者接受了跨腋窝机器人甲状旁腺切除术[132]，在本研究中，2 名患者术前都有局部腺瘤。尽管手术时间较长（分别为 115min 和 102min），但这两个病例都成功切除甲状旁腺腺瘤，并且没有出现并发症。2012 年，Foley 等比较了 4 例跨腋窝机器人甲状旁腺切除术患者与 12 例接受靶向开放甲状旁腺切除术患者[133]，所有机器人甲状旁腺切除术患者均已治愈，但本研究组患者的平均手术时间明显较长。这项研究的结论是，美容效果的改善应该与机器人手术甲状旁腺切除术的时间长短相权衡。Noureldine 等回顾性评估了接

受 1 名外科医生跨腋窝机器人甲状旁腺切除术的 9 名患者[134]，无并发症的报道（常规术前术后喉镜检查）。在 6 个月的随访中，主观上认为位于腋窝区域的切口瘢痕的整体美容效果良好。最后，Karagkounis 等回顾性评估了 8 例经腋窝机器人甲状旁腺切除术的局限性颈部甲状旁腺腺瘤[135]，通过 6 个月的随访所有患者都得到治愈，唯一的并发症是一名患者（13%）形成无须转换为开放手术的血清瘤。到目前为止，可能是由于亚洲人为避免颈部瘢痕，还没有报道使用颈部切口对 PHPT 进行甲状旁腺切除术的机器人手术。然而，Van Slycke 等认为，正如 Henry 等的描述，使用机器人系统进行侧向内镜颈部甲状旁腺切除术是可行的，特别是对于后位甲状旁腺腺瘤患者，机器人辅助侧颈甲状旁腺切除术已被证明是一种安全可行的手术[118]。

九、腹腔镜下经腹肾上腺切除术

在过去的 20 年中，微创手术已经成为切除肾上腺良性功能性和无功能性肿瘤的金标准[136-138]。有几个因素解释了微创手术在肾上腺上的成功应用的原因，例如，内镜治疗方法可使腺体充分暴露，内镜的放大在解剖复杂和危险的区域时特别有用，腺体的血供很明确，小病变得更好的观察，恶性肿瘤的发生率很低等。手术是消融性的，因此不需要重建技术[137, 138]。经腹腹腔镜肾上腺切除术（transabdominal laparoscopic adrenalectomy，TLA）于 1992 年首次由 Gagner 等报道[1]，他们在侧卧位使用经腹侧方入路[139]。多项回顾性对照研究显示了微创技术在肾上腺切除术中的优势，特别是镇痛需求降低，提高患者满意度，缩短住院和恢复时间方面[140-146]。经腹侧方入路进入肾上腺是目前最广泛的途径，因为它提供了良好的腺体和周围结构的整体视野和广泛的手术空间[137, 138]。侧向入路的主要优点之一是允许肾上腺在重力作用下显露[137, 138]。此外，这种方法提供了熟悉的参照物，有助于外科医生定位肾上腺，并安全地进入和控制血管结构[137, 138]。这种方法的另一个优点是允许在探查腹腔时治疗其他腹部病变[137, 138]。从技术角度来看，手术成功的主要前提是有充分的解剖学

知识、精细的组织处理和细致的止血技术来正确识别结构和防止可能使手术严重复杂化的出血[137, 138, 147]。在某些情况下，左肾上腺切除术会比右侧带来更多的挑战，主要是在肥胖患者中很难明确识别会阴脂肪中的肾上腺[148]。尽管体重指数与 TLA 相关，肥胖者手术时间较长[149, 150]，但肥胖并不被认为是这种方法的禁忌证[146]。以前的手术，特别是在肾、胰腺或脾脏上进行时，会在手术区域引起明显的粘连，特别是对腹腔镜经验有限的外科医生来说，可能使经腹腔入路更具有挑战性。尽管如此，在一些研究中，多达 55% 的患者以前做过腹部手术，但很少因粘连而转院[18, 146, 151]。

患者仰卧位，直到诱导全身麻醉。然后将患者转到侧位位置（图 23-11），肾上腺病变的一侧向上。第 10 肋位于操作台的断裂点的水平上。在胸壁下腋窝放置一个柔软的滚轴加以保护。一个枕头放在两腿之间，小腿弯曲，上肢伸直。下肋缘和髂脊之间的空间然后通过弯曲床而增加。用额外的胶带和垫子在下肢和骨盆上放置以固定患者。监测器放置在患者的头部，外科医生和第一助理站在面对患者的腹壁。可通过 Veress 针、开放 Hasson 技术或光学套管针进入。初始套管针放置在腋前线，肋缘下 2cm 处（图 23-12）。

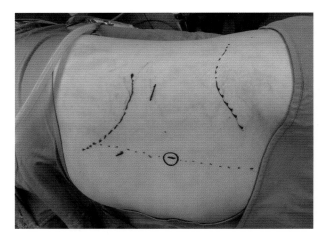

▲ 图 23-12 TLA ——套管针位置

接下来的两个端口被放置在第一个端口的两侧，它们之间至少距离为 8cm，以便仪器能够自由移动。这些端口中的至少有一个应为 10/12mm 的端口，以允许使用夹具施放器或缝合装置来控制肾上腺静脉。其他端口可以为 5mm。对于右肾上腺切除术，放置肝脏牵引器需要使用第四个端口。有时在左肾上腺切除术过程中也需要第四个端口，通常在脾曲活动后放置。

（一）右肾上腺切除术

充分暴露的关键因素是有效地解剖肝脏右三角形韧带和足够宽的肝顶韧带，以实现肝脏的完全活动和收回。在有效的肝游离后，肾上腺和腔静脉充分暴露。一旦肝脏游离，开始解剖肾上腺内侧边界，在下腔静脉外侧和肾上腺内侧边界之间形成一个平面，识别肾上腺静脉并暴露于 10mm 直角剥离。静脉可以通过两侧双夹或使用带血管负荷的吻合器进行分割。一旦肾上腺静脉被分离，就可以用超声波分离器进行上下分离。然后将标本移至腰大肌后方，并分离外侧附着体。标本被游离后应该立即放在一个不透气的内镜视袋中，并从腹部取出，以避免恶性肿瘤意外溢出。彻底止血，关闭筋膜。

（二）左肾上腺切除术

解剖从脾曲活动开始，然后用超声解剖器将脾肾韧带从脾下极完全分割到膈肌水平，这使得脾脏可以完全游离。肾上腺的边界应该从左肾开

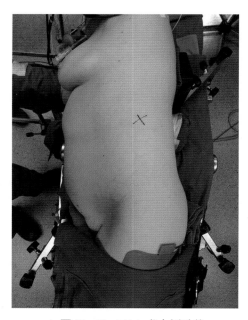

▲ 图 23-11 TLA 术中侧卧位

始移动，直到确定肾上腺静脉排空到左肾静脉。肾上腺静脉应该用 10mm 直角解剖器暴露，然后可以对静脉进行双重修剪和分割。肾上腺静脉被控制后，把所有的肾上腺周围组织和腺体一起阻断，游离腺体。解剖时应注意避开胰腺尾部。

Economopoulos 等[152] 尝试研究了较困难的腹腔镜肾上腺切除术有关的病例特征。作者回顾性分析了 365 例手术，其中 6 例（1.6%）转化为开放式手术。出乎意料的是，肥胖和既往腹部手术史并没有导致较高的中转率或术后并发症发生率。肥胖、既往解剖学上接近肾上腺的腹部手术史（即肾切除术、肠 / 结肠切除术）、双侧肾上腺切除术、男性和至少 4cm 的肿瘤大小导致手术时间延长；双侧肾上腺切除术、嗜铬细胞瘤也会延长手术时间。肿瘤直径 > 8cm 只会增加术后并发症发生率和中转率。作者的结论是，尽管肥胖、既往腹部手术或需要双侧肾上腺切除术，熟练的内分泌外科医生仍可安全地实施腹腔镜肾上腺切除术[152]。

十、后腹腔镜肾上腺切除术

与传统的手术一样，已经描述了不同的肾上腺内镜方法。其中包括患者仰卧（前入路）或侧卧位（侧入路）的腹腔镜入路和患者侧卧位（侧入路）或俯卧位（后入路）的后腹腔镜入路[137, 138]。尽管关于不同内镜肾上腺切除术方法的比较已有了报道[153-160]，但关于哪些方法最佳的明确结论尚未得出。后腹腔镜肾上腺切除术（posterior retroperitoneoscopic adrenalectomy，PRA）由 Mercan 等首次提出[161]，Walz 等对其进行了标准化[162]，并且最近越来越受欢迎，目前被大约 20% 的转诊中心所采用[80, 138, 163, 164]（图 23-13）。它可能提供更直接的肾上腺入路，从而避免术后粘连和在双侧肾上腺切除术中需要重新定位。虽然有人认为它对大型肿瘤是可行的[165]，但由于可用解剖的空间小，大肿瘤是 PRA 的主要限制。

患者处于俯卧位置，胸部和腹部由 Wilson 框架支撑（图 23-14）。工作台在折叠位置弯曲，有助于打开后肋缘和后髂嵴之间的空间。

在第 12 肋骨尖端的下方做一个 1.5cm 的横切口。结合钝性分离和锐性分离解剖腹膜后的

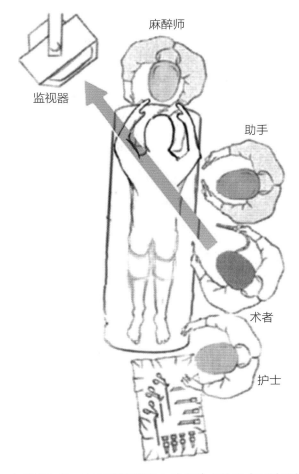

▲ 图 23-13　右后腹腔镜肾上腺切除术的手术团队和设备放置

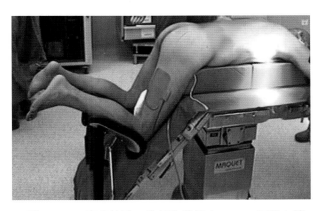

▲ 图 23-14　患者俯卧，胸部和腹部由 Wilson 框架支撑。工作台在折叠位置弯曲，背部水平

空间，在手指引导下，向外侧（腋中线）和内侧（骶棘肌）4～5cm 分离到起始切口部位，注意肋下神经。手指引导可以安全放置套管针。通过维持压力为 20～25mmHg 的 CO_2 压力建立后

气腹。内镜（10mm，30°）在中央套管的水平上引入。然后在直视下打开 Zuckerkandl 筋膜，解剖应该尽可能宽，以便充分地进入腹膜后。打开 Zuckerkandl 筋膜后，必须向下解剖腹膜后脂肪，以暴露椎旁肌、膈肌和侧向腹膜（肝脏和脾脏分别在右侧和左侧）。此步骤对于创建足够的手术空间至关重要。如果此时腹膜被打开，手术可以继续进行。暴露肾上极，肾脏是后腹腔镜手术中最重要的标志，对随后的肾上腺解剖至关重要。肾上极的解剖应尽可能完整，以充分暴露肾上腺的下侧，这对简单安全地识别肾上腺主静脉至关重要。手术区域现在由肾上极尾侧、膈肌颅侧、脊柱和椎旁肌内侧、腹膜外侧界定。后腹壁的肌肉是解剖空间的顶部，肾上腺的游离从尾部开始。所有肾上腺操作都必须使用钝性探头仔细操作，以避免任何包膜破裂和（或）肾上腺组织碎裂。在膈支和肾上腺之间继续分离，在右侧的这个区域，肾上腺动脉向后穿过腔静脉，用夹子或激活的剪切器分开这些血管。肾上腺尾部和中部解剖后，腺体可被提起以暴露腹膜后的腔静脉。右肾上腺短静脉向后和向侧方清晰可见。在左侧，主肾上腺静脉在肾上腺和肾上极内侧的横膈膜分支之间，在这个空间中，还可以识别连接肾上腺主静脉的膈静脉。这是识别左主肾上腺静脉的一个重要里程碑。然后对肾上腺进行侧解剖，切除的肾上腺通过内镜标本袋取出。

自近年来实现标准化以来[162]，PRA 已成为经腹膜外侧腹腔镜肾上腺切除术的一种有效和有吸引力的替代[138, 163, 166]。这种方法允许直接进入肾上腺，最小地解剖周围结构，以缩短手术时间[162, 163, 168]。此外，腹膜后途径可使内镜下的肾上腺切除术在有既往手术相关的腹部粘连的情况下轻松和安全地进行。这项技术的主要缺点是工作空间很小，限制了适合这种方法的病变的大小。许多实践者主张，后腹腔镜肾上腺后方切除术应该成为中小型良性肾上腺肿瘤患者的首选手术方式，因为理论上讲，后腹腔镜肾上腺切除术比经腹膜肾上腺切除术有更短的手术时间，更低的中转率，以及对周围组织的最小限度的剥离[162, 166]。尽管有不同内镜肾上腺切除术方法的比较分析[163, 164]，关于哪种方法是最佳的明确结论尚未得出。对于需要进行双侧肾上腺切除术的

患者来说，后路手术似乎是一个非常有吸引力的手术，因为它消除了重新定位患者位置的需要。俯卧的位置同时暴露了两个肾上腺区域[11, 167]。已经有其他团队报道了同时进行后腹腔镜双侧肾上腺切除的技术[167]：在患者的两侧组装了两个不同的外科小组（外科医生、助理、护士）和一套设备（监视器、注射器、照相机和手术仪器）[167]。在对三种不同的双侧肾上腺切除术方法（经腹腹腔镜与同时后腹腔镜与机器人辅助的双侧肾上腺切除术）的多中心对照分析中，后腹腔镜切除术由于消除了重新定位患者位置的需要，手术时间明显缩短[11]。根据我们的经验，在 563 例肾上腺切除术中，151 例患者接受单侧后腹腔镜肾上腺切除术（19 例同时双侧后腹腔镜肾上腺切除术）。平均手术时间为 111.2 ± 51.1min（范围为 30～285min）。术后 12 例出现轻微并发症。本组中无死亡病例。尽管也有人提出用后腹腔镜肾上腺切除术治疗大的肾上腺病变[165]，我们认为，6cm 以内的良性病变是这种方法的理想适应证[163]，包括大多数肾上腺肿瘤，包括功能性的和无功能性的[163, 166, 168]。

十一、机器人肾上腺切除术

1999 年，Piazza 等[169] 和 Hubens 等[170] 报道了第一批使用当时在欧洲可以买到的 AESOP2000 的机器人辅助的肾上腺切除术。随后，达·芬奇机器人系统（Intuitive Surgical，Sunnyvale，CA，USA）被引入临床实践。肾上腺疾病的手术治疗已经使其方法发生了革命性的改变。许多中心已经成功地进行了机器人辅助的肾上腺切除术，使其成为一种安全、可行和有效的方法。随着达·芬奇机器人系统的使用，与纯腹腔镜手术相关的挑战和限制得到了缓解，同时保留了微创手术的好处。优越的人体工程学、手术领域的三维放大、震颤过滤和机器人仪器的优势为医生提供了更大的活动范围，与人类的手相比，在有限的空间里更容易处理脆弱的肾上腺周围的主要血管和器官。经外侧腹膜入路和后腹膜入路是大多数中心在机器人辅助肾上腺切除术中最常见的方法[171]。

机器人辅助或传统的腹腔镜肾上腺切除术可

通过经腹膜或腹膜后入路进行。经腹膜入路提供了更大的工作空间，并通过提供容易识别的解剖标志和更好的周围解剖结构的可视化有助于术中定位，同时在腹腔镜套管针和器械的入路角度上提供了更大的通用性。在外侧入路中，腹膜内容物向内侧下降，以提供更大的手术暴露。对于机器人辅助的经腹膜肾上腺切除术，大多数中心描述了一种横向经腹膜技术，患者通常位于外侧卧位或改良的侧位，倾斜程度在 30°～60°。

肾上腺切除术也可以通过腹膜后的方法进行，这种方法模仿了开放手术，避免进入腹腔成为这种方法的主要优势。也因此避免了进入腹腔相关的并发症，如腹腔内的内脏损伤、气腹相关的问题和粘连的形成。因此，它可能是需要双侧肾上腺手术和既往有多次腹部手术的患者的首选方法，由于既往是粘连形成，腹膜内手术可能更具挑战性。然而，腹膜后肾上腺切除术的最大限制是工作空间的限制增加了手术的技术难度。8个中心报道了他们的机器人辅助后腹膜肾上腺切除术的技术 [128, 172-179]，患者取俯卧位，手术台弯曲成折叠位置。

端口位置和端口大小的选择取决于外科医生，大多数采用了用于左侧肾上腺切除术的 4 个端口的端口放置，右侧肾上腺切除术需要一个额外的端口来帮助肝脏回缩。近年来，腹腔镜单部位（laparoendoscopic single-site，LESS）肾上腺切除术被报道通过更少的切口和端口，可以实现美容的增强和相关端口部位并发症的减少。腹膜后和经腹膜途径 LESS 肾上腺切除术均已被报道，在患者定位、切口位置和端口放置方面具有不同的策略。通常为了美观而在需要在肚脐处切开 2～3cm 的切口来插入多端口装置。仔细的术前评估和患者选择对于减少手术过程中的挑战、减少并发症和确保高质量的结果至关重要。LESS 肾上腺切除术的缺点包括端口之间的距离缩短和仪器三角测量的丢失，导致仪器的交叉和矛盾运动，以及接近肾上腺的次优方法和反牵引不足。Nozaki 等 [180] 报道了他们的脐内通路技术，包括脐内的纵向切口和更广泛的皮下组织解剖区域，以适应有多个端口，以解决在肾上腺切除较少过程中与交叉仪器相关的问题。切口长度保持在脐凹，从而保持正常的脐外观。很少有

研究中心报道他们使用机器人辅助的单端口肾上腺切除术同时通过腹膜和腹膜后途径进行的经验 [178, 179, 181, 182]。Park 等 [178] 报道了他们在机器人单部位腹膜后入路方面的最初经验，证明了其安全性和可行性。在他们所描述的技术中，手术在折刀位进行，在第 12 肋骨的最低尖端下方做一个 3cm 的横向皮肤切口。对于经腹膜入路，患者处于屈曲的外侧卧位，同侧中象限切口用于单部位口。

腹腔镜腹膜后入路和经腹膜后入路的一些回顾性对照倾向于后腹膜入路。一些手术参数被发现有利于通过腹膜后的方法进行肾上腺切除术，包括住院时间的缩短 [150, 160, 183, 184]，更快地恢复口服的摄入 [150, 183]，镇痛的需求降低，术后疼痛导致早期行走 [184, 185]，缩短手术时间 [184, 185]，减少失血量 [150, 185]，以及与该过程有关的发病率 [155]。腹膜后手术的主要好处是，由于肾上腺对着背部的胸腔，没有必要移动任何其他器官。通过模拟开放手术，避免肠道处理和腹腔内内脏的损伤。Walz 等 [186] 报道说，在 142 例腹膜后肾上腺切除术的患者中，有一半的患者不需要术后镇痛，只有 5 例在术后 24h 以上需要止痛药。更快地恢复口服，以及减少镇痛需求和术后疼痛，都可能有助于缩短康复期和住院时间。虽然肿瘤较小、体重指数较低、双侧肾上腺病变和以前有显著腹部手术的患者往往受益于腹膜后手术，但体重指数较高、肿瘤较大、以前没有腹部手术的患者往往从侧腹膜手术中获益更多 [187]。在遵循某些患者选择标准时，这两种方法被发现是互补的，并不会相互竞争。有机器人辅助腹膜后肾上腺切除术 [175-177, 188] 包括对机器人辅助的单个端口的描述腹膜后肾上腺切除术 [178, 179]。机器人辅助腹膜后肾上腺切除术与腹腔镜腹膜后肾上腺切除术比较，机器人辅助腹膜后肾上腺切除术较腹腔镜手术缩短了 28min。然而，如果有额外的术中时间用于将机器人单元运送到手术室，启动系统、校准机器人摄像机和覆盖机械臂，则这可能无效。接受机器人辅助腹膜后肾上腺切除术的患者术后即刻疼痛水平也较低 [188]。然而，在此手术之前，需要进行更多的随机对照试验，以研究更有意义的结果和措施，然后才能证明该手术是合理的。

对现有证据的系统综述和 Meta 分析已经证

明了机器人辅助与腹腔镜肾上腺切除术相比的安全性和有效性[171]。2004年，Morino等[189]在一项比较机器人和腹腔镜肾上腺切除术的前瞻性随机对照研究中得出的结论是，鉴于手术时间较长、30天并发症发生率较高和类似的住院时间，腹腔镜肾上腺切除术在可行性、发病率和成本上优于机器人辅助肾上腺切除术。然而，从那以后，许多随后的回顾性研究和Meta分析比较了机器人和腹腔镜肾上腺切除术的结果，证明了机器人辅助肾上腺切除术的等效性。不同中心报道的手术时间不同，平均报道时间在98～234.4min。Brunaud等[190]确定了一些对手术时间有影响的因素，如外科医生经验、第一助理培训水平及肿瘤大小，< 4.5cm的肿瘤的手术时间更短。更长的手术时间通常表现在学习曲线的初始部分，可部分归因于对接机器人所花费的时间。一旦端口被放置在传统的腹腔镜手术中，手术就开始了。然而，在机器人手术中，在放置端口后，机器人塔必须与插入的器械对接，而这一过程增加了15～40min的操作时间，据报道初始对接时间长达1h[190]。虽然随着经验的增加，这些手术可以简化，但与腹腔镜手术相比，这仍然是一个额外的步骤。

然而，除了最初的学习曲线之外，Agcaoglu等[172]报道了第10次手术后手术时间的显著改善，而第20例手术时间的差异最早从手术病例开始就可以消除[191]。他们报道说，与过去45例相比，前45例的平均手术时间减少了134min，通过多元回归分析，外科医生的经验、第一助理水平和肿瘤大小是手术时间的独立预测因素。Brandao等[192]在比较机器人和腹腔镜肾上腺切除术的Meta分析中，发现两种手术的手术时间没有统计学差异。Karumut等[193]还发现，尽管机器人组中的肿瘤更大，腹腔镜组和机器人组之间花在个别手术步骤上的时间相似。机器人辅助的住院时间平均范围为1.1～6.4天。围术期的结果研究报道表明，与腹腔镜肾上腺切除术相比，机器人辅助肾上腺切除术的住院时间较短[174, 192, 193]。Karumut等[193]发现在他们的患者队列中，机器人组住院的主要原因是恶心、肺不张和需要控制疼痛，所有患者在2天内出院。而相比之下腹腔镜肾上腺切除术患者通常要停

留1～4天。缩短住院时间可能是各种改善结果的综合结果，如手术时间较短和失血较少，尽管住院时间可能是一个不可靠的比较结果参数，因为它可能被许多因素混淆。另一个有利于机器人手术的重要结果是失血量通常较低，据报道，平均失血量50～576ml不等，其中大多数中心报道的平均失血量< 100ml。双侧肾上腺切除术往往会导致更大的失血量，Lee等[181]报道了5例双侧机器人辅助单部位肾上腺切除术的平均值为1698ml（150～6140ml）。Pineda-Solís等[194]在他们的回顾性研究中发现，机器人组的失血量往往低于腹腔镜组（30 ± 5ml和55 ± 74ml，P < 0.07），尽管这并没有统计学意义。其他研究也报道了在术中失血方面的等效性[195, 196]。Brandao等[192]在比较机器人和腹腔镜肾上腺切除术的结果的Meta分析中发现，9项研究中有7项报道机器人组出血较少，两组之间有统计学上的显著差异。然而，这种差异在临床上可能并不显著。在目前的文献中，机器人和腹腔镜肾上腺切除术的中转率都很低[192]。据报道，机器人辅助肾上腺切除术的腹腔镜中转率在0%～40%，开放中转率在0%～10%，而腹腔镜组的中转率在0%～10.5%。值得注意的是，在这两组中，许多研究报道的中转率都为0%。在所引用的机器人病例中，中转的常见原因包括肿瘤附着在周围结构上或粘连（5例）或出血（4例）。其他原因包括结构可视化效果不佳（两种情况）、导致不完全隔离的技术困难、摄像机故障和进展失败（各1例）。机器人病例的中转率随着手术经验的增加而降低[189]。比较机器人和腹腔镜肾上腺切除术的研究显示，机器人组的术后并发症发生率相同或更少（7% vs. 11%）[197]。比较这些结果的Meta分析[192]也显示，腹腔镜组较高的并发症发生率无统计学显著差异（6.8% vs. 3.6%，P < 0.05）。根据Clavien-Dindo分类系统，该分类系统作为首选分级系统，腹腔镜组有更多的严重并发症，包括4级和5级并发症。报道的机器人组并发症一般程度较不严重[192]。术后的发病率和死亡率已被证明与传统的腹腔镜探查相当[189]。机器人手术的主要批评点——直是更高的成本因素。Brunaud等[198]发现，当在他们的医院使用基线成本进行成本评估时，机器人肾上

腺切除术的成本是腹腔镜肾上腺切除术的 2.3 倍（4102 欧元 vs. 1799 欧元）。研究发现，每年的机器人案例总数和机器人系统的折旧对总成本的影响最大。相比之下，手术时间在总成本中只起到很小的作用。这一发现也得到了 Morino 等的证实[189]。不包括达·芬奇机器人的资本投资，差额为 729 美元。这一增加的费用主要是由于使用了半一次性机器人器械和较长的手术时间。然而，需要注意的是，这些研究是在早期的机器人辅助肾上腺切除术中进行的。随着与机器人辅助肾上腺切除术相关的手术量的增加和结果的改善，应该进行更多最新的成本分析研究来评估该参数。Arghami 等[182] 分析了与单端口机器人肾上腺切除术相关的成本，发现在他们的医疗系统中，与腹腔镜技术相似，由于没有机器人辅助肾上腺切除术的具体账单代码，机器人手术与腹腔镜肾上腺切除术相比增加了约 950 美元的成本。然而，他们发现，单端口机器人肾上腺切除术的总费用比腹腔镜肾上腺切除术低 16%，这可能与缩短住院时间和麻醉药品使用减少约 50% 有关。Probst 等[199] 在最近的一篇论文中，比较机器人肾上腺切除术和开放肾上腺切除术的成本，表明如果根据医疗系统中的某些医疗成本假设每年至少进行 150 例机器人手术，机器人手术的额外成本是平等的。就生活质量评估而言，除了情绪问题导致的腹腔镜或机器人肾上腺切除术后的限制外，患者之间的 36 型健康调查评分短期都没有显著差异，而接受机器人肾上腺切除术的患者在 6 周后增加，在状态和焦虑、术后疼痛、睡眠质量和睡眠时间方面也没有显著差异[190]。

第24章 经口腔前庭入路腔镜甲状腺切除术研究进展
Advances in Transoral Endoscopic Thyroidectomy Vestibular Approach (TOETVA)

Gustavo G. Fernandez Ranvier　Aryan Meknat　著

宁雨湘　译

一、概述

关于甲状腺手术的最早记载可以追溯到 12 世纪，但甲状腺手术极其危险，直到 19 世纪后半叶，死亡率一直高于 40%。这一切都发生于全身麻醉、抑菌治疗、止血和甲状腺手术方法的进展之前。传统的甲状腺手术采用开放式，通过颈部切口来暴露腺体。在经验丰富的医生操作中，开放式手术切口非常安全，发病率和死亡率低[1]。然而，采用这种术式不可避免的后果是有些（即使不是大多数）患者会留下一个不美观的瘢痕。为了避免影响美观或留下瘢痕，人们开创了将传统 Kocher 切口重新定位到更周全或更隐蔽位置的入路[1, 2]。真正的微创技术将提供相同程度的可视化和最小的组织创伤来进入双侧叶。内镜和机器人两种方法都有各自的风险和好处。远程入路的主要优点是避免潜在的影响美观的瘢痕。颈部瘢痕对于皮肤色素沉着和有增生性和（或）瘢痕疙瘩瘢痕史的患者来说特别痛苦[3]。机器人甲状腺切除术是最流行的方法之一，包括乳房、双侧副乳、腋窝入路和表皮提拉。虽然可以不从颈部入路，但这些入路会在各自的入路部位留下明显的瘢痕，需要游离广泛的组织才能到达甲状腺。因此，鉴于到达甲状腺所破坏的组织量，与开放入路相比，这些都不是理想的微创方法，经口腔前庭入路腔镜甲状腺切除术（transoral

endoscopic thyroidectomy vestibular approach，TOETVA）是最新的远程入路腔镜甲状腺切除术。TOETVA 被认为是理想的远程入路，因为它满足微创甲状腺切除术应包括的所有良好原则：①减少了口腔前庭到腺体的距离，限制了达到手术目标所需的组织游离量，从而减少仪器碰撞的风险；②好的手术团队和重要结构的解剖视角以确保患者安全；③可视化和到达两个甲状腺叶；④由于口腔内切口隐蔽，术后没有遗留的皮肤瘢痕；⑤能够获取肿瘤切缘组织并清洁切除的组织标本；⑥通过缩短手术时间和使用常规的低成本仪器，降低操作成本，提高经济效益；⑦是一种可推广的简单技术。正是由于这些原因，经口途径被认为是真正的微创[2-5]。一些研究人员已经在文献中证明了其安全性和有效性[5-8]。

经口甲状腺切除术最初是通过舌下途径进行的，但后来由于与侵犯口腔底部相关的并发症而放弃了这项技术[9-11]。Richmond 等后来提出了前庭入路，这一技术的改进在甲状腺疾病的治疗中得到了广泛的应用[12]。根据 A.Anuwong 的描述，这一入路需要在口腔前庭放置三个内镜端口[6, 13, 14]。游离颈阔肌内侧面，先越过下颌，然后在两侧带状肌之间下行。在内镜下，甲状腺可完全剥离，手术时间可与开放手术相媲美[10, 15]。推广这一技术的最大障碍是需要专业的培训。培训之前，外科医生就应基本掌握机器人、腹腔镜及内分泌手术，以免学习过程过于吃力。经典的开放手术所提供的安全性和暴露性已经成为标准，使得很多外科医生最初都没有采用这一新术式。尽管如此，随着微创手术的规范化培训的开展和越来越多的对美容术式的需求，TOETVA 将在适当的情况下成为关注的标准 [1, 15]。远程甲状腺切除术没有成为主流的另一个原因是不可避免的成本增加。随着手术时间的延长，在远程手术（特别是机器人手术）中，除了必要的器械成本外，麻醉成本也相应增加。另一方面，经口内镜入路使用常规的腹腔镜设备，有助于降低成本。经口甲状腺切除术在世界各地都有开展，随着经验的增加和技术的改进，手术时间将会减少 [2]。最终，患者满意度和术后的生活质量是最重要的，仅次于减轻患者的病理损害，研究表明，颈部切口可能成为负担，而美容术式往往会提高患者的满意度 [1, 3, 4]（图 24-1）。

二、经口腔前庭入路腔镜甲状腺切除术

（一）手术方法

患者取仰卧位，躺于手术台上，颈部轻度过伸。在建立鼻气管插管后予以全身麻醉。诱导麻醉后，做好口腔和上颈部的准备并铺上无菌单。强烈建议使用神经监测系统。通过下唇前庭的牙槽黏膜做三个切口，与切牙相对，一个 15～20mm 横向内切口和两个 5mm 的垂直切口（两个外侧切口位于下唇的内侧面，刚好与犬齿相对，以避免颏神经损伤）（图 24-2）。需要使用三个端口，一个 10～12mm 的中央端口和两个 5mm 的外侧端口。在放置端口之前，通过电灼和（或）钝性分离穿过颈肌进行组织分离，创造操作空间。随后，用 Veress 针进行水化解剖，注入约 60ml 含有肾上腺素的氯化钠（500ml 氯化钠中 1mg）的混合物，在颈阔肌下创造一个空间，然后用钝性解剖器械（Anuwong 扩张器、KellyWick 通道器或 Hegar 扩张器）进行扩张 [16]。首先放置 10～12mm 端口，通过中央切口，然后越过下颌骨，距离下巴约 2cm，注意避免穿透颈部皮肤。接下来，将两侧的 5mm 端口穿过侧面放置。然后注入 6mmHg 的 CO_2 以维持手术空间。随后通过中央端口放置一个 30° 的 5mm 或 10mm 摄像机。在摄像机的两侧使用 Maryland 解剖器和双极或超声能量装置，以进一步扩大手术空间 [17]。沿胸骨切迹的尾部方向进行分离，始终位

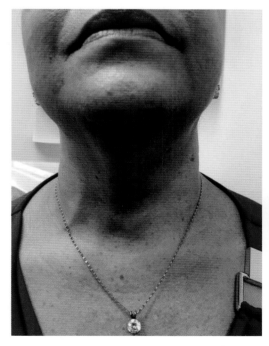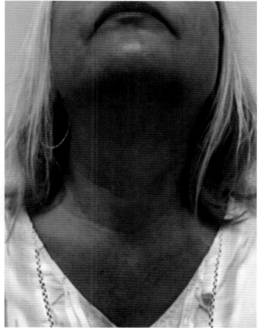

▲ 图 24-1　患者术后照片，突出术后无瘢痕

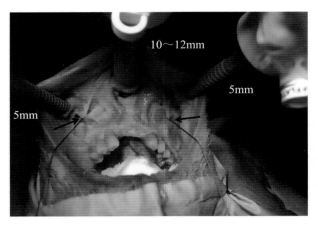

▲ 图 24-2 在尸体解剖识别 TOETVA 端口定位的解剖标志，已放置一个 10～12mm 的中央端口和两个 5mm 的外侧端口，黑箭所示为双侧的颏神经

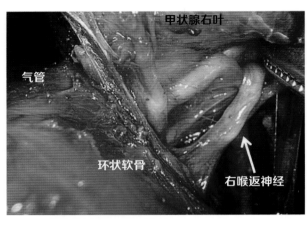

▲ 图 24-3 描述游离右甲状腺叶的解剖标志，并识别气管、环状软骨、甲状腺右叶和右喉返神经

于颈阔肌之下。侧面，分离双侧胸锁乳突肌进一步加强暴露。暴露带状肌后，将它们沿中线分开以暴露甲状腺。接着放置固定缝合线（最好是使用单丝缝合线），以允许带状肌向两侧伸缩。将甲状腺血管按顺序结扎并离断，从甲状腺中间静脉开始，使甲状腺叶向中间靠拢，然后是甲状腺上血管，注意避免损伤喉上神经的外侧支。接着游离上叶，识别喉返神经（图 24-3）。鼓励使用神经监测系统，这一个很好的辅助，但这项手术不强制使用。离断甲状腺下血管，然后游离其余的甲状腺叶。仔细寻找并保存甲状旁腺及它们的血液供应（如果进行甲状腺全切术，对另一侧甲状腺也采用同样的操作）。然后将腺体放在标本取物袋中，并通过中央端口取出[14, 16-19]。颏肌用 3-0 可吸收缝线缝合，黏膜用 5-0 可吸收缝线缝合（图 24-4）。

（二）患者的纳入特点

尽管以低发病率和死亡率来衡量，经口甲状腺切除术早期取得了成功，但仍需注意的是，并不是每个患者或任何甲状腺病变都能接受经口治疗。TOETVA 统一的适应证和禁忌证尚未确定[5, 19, 20]。协调差异后，我们编制了一个来自不同的独立作者的纳入和排除标准的清单。在缺乏足够的普遍经验的情况下，以下建议是根据我们的个人经验和所有现有文献提出的[3, 6, 8, 13, 20, 21]。我们没有列出经口甲状腺切除术的"适应证"，

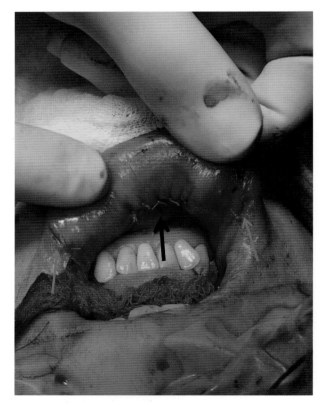

▲ 图 24-4 闭合的口腔前庭和两侧 5mm 切口（浅蓝箭）和闭合的中央切口（黑箭）

而是确定个别患者是否具有该技术的"有利特征"来评估手术的可行性。同样，有甲状腺疾病或有争议或手术禁忌证的患者将被视为经口甲状腺切除术的"不利特征"。在与患者详细讨论了临床

发现、风险、益处及经口技术方面的细节之后，最终手术方法是取决于患者的意愿。以下是基于患者有利特征的适应证：患者自身有避免出现颈部瘢痕的意愿，临床症状表现良性，结节大小 ≤ 6cm（良性结节可以 > 6cm 并 < 10cm，但在 TOETVA 中需要重要的专业知识），< 6cm 的不确定性病变结节（Bethesda 分类 III 或 IV），超声估测甲状腺直径 ≤ 10cm，超声估计腺体积 ≤ 45ml，临床表现为桥本甲状腺炎、Graves 病（患者甲状腺功能正常）、术前超声检查无甲状腺外浸润或淋巴结转移的 < 3cm 的甲状腺分化癌。禁忌证是缺乏有利特征或存在这些不利特征：存在胸骨后甲状腺肿，颈部和（或）下颌部手术史，或颈部辐射史。表 24-1 总结了适合采取 TOETVA 方法的患者。比美容更重要的是正确管理患者的甲状腺病变。因此，美国甲状腺协会在制订决定采取 TOETVA 的指导方针时，应该与我们提出的建议相一致。

（三）安全性和并发症

远程入路甲状腺手术开展后，出现了传统开放手术没有记录过的并发症：从臂丛到食管范围的穿孔。虽然这主要发生在经腋窝或双侧副乳入路的机器人手术中，但它们揭示了一个事实：所有新的远程入路手术必须与传统的开放性手术进行安全性比较[20]。经口腔前庭入路腔镜甲状腺切除术的初步经验表明，该手术安全可行，并发症的发生率与开放甲状腺切除术相当[6]。经口腔前庭入路腔镜甲状腺切除术已经被许多研究者证明是那些有强烈避免颈部瘢痕意愿并满足有利特点的患者替代传统的颈部甲状腺切除术的极佳选择[3, 6, 7, 13, 16, 20-24]。经口腔前庭腔镜手术的一个关键改进是改善了前庭端口的放置。这一腔镜手术的早期经验显示，颏神经损伤的发生率很高，在一篇 8 例患者早期报道中，术后的下颌周围感觉障碍持续了 6 个月以上[25]。这个问题可以通过调整两侧的 5mm 端口位置来解决。为避免接触和损伤神经，将两个 5mm 口径的垂直切口重新定位到犬齿水平内侧的前庭黏膜，刚好位于下唇的内侧[17]。在 425 名患者中，3 例（0.7%）出现了短暂的颏神经损伤，在 4 个月内恢复了嘴唇和下

颌的感觉[13]。根据我们的经验，短暂的颏神经损伤并不罕见，但下唇与下颌的感觉有望在术后 6 个月内完全恢复[3, 6, 7, 13, 16, 19-24, 26-30]。

经口入路的一个主要问题是手术部位感染的风险。口腔黏膜含有包括革兰阳性菌和厌氧菌在内的多种菌群。以前的开放甲状腺切除术的切口属于清洁切口。假设手术时没有并存的如牙脓肿等的感染，由于侵犯口腔黏膜，经口甲状腺切除术切口被归类为清洁 - 污染切口[2]。为了避免这种风险，建议在术前适当地预防性使用抗生素以预防口腔中的多种菌群。阿莫西林 - 克拉维酸或头孢唑林（克林霉素或甲硝唑）将提供足够的安全范围[31]。幸运的是，到目前为止，还没有口腔前庭入路的伤口感染报道。在一系列的报道中，所有喉返神经损伤都在术后 6 个月内声带功能完全恢复[6, 14, 20]。相比于传统的开放甲状腺切除术，低钙血症在甲状腺全切术时更为常见。幸运的是，没有永久性甲状旁腺功能减退的报道，但在一系列甲状腺全切术治疗 Graves 病的患者中，高达 22% 的患者出现了暂时性甲状旁腺功能减退[19]。与其说是并发症，不如说是术后改变，经过培训的外科医生和患者应该了解的是术中皮肤损伤可能造成潜在的皮肤损害。一个很常见且往往在术后立刻注意到的发现是下颌与前颈部的瘀斑，这可能与挫伤有关，但一般来说它们在手术后 1~2 周或更早消退[23, 30]。全层皮肤损伤或穿孔也有报道，这通常出现在下颌下，继发于使用 Veress 针进行水剥离、电灼，甚至在使用夹钳游离上颈部皮瓣时[3, 30]。观察到的其他皮肤损伤常是手术过程中唇裂处的皮肤撕裂或使用的能量装置引起的[3, 30]。术后血肿也可以在传统的开放甲状腺切除术中发生。迄今为止，文献报道的术后血肿数量非常有限，但对这一并发症的低估可能与文献中报道的病例有限有关[13]。在迄今为止发表的最大样本的研究中（425 例接受 TOETVA 治疗的患者），有一部分患者发生了术后血肿。其中 5% 的患者通过简单的吸引术得到了完全解决[13]。据报道，少数转为开放手术的原因是术中出血过多[13, 19]。甚至有从经口腔机器人手术转为内镜技术的病例报道[20]。与金标准的开放甲状腺切除术相比，TOETVA 已被证明可以像传统的方

表 24-1 　经口腔前庭入路腔镜甲状腺切除术患者的纳入特点

有利特点	• 患者有避免出现颈部瘢痕的自身意愿 • 临床症状表现良性，结节大小≤ 6cm（良性结节可以为 6～10cm，但在 TOETVA 中需要重要的外科专业知识） • ＜ 6cm 的不确定性病变结节（Bethesda 分类Ⅲ或Ⅳ） • 超声估测甲状腺直径≤ 10cm • 超声估计腺体积≤ 45ml • 临床表现为桥本甲状腺炎 • Graves 病（尽可能控制良好） • 术前超声检查无甲状腺外浸润或淋巴结转移的＜ 3cm 的甲状腺分化癌
不利特点	• 胸骨后甲状腺肿 • 颈部和（或）下颌部手术史 • 颈部辐射史

法一样安全和有效地进行[1, 13]。

（四）TOETVA 的演变和适用性

传统的开放式甲状腺切除术为充分的肿瘤切除提供了良好的解剖和手术视野，控制了发病率和死亡率；因此，任何新技术都应至少满足这些标准[5, 20]。头颈部病变的机器人和内镜手术，特别是甲状腺手术，已经从一种新的手术方法发展为某些情况下的首选方法。内镜技术起初用于甲状旁腺。内镜技术的改进和对内镜颈部解剖的进一步了解使内镜技术也可以应用于甲状腺。现在，它已经进一步扩展到用于中央淋巴结的清扫。早期的障碍，如有限的暴露和需要过度的组织解剖以达到手术目的，已经被经口腔前庭入路腔镜手术所克服。这可以归因于内镜提供了更好的颈部解剖视野[5, 13, 20]。经口腔前庭入路腔镜甲状腺切除术属于头颈手术，腹腔镜胆囊切除术属于肝胆手术[16]。经口腔甲状腺切除术遇到的早期挑战与腹腔镜胆囊切除术相同，并且与后者的发展过程类似，早期的问题已经得到解决，该技术正在被广泛采用。目前世界各地的多个机构都进行着 TOETVA。采用这一手术的国际医院是数量庞大的学术中心，有财力支持内镜入路。在美国，有 7 个开展 TOETVA 的中心[4]。这项技术的开展需要对具有传统甲状腺切除术、内镜和机器人手术及内分泌疾病背景的外科医生进行专门培训，以确保安全引入。在适当的设置下，可以通过增加数量来克服困难的学习过程。每年约有 13 万例甲状腺结节病，有广泛应用的潜力。这些病例不包括 Graves 甲状腺功能亢进或甲状旁腺功能亢进的手术。即使保守估计，美国每年也可有成千上万的颈部内分泌疾病采取经口入路[16]。特别是当安全性和结果相同时，与目前的金标准相比，患者可以选择美容美观的无瘢痕手术。考虑到该手术的微创性，TOETVA 的缺点是需要从 1cm 的切口中取出标本。为了便于提取，各种不需要移除取物袋的技术应运而生。正是这一缺点将肿瘤切除术限制在 1～2cm 的肿瘤结节上。TOETVA 对甲状腺癌患者的好处仍需一个大型的随机对照试验来评估。

三、总结

由于其有效性和安全性，传统的开放式甲状腺切除术已经成为需要手术治疗的甲状腺疾病的标准治疗方案。在某些患者群体中，瘢痕和影响美观的可能性使得微创技术得到了发展。这种形式的远程手术允许将经典的颈部切口和遗留的瘢痕转移到更合适的位置。内镜和机器人技术都得到了发展，有各自风险和好处。然而，就最理想的微创技术而言，TOETVA 一直处于领先地位。与其他机器人手术不同，即使不是所有，TOETVA 也满足了微创甲状腺切除术应包括的大多数良好原则：①减少了口腔前庭到腺体的距离，限制了达到手术目标所需的组织游离量，从而减少仪器碰撞的风险；②好的手术团队和重要结构的解剖视角以确保患者安全；③可视化可到达两个甲状腺叶；④术后没有遗留的皮肤瘢痕；⑤能够获取肿瘤切缘组织；⑥经济效益高；⑦是一种可推广的简单技术。与金标准开放式甲状腺切除术相比，TOETVA 的有效性和安全性已经在文献中得到证明。研究表明，颈部切口可能是一项负担，美容愉悦的结果可以提高术后的满意度。经口腔入路使得有相关意愿的患者有除经典的遗留瘢痕的颈部入路以外的选择，因为他们有手术的有利特征。经口腔甲状腺切除术最初通过舌下途径进行，但由于与侵犯口腔底相关的并发症而被弃用。现在应用的技术包括在口腔前庭的特定解剖部位放置三个内镜端口，以避免损伤颏神经。在放置这些端口之前，游离颈阔肌内侧面，先越过下颌，然后在两侧带状肌之间下行。摄像机通过中央 10～12mm 端口放置，同时通过两侧的 5mm 端口游离、结扎和活动甲状腺。甲状腺结节、叶或整个腺体放入标本取物袋后从中央端口取出。内镜技术的手术时间已被证明可与开放手术相媲美。这种方法需要对精通内分泌手术和微创手术的外科医生进行专门培训。在适当的设置下，可以通过增加数量来克服困难的学习过程。随着对美容术式的需求变得越来越突出，即使保守估计，美国每年也可有成千上万的颈部内分泌疾病采取经口入路。不是每个患者，也不是每种甲状腺病变都可采用 TOETVA。该技术的统一适应证和禁忌证尚未确定。根据迄今为止的个人经验和文献，我们已经编制了一份纳入和排除标准的清单，然而我们没有列出经口甲状腺切除术的"适应证"，而是确定个别患者是否具有该技术的"有利特征"来评估手术的可行性。同样，有甲状腺疾病或有争议或手术禁忌证的患者将被视为经口甲状腺切除术的"不利特征"。以下是基于患者有利特征的适应证：患者自身有避免出现颈部瘢痕的意愿、临床症状表现良性、结节大小≤ 6cm（良性结节可以为 6～10cm，但在

TOETVA 中需要重要的专业知识）、< 6cm 的不确定性病变结节（Bethesda 分类Ⅲ或Ⅳ）、超声估测甲状腺直径≤ 10cm、超声估计腺体积≤ 45ml、临床表现为桥本甲状腺炎、Graves 病（患者甲状腺功能正常）、术前超声检查无甲状腺外浸润或淋巴结转移的< 3cm 的甲状腺分化癌。禁忌证是基于缺乏有利特征或存在这些不利特征：存在胸骨后甲状腺肿、颈部和（或）下颌部手术史、或颈部辐射史。最后，考虑到所有可选择的手术方式的风险和好处，是否进行经口手术还是由患者自己选择。初步经验表明，TOETVA 的并发症及其发生率与金标准类似。这种新的腔镜手术早期出现了开放甲状腺手术从未有过的并发症，颏神经损伤的发生率很高，表现为术后下颌周围感觉障碍，持续时间超过 6 个月。随着端口位置的调整，短暂性神经损伤的发生率显著下降，一项研究显示其发生率低至 0.7%。由于口腔黏膜的侵犯，经口甲状腺切除术切口被归类为清洁 - 污染切口，假设手术时没有并存的感染（如牙脓肿等）。在适当的围术期预防措施下，目前还没有口腔前庭入路的伤口感染报道。内镜技术的进步和对内镜颈部解剖的进一步了解，使我们能够克服早期的障碍，如有限的暴露和需要过度的组织解剖，以达到手术目的。每年大约有 13 万例甲状腺结节病例，有广泛应用的潜力。这些病例中不包括 Graves 甲状腺功能亢进或甲状旁腺功能亢进的手术，但两种类型都是适应证。特别是当安全性和结果相同时，与目前的金标准相比，患者可以选择美容美观的无瘢痕手术。

四、结论

TOETVA 不应再被视为一项试验性手术。与开放性甲状腺切除术的标准相比，它的安全性与有效性已被其低发病率证实。尽管出于技术、人口和财政方面的考虑，远程手术在美国的广泛应用进展缓慢，但内镜技术在这些方面已经展示出独立的作用。手术的时间和成本与金标准比较，仍有很大的进步空间。它的受欢迎程度的提高，可以归功于其在完成手术目标的同时，可以达到"无瘢痕手术"的美容效果。TOETVA 是最好的微创无瘢痕甲状腺手术方法。内镜技术适

用于良好的微创手术所必需的所有原则。强调但不限于从口腔切口到腺体的距离短，没有任何术后残余皮肤瘢痕，以及使用传统设备降低成本的能力。

决定开放甲状腺切除术还是经口甲状腺切除术开始于外科医生确定患者是否具有经口甲状腺切除术的"有利特征"或"不利特征"。对于积极的患者来说，使用一种美观的、令人愉悦的方法来避免不美观或功能障碍是一个有吸引力的选择。由于不良反应和并发症相似，或者说不差于开放性手术，经口手术的应用将不可避免地变得更加广泛。目前仍有必要进行一项大型随机前瞻性试验，以明确比较经口途径和开放途径的风险和益处。这样的研究还将有助于描述长期发病率和死亡率。

信息披露

作者没有披露任何财务信息。

内分泌外科患者围术期管理进展：护理、麻醉考量和患者导航

Advances in Perioperative Management: Nursing Care, Anesthesia Considerations, and Nurse Navigation for Endocrine Surgical Patients

Svetlana L. Krasnova　Maureen Mccartney-Anderson　Joan Hallman　Alexander Shifrin　著

冯秦玉　王敏　译

一、甲状腺、甲状旁腺和肾上腺手术围术期护理注意事项

术前对患者进行充分评估是确保良好预后的关键。需要考虑患者的血流动力学状态、用药方案及身体条件。在为患者提供具体的护理计划时应充分考虑到上述因素。术前应询问患者颈部活动是否受限，能否在颈部过伸的情况下平卧。如果存在问题，最好在麻醉诱导前让患者尝试能否达到预期的体位。

身体条件限制对患者摆放体位非常重要，可以避免因体位摆放不当而出现不良和致残的结局，如神经损伤、压力引起的损伤、溃疡或筋膜室综合征。为患者摆放合适的体位是外科医生、麻醉医生及手术室护士在内所有外科工作人员的职责。最佳体位可能介于手术入路的最佳体位和患者可忍受的体位之间，以避免可能导致软组织损伤的生理变化。此外，仰卧位影响肺的正常生理变化，主要与腹部内容物引起的膈肌向头侧移位有关。仰卧位时，肺功能残气量减少，在麻醉时，情况更为严重，可导致肺顺应性降低、气道关闭和肺不张。机械通气时可能出现通气灌注不匹配。肺依赖区域灌注增加，而通气分布更

均匀。健康患者对这些改变通常耐受良好，但对肥胖患者、肺部疾病患者和老年患者可能是不利的。

体位摆放主要关注点在于避免臂丛神经、尺神经和桡神经的衰弱性损伤。臂丛神经起源于颈部脊髓并沿手臂走行，主要功能为控制肩膀、肘部、手腕和手部的肌肉及上肢感觉。当头颈部受到外力拉伸时会导致神经的损伤，严重情况下可导致神经从脊髓中撕裂出来。美国麻醉学工作组和预防协会普遍接受的建议包括：上肢外展应 < 90°，以避免在腋窝将臂丛神经拉伸过肱骨头部[1]。在甲状腺及甲状旁腺手术中手术团队更倾向于臂内收而非臂外展体位，以避免神经损伤并获得更好的手术视野。尺神经是上臂三大主要神经之一，起源于形成臂丛内侧束的 $C_8 \sim T_1$ 神经根。尺神经沿手臂向下延伸并穿过肘部的肱骨内上髁后方。为减轻尺神经损伤，应将手臂放置在减少肱骨后髁沟（尺神经沟）压力的位置：将患者手臂内收，置于中立位置，手掌面向患者。可在患者的双手两侧放置一块泡沫或一卷手巾以保持"拇指向上"的姿势。桡神经很少受伤，但理论上有受到压迫的风险，因为它走行于上臂后侧肱三头肌之间的桡神经沟中。保证在患者两侧有足够的空

间，支撑手臂内收，以减少压迫的风险。此外，连接在手术台上的静脉输液架和器械应远离患者的上臂。

在仰卧位时，与手术台床垫、臂板和头部支撑物接触的骨突处受到长时间的压力，有出现压力性损伤的风险。后脑、脚跟和骶骨等都是容易发生压疮的部位，应采取相应的防护措施，如在膝盖下面放一个枕头，在脚跟下面放泡沫块等。在支撑双脚的时候，不要让跟腱受到压力，也不要让膝盖过度伸展。可将泡沫填充在头部支撑架，使用甜甜圈状的凝胶来支撑头部，以减少对枕骨的压力。当手臂处于内收位置时，应该将手臂固定在患者的身体旁边，通过将床单夹在床架和床垫之间以达到稳定的目的，注意避免产生褶皱。肘部应轻微弯曲，手腕处于中立位置，手掌向内。骨突处应被垫起以避免对尺神经沟造成压力。最后，颈部的手术，如甲状腺和甲状旁腺手术，通常需要颈部伸展或过度伸展。插管后应在患者肩膀下放置一个滚轴，以延长颈部和便于暴露手术视野。注意头部不可悬空，应放在头部支撑架上，如有必要，可在支撑架下添加床单/泡沫或毯子。

围术期抗生素的使用通常由外科医生决定。在一篇文献综述中，包括 Meta 分析、随机对照试验、前瞻性和回顾性队列研究、病例对照研究和个案研究，表明清洁切口的头颈部手术，如甲状腺切除术或甲状旁腺切除术中不推荐使用抗生素。此外，根据 807 例接受颈部清洁手术患者的随机对照试验显示，不论术前是否预防性应用抗生素，患者手术部位感染的可能性均较低。因此，在常规甲状腺或甲状旁腺清洁手术中不建议预防性使用抗生素[2]。不可忽视的一个关键点是，抗生素的使用是因人而异的，某些情况或金属植入物，如膝关节或髋关节置换，需要预防性抗生素。这仍取决于外科医生和患者的抗生素过敏情况。

甲状旁腺和甲状腺手术患者应使用弹力袜。静脉血栓栓塞 (venous thromboembolism，VTE) 是常见的，超过一半的患者在术后评估中有发生 VTE 的中度风险[3]。肺栓塞是手术后住院死亡最常见的可预防的原因之一。库欣病或库欣综合征患者由于促凝因子增加和纤溶功能受损，静脉血栓栓塞的发生率增加了 10 倍。研究表明，这些患者部分血小板活化时间缩短，纤维蛋白原、因子Ⅷ蛋白 S 活性水平提高。随着溶栓时间的延长和 1 型纤溶酶原激活剂抑制剂、凝血酶激活纤溶抑制剂和 α_2 抗纤溶酶水平的升高，其纤溶能力减弱[4]。文献中也提到了此类患者心血管并发症风险的增加。

二、甲状腺、甲状旁腺和肾上腺手术的麻醉考量

（一）术前评估

所有接受内分泌手术的患者都应进行全面的术前评估和身体评估，包括是否有血电解质和生命体征异常。除了掌握患者的病史，12 导联心电图、胸部 X 线检查及专科会诊报告也可能是必要的。体格检查应该评估患者的颈部活动、屈伸和颈部的一般活动范围。这对围术期患者的体位选择很重要。为了必要的手术视野暴露，如果患者不能伸展颈部，那么体位摆放可能有挑战性。而在麻醉诱导后试图延长患者的颈部对患者来说是不安全的，应该谨慎操作。

应注意患者是否有甲状腺肿、甲状腺肿的大小及甲颏距。气道评估包括确定 Mallampati 评分和任何可能的口咽肿胀。通过评估和触诊患者的颈部，同时回顾以往胸部 X 线片和胸部 CT 扫描结果，观察是否有气管偏移。积极与外科医生交流对评估困难气道是十分有价值的，应确认患者是否有甲状腺肿，是否有气道压迫或移位及患者是否可以耐受仰卧位。出现巨大甲状腺肿或气道受压，将决定麻醉诱导和气道建立的方法，这可能包括使用视频喉镜或纤维支气管镜[5]。然而，如果术中神经监测是通过使用气管内导管神经完整性监测 (neural integrity monitoring，NIM) 来进行的，应避免使用局部麻醉药、雾化或经气管利多卡因，或喉上神经阻滞，因为它们会干扰喉部神经的术中定位[6]。

术后恶心呕吐的风险分层应与术前使用东莨菪碱贴剂的可能性相一致。静脉导管通路应以固定的速率开始静脉输液。因为术中可能需要采血，如果可能的话，最好使用较大管径的静脉导管通路，如 18 号管。

在术前评估时应考虑患者的病史和内分泌紊乱情况。在选择性、非紧急病例中应维持电解质平衡。从医学角度改善患者情况，可能需要在术前进行医学或心理咨询。为了提高患者的安全性和改善围术期结果，需要对内分泌紊乱的后遗症进行充分的考量和评估。

（二）麻醉选择

对内分泌手术患者进行麻醉时，需要有全身麻醉装置，包括麻醉机和先进的气道管理设备。气道管理设备包括气管导管、喉镜手柄和刀片，以及各种大小的口咽气道。在患者进行术前评估之前，应准备一个可视喉镜或柔性支气管镜，以应对可能出现的困难气道。神经完整性监测肌电图气管插管常用于头颈部内分泌外科进行喉部神经监测。NIM 管一般有 6.0、7.0 和 8.0 尺寸供成人使用。

诱导药通常为催眠药，主要是咪达唑仑、异丙酚或依托咪酯；止痛药通常是芬太尼、氢吗啡酮或瑞芬太尼；肌松药，通常是琥珀胆碱、罗库溴铵或维库溴铵。若患者皮质醇水平低下，应慎用依托咪酯，因其可干扰皮质醇合成。全身麻醉维持可采用吸入剂，通常为七氟醚或地氟醚，或持续静脉输注异丙酚和瑞芬太尼。可用的其他镇痛药物可能包括酮咯酸和对乙酰氨基酚注射剂（Ofirmev）。同时应当应用预防术后恶心和呕吐的药物，包括佐弗兰、地塞米松、瑞格兰和法莫替丁。东莨菪碱贴剂有一定作用，但应在术前使用。

其他要考虑的设置是一个附加的静脉延长管与一个大管径的静脉导管通路。以备术中需要采血，进行血液检查。在某些情况下，如果患者的内分泌病史决定了需要采血，可能需要建立动脉通道采血。食管温度探头监测患者的体温，并协助外科医生进行颈部清扫。下半身用毛毯调节体温，泡沫头枕或甜甜圈状凝胶用于患者头部固定。

（三）围术期管理

麻醉计划是在对患者进行充分谨慎的评估及和外科医生沟通交流后制订的。根据手术类型的不同，麻醉维持方法可能有所不同，但均应选择全身麻醉。如果需要进行神经监测，则需要使用 NIM 管[6]。在麻醉诱导后插入该管，通过喉镜将管子上带颜色编码的接触带放置在声带之间，并用可视喉镜和柔性喉镜进行验证，在确保导管放在正确位置前不应固定导管。

NIM 的作用是术中术野监测喉部神经。若使用 NIM 管进行神经检测，患者在诱导时不可使用任何长效肌松药。可选择使用短效去极化肌松药或低于治疗剂量的长效非去极化肌松药。另外在手术开始前使用足量长效非去极化肌松药，随后要使用其拮抗药。

麻醉诱导后可开放第二个静脉通道以便术中采集血样。在需要采集血样的情况下，应选择管径更大的静脉导管以便多次使用。在患者摆好体位后，麻醉诱导后可开放第二个静脉通道以便术中采集血样。在需要采集血样的情况下，应选择管径更大的静脉导管通路以便多次使用。在患者摆好体位后，要保证血液回流通畅，可以通过连通器的关闭活塞和输液延长管将第二条静脉通道和持续输注的静脉通道相连。须注意血压袖带在术中采血时可间歇性充当止血带使用，静脉持续输注时袖带位置须与静脉通路相协调（远离或尽量避开静脉通路）。

患者体位一般为仰卧位，双臂收于两侧。肩部放置滚轴以颈部伸展，头部用泡沫头枕或甜甜圈状凝胶固定。麻醉诱导后应谨慎延长患者颈部，头部应有特定的枕头支撑而不能悬空。当收拢和固定手臂时，应始终保持拇指向上或外旋的中立位置。下肢通常保持膝盖微曲并加以垫枕以减轻腰部的压力[7]。气管插管应朝向患者的头顶侧，以避免干扰手术视野。因外科医生和手术器械可能靠近患者的眼睛，需要对眼睛进行额外的保护。

麻醉维持可通过吸入药物（七氟醚或地氟醚伴或不含一氧化二氮）或持续输注异丙酚和瑞芬太尼来实现。在诱导时或诱导后立即给予地塞米松有利于消肿、预防术后恶心和呕吐，并减少术后阿片类药物的使用[8]。间歇性麻醉镇痛是一种特殊的镇痛方式，但不是必需的。术中及术后使用酮咯酸和对乙酰氨基酚注射剂 Ofirmev 等非麻醉性镇痛也是疼痛管理的选择之一。

在手术结束时，理想情况下，患者应该顺利

地从麻醉中苏醒，很少或没有咳嗽。拔管前应符合拔管标准。拔管后，外科医生可立即通过柔性喉镜评估声带是否双侧对称运动，以证实术中通过 NIM 管的监测结果，确保喉返神经功能正常。拔管后的喉镜检查需要患者配合发声。

（四）术后评估

术后并发症的发生可能是由于术中电解质的丢失。患者的表现包括哮鸣、抽搐、喉痉挛或癫痫。这种表现可能继发于急性低钙血症、喉返神经损伤或出现颈部血肿。如果出现血肿，患者需要重新插管进行颈部探查，应随时准备可视喉镜。术后立即在麻醉监护病房对患者进行严密的观察和监护。

三、内分泌外科患者的患者导航

对于新诊断出癌症的患者来说，在一个复杂且分散的医疗系统中就医是令人畏惧的。20 世纪 90 年代，Harold Freeman 博士发现，他在哈莱姆医院（Harlem Hospital）治疗的许多患者都为癌症晚期。他在研究中发现，与获得更好的医疗服务的个体相比，经济条件较差的人群通常诊断较晚，预后也更差。Freeman 博士为这些患者引入了"患者导航"的服务，并发现当这些患者使用"患者导航"时，他们的预后得到了改善。通过专门训练的个人或患者导航员，患者可以了解他们在其他情况下无法接触到的资源。这一改善途径将财政和支持资源相联系，从而使患者能够决定与其护理有关的事务，并在多个保健提供者之间协调其护理[9-11]。

新诊断为甲状腺癌或其他内分泌恶性肿瘤的患者面临类似的困难。这些患者通常需要进行多种诊断或生化测试，并经常需要联系其他专家，如内分泌科医生、核医学医生或肿瘤科医生。针对此类患者设置专门的肿瘤科护士导航员，可以让患者有和谐的护理体验，并在手术前及时请专家会诊获得帮助。肿瘤护士导航员组织和协调多学科癌症会议（肿瘤委员会），借此多学科团队可以为患者讨论和制订治疗计划。治疗计划制订后，在术前及术后的护理工作中进行患者教育，并在整个治疗期间为患者获取社会心理支持资源。